Mental Health and
Mental Disorders

정신건강론

한신애 최신애 리해근 한춘남 박정숙 공저

양 성 원

머리말

우리가 흔히 쓰는 심신(心身)이라는 단어만 보더라도 마음이 먼저임을 알 수 있습니다. 즉, 마음이 편해야 밥도 잘 먹고 잠도 잘 잘 수 있듯이 마음의 건강이 선행되지 못한 상태에선 몸의 건강도 온전할 수 없다는 것은 삼척동자도 잘 알고 있습니다.

이렇듯이 신체 건강 못지않게 중요하게 여겨지는 것이 정신건강이기 때문에 정신건강에 대한 개념을 정확히 알고 그것을 적용할 수 있는 능력을 갖추는 것은 매우 중요하다고 봅니다. 따라서 본 서는 정신건강에 대한 이해 증진과 정신건강의 올바른 개념 확립에 도움을 줄 수 있는 내용으로 구성하였으며 이를 통하여 사회복지 및 상담의 현장에서 활용할 수 있는 방향을 제시하는 데 주안을 두었습니다. 흔히 사회복지에 종사하는 사람들은 상담에 관한 전문적인 지식이 부족하다 보니 적극적인 상담에 임하는 자신감이 결여되는 경우가 허다합니다. 따라서 본 서에서는 사회복지 분야에 근무하는 사람들도 정신건강에 대한 보다 폭넓은 지식을 함양하여 향후 상담에 임할 때 한층 자신 있게 현장에서 활약할 수 있도록 도움을 주고자 하였습니다.

본 서는 총 5부 16장으로 구성되어 있으며, 제1부에서는 정신건강의 개념으로써 정신건강의 이해, 스트레스 관리, 정신건강의 역사적 이해와 발달단계에 따른 발달특징과 주요문제에 대하여 살펴보았습니다. 제2부는 인생주기와 정신건강으로써 영·유아기, 아동 및 청소년기, 성인기 및 노년기로 나누어 인생주기와 관련된 정신질환들의 특성 및 증상, 진단기준, 원인과 치료방법에 대하여 서술하였습니다. 제3부에서는 정신장애의 분류 및 주요 장애에 관한 내용으로써 정신장애의 진단 및 분류, 정신분열 스펙트럼 및 기타 정신증적 장애, 기분장애 및 신경증적 장애, 섭식/성적 장애와 성격장애에 관하여 서술하였습니다. 제4부에서는 정신건강을 위한 치료적 접근으로써 중독과 치유, 자살과 치유, 트라우마 및 외상후 스트레스 장애와 치유로 기술하였습니다. 끝으로, 제5부에서는 정신건강의 전망과 과제로써 현재 대한민국의 정신건강 문제점과 정책의 방향성 위주로 제시하였습니다.

이 책은 그동안 수년간 대학 및 대학원에서 복지상담학 교수를 역임한 한신애 교수, 최신애 교수, 리해근 교수와 한춘남 교수, 박정숙 교수가 공동 제작하였습니다. 특히 공동저자들은 학교뿐만 아니라 사회복지 현장에서의 풍부한 경험을 토대로 정신건강의 중요성을 누구보다 깊이 인식하고 있는 터였기에 사회복지 현장에서 보다 실용적인 적용이 가능한 내용으로 집필하였습니다.

본 서가 출판되기까지 물심양면으로 성원해 주신 양성원 출판사의 사장님께 감사드리며, 그 외 이 책을 작성하는 데 많은 아이디어를 주신 분들과 아낌없는 지지를 보내 주신 모든 분들께 진심으로 감사를 표합니다.

2022년 8월

대표 저자 한신애

차 례

PART 2 인생주기와 정신건강

PART 3 정신장애의 분류 및 주요 장애

PART 5 정신건강의 전망과 과제

PART

1

정신건강의 개념

CHAPTER 01

정신건강의 이해

1. 정신건강의 의미

건강한 정신은 건강한 신체를 만든다. 우리가 흔히 쓰는 말 가운데 심신(心身)이라는 말만 보더라도 마음이 신체보다 우선시 된다는 것을 알 수 있다. 특히 복잡한 스트레스의 일상 속에서 살아가는 현대인에게 정신건강은 또 하나의 중요한 요소가 되었다. 정신건강은 '정신'과 '건강'의 합성어이다. '정신'의 본래의 의미는 '생각하고 판단하는 능력이나 작용'을 의미하며 '건강'이란 '몸에 탈이 없고 튼튼함'을 의미하는 것으로 볼 수 있다. 따라서 정신건강은 신체적 건강 이상의 것을 의미한다. 세계보건기구(WHO, 2013)에 따르면, "건강이란 단순히 질병의 부재를 뜻하는 것이 아니라 육체적,

정신적으로 또는 사회적으로 완전히 안녕(well-being)한 상태"를 말한다. 또한 미국 의무국장(Surgeon General)의 정신건강보고서(U.S. Department of Health and Human Services, 1999)에 따르면 "정신건강(mental health)이란 정신적 기능의 성공적 수행 상태로, 일상생활 면에서 정상적인 생산적 활동을 수행하며, 대인관계에서 상호간의 원만한 관계를 유지하고, 다양한 변화의 적응 및 어려운 상황에 대처할 수 있는 능력을 가진다"고 정의하였다.

이를 요약하자면, 정신건강은 협의의 개념에서 보면 '일상적으로 단지 질병이 없고 신체에 이상이 없는 것'이라고 할 수 있다. 또한 광의의 개념에서 보면 '신체적, 정신적, 정서적, 사회적 측면뿐만 아니라 가치적, 윤리적 측면까지도 포함하여 개인의 전인적 능력을 주위 환경에 잘 적응시키면서 최대로 발휘할 수 있는 상태'를 포함한다고 볼 수 있다. 한편 정신건강을 위한 활동은 건강의 한 요소인 정신적 안녕에 직간접적으로 연관되어 있는 광범위한 분야의 활동들을 모두 포함한다. 즉, 정신적으로 건강하지 못한 상태의 사람 또는 정신질환을 갖고 있는 사람을 치료하고 재활하기 위한 노력과 같은 소극적인 정신건강 활동부터 개인이 최선의 기능을 발휘하고 정신적으로 건강한 상태, 즉 개인의 안녕을 유지하고 증진하는 적극적인 정신건강 활동까지(조대경, 이관용, 김기중, 1994)를 말한다.

2. 정신건강의 기준

정신건강에 있어서 정상과 이상을 명확하게 구분하는 것은 결코 간단한 문제라고 할 수 없다. 물론 정신이상의 기준으로 현재 널리 세계적으로 정신질환 진단 및 통계 편람을 적용하고는 있지만 정신이상을 두부 자르듯이 콕 집어서 구분하는 것은 한계가 있다. 즉, 인간의 정신은 매우 복잡하고 다양하기 때문에 어떤 것이 정상이고 어떤 것은 이상이라고 정확하게 판단한다는 것은 대단히 어려운 일이다. 하지만 질병의 진단과 치료를 위해서 어떤 구체적인 근거와 기준이 필요한 것은 불가피하다. 정신장애를 설명하기에 앞서서 일반적으로 이상행동(abnormal behavior)은 객관적인 관찰과 측정이 가능한 개인의 부적응적인 심리적 특성을 의미한다고 볼 수 있다. 이를 정신장애(mental disorder)의 측면에서 보면 정신장애란 특정한 이상행동의 집합체를 의미한다. 이상행동에는 인간의 다양한 심리적 측면 즉 인지, 정서, 동기, 행동, 생리의 측면에서 개인의 부적응을 초래하는 특성이 포함된다. 이러한 이상행동과 정신장애를 정의하는 기준설정에 있어서도 학자에 따라 다양하게 주장되고 있는 것을 볼 수 있다. 일반적으로 현재 모든 이상행동과 정신장애를 포괄할 수 있는 일관된 정의나 기준은 없다. 그러나 현재 정신건강에서 보편적으로 적용되고 있는 정상성과 이상성에 대한 기준은 크게 사회규준에서의 이탈, 주관적 고통, 통계적인 측면에서의 이탈, 적응적 기능의 저하 및 손상, 개인의 행동이 자신과 사회에 악영향을 주는 것 그리고 현실 검증력과 판단력의 저하 등으로 볼 수 있다(권석만, 2013).

1) 사회 규준에서의 이탈

정신건강과 이상을 구분하는 것으로 사회 규준을 들 수 있다. 현대를 사는 우리가 가진 일반적 사회 규준에서 벗어나 있을 때는 이상행동으로 본다. 예를 들어서, 최근 지하철에서 젊은 사람이 노인에게 욕을 하는 모습이 SNS를 통해 널리 퍼지면서 사회적인 관심을 받게 된 일이 있다. 지금까지는, 우리 사회에서는 정신이 건강한 사람이라면 연장자를 존중하고 예의를 갖추는 것이 일반적이며 정상 행동이라는 것이 사회 규준으로 자리 잡고 있다.

사회 규준에서의 이탈 사례

경기 의정부 지역 중학교 2학년 남학생들이 경전철과 지하철 1호선 등에서 남녀 노인들을 폭행한 영상이 유포돼 경찰이 사실관계 조사에 나섰다(2021년 1월). 경찰에 따르면 유튜브, 페이스북 등 SNS를 통해 청소년들이 노인에게 심한 욕설과 함께 폭행하는 영상이 유포됐다. 영상을 보면 중학생들이 고의로 노인에게 시비를 건 뒤 조롱하듯 욕설을 하고 심지어는 폭행하는 장면이 담겼다. A군은 의정부 경전철 내부에서 여성 노인의 목을 잡고 폭행하였으며 지하철 1호선에서는 B군이 남성 노인에게 폭언과 욕설을 하였다. 이에 격분한 노인이 버르장머리 없다고 꾸짖자 B군은 욕을 하며 "쳐 봐, 쳐 보라고, 못 치잖아"라며 욕과 함께 난동을 부렸다. 이 영상을 본 네티즌들은 이들을 비난했다. 한 네티즌은 "소년법을 강력하게 개정해서 저런 벌레 같은 자들은 엄벌에 처해라"라며 강한 반응을 보이기도 했다. 한편 인성교육의 전문가 중 한 사람인 리해근 교수(세한대학교 교수)는 "요즘 애들 발육은 좋아졌지만 학교에서나 가정에서 인성교육이 제대로 이루어지지 않는 것이 이런 현상을 낳고 있다"고 지적했다.

(출처: 세이프타임즈)

2) 주관적 고통

개인으로 하여금 현저한 고통과 불편감을 느끼게 하는 행동을 이상행동이라고 보는 것이다. 개인의 부적응에는 별 영향을 미치지 않지만 심하게 고통을 느끼는 심리적 상태나 특성은 이상행동으로 간주될 수 있다는 입장이다. 사실 정신건강 전문가에게 도움을 요청하는 사람 중에는 현저한 적응곤란뿐 아니라 주관적인 고통과 불편감을 지닌 사람들이 많다. 불안, 우울, 비애, 분노, 절망과 같은 심한 심리적 고통과 불편감은 개인의 삶을 불행하게 만든다.

정신이 건강하지 않은 것은 주관적인 고통으로 알 수 있다. 낮에는 직장에서 일을 잘하더라도 밤에 집에서 잠을 이루지 못하여 고통스러워한다면 건강하다고 보기 어렵다. 사람들이 많은 곳에 가면 심하게 불안한 것도 이상행동이다.

주관적 고통과 부적응은 매우 밀접한 관계를 맺고 있다. 주관적 고통은 부적응 상태에 의해 유발될 수도 있고 주관적 고통으로 인해 부적응 상태가 유발될 수도 있다. 그러나 주관적 고통과 부적응이 독립적으로 나타나는 경우도 많다. 예컨대, 외현 적으로는 성공적인 직업 활동이나 원만한 대인관계를 보이는 사람도 그러한 적응과정에서 심한 심리적 스트레스를 느끼거나 그러한 직업적 성공을 유지하기 위해서 심한 불안감을 지니는 경우가 있다. 개인적인 갈등이나 열등감으로 인한 우울감과 불안감에 몹시 괴로워하면서도 주변 사람들이 전혀 눈치채지 못할 만큼 직업적 활동이나 대인관계를 무난하게 유지하는 사람들도 많다.

주관적 고통의 기준으로 이상행동을 정의하는 데에는 역시 몇 가지 문제점이 있다. 첫째, 심리적인 고통을 경험한다고 해서 비정상적이라고 할 수는 없다. 사랑하는 사람이 질병으로 고통받거나 사망하는 경우에 심리적 고통을 느끼는 것은 매우 정상적이기 때문이다. 개인이 처한 상황에 비해서 현저하게 심한 주관적 고통을 경험할 때 비정상적이라고 할 수 있으나, 그 고통의 적절성을 객관적으로 판단하기가 어렵다. 둘째, 어느 정도 심한 주관적 고통과 불편감을 초래할 경우 비정상적이라고 판단하느냐 하는 문제점이 있다. 물론 개인이 견디기 어려울 정도로 심하게 느끼는 주관적인 고통이 중요한 기준이지만, 사람마다 고통을 느끼고 참고 표현하는 정도가 다르기 때문에 일관성 있는 적용에 어려움이 있다. 마지막으로, 이 기준의 가장 치명적인 한계는 매우 부적응적인 행동을 나타내면서도 전혀 주관적인 고통과 불편감을 느끼지 않는 경우들이 있다는 것이다. 예컨대, 자신이 '신'이라는 망상을 지니고 허황한 말과 행동을 하는 정신분열증 환자의 경우에는 환자 자신은 주관적인 고통을 느끼지 못하지만 다른 기준으로 볼 때는 비정상적인 행동으로 판단될 수 있다. 조증 증세를 나타내는 사람의 경우에는 부적응적 행동을 나타내지만 자신은 주관적으로 매우 즐겁고 의기양양한 기분을 느낀다.

주관적 고통의 사례

최근에 상담실을 방문한 20대 중반의 여성의 경우이다. 이 여성은 어머니의 권유에 의해서 상담을 받게 되었는데 현재 제약회사의 약품을 납품하는 소규모 유통 회사에 다니고 있었다. 외형상으로 봤을 때는 어떤 정신적인 불편함이 보이지는 않았다. 하지만 상담 첫 회기에 상담의 사례개념화 작업을 하면서 이 여성의 경우 부모의 이혼으로 말미암아 아버지하고 단둘이서 약 5년 이상을 함께 보냈다. 이때 아버지의 심한 주벽으로 인하여 고통을 받아 왔으며 심지어는 아버지가 두려워서 자신의 방문을 걸어 잠그고 지낼 정도로 불안과 공포 속에서 지내기도 하였다. 지금은 아버지로부터 벗어나서 어머니와 함께 살고 있지만 여전히 과거의 트라우마에서 완전히 치유되지 못한 상태였다. 비록 회사생활은 하고 있지만 자신감의 부족과 일에 대한 강박적인 증상 때문에 회사에 나가는 것이 매우 부담스러우며 쉬는 날이 되면 외부활동보다 온종일 컴퓨터와 스마트폰에 빠져서 정상적인 활동을 하지 못하고 있다고 하였다. 이러한 경우에 주변인들은 이 여성에 대한 정신적인 이상을 전혀 눈치채지 못하지만 본인은 과거의 상처 때문에 매우 불편함을 겪고 있는 것이 바로 주관적 고통의 하나라고 볼 수 있다.

(출처: 해오름심리상담센터)

3) 통계적 규준에서의 이탈

인간의 어떤 특성을 측정하여 그 빈도분포를 그래프로 그리게 되면 종을 거꾸로 엎어 놓은 것과 같은 모양의 정상분포(normal distribution)를 나타내는 경향이 있다. 즉, 평균값에 해당되는 사람의 수는 많은 반면, 평균으로부터 멀어질수록 그 수는 감소하는 추세를 나타내게 된다. 이러한 통계적 속성에 따라서 평균으로부터 멀리 일탈된 특성을 나타낼 경우 '비정상적'이라고 보는 것이 통계적 기준이다. 예컨대, ADHD(주의력 결핍 및 과잉행동 장애)인 경우에 교실에서 수업 도중에 혼자서 교실을 벗어나서 다른 곳에 가 있는 경우가 종종 있는데 이처럼 한 사람의 행동이 다른 많은 사람의 평균적인 행동과 비교하여 매우 일탈되어 있을 때 이상행동이라고 간주할 수 있다. 이러한 통계적 기준에서는 평균과 표준편차라는 통계적 규준(statistical norm)에 의해 정상성과 이상성을 평가한다. 즉, 평균으로부터 두 배의 표준편차 이상 일탈된 경우에 이상행동으로 규정하는 것이 일반적이다. 이러한 통계적 기준이 적용되는 대표적인 경우는 지적 장애(intellectual disability)이다. 지적 장애는 지능검사의 결과에 의해서 판정되는데, 대부분의 지능 검사는 평균이 100점이고 표준편차가 15점으로 되어 있다. 즉, IQ가 100인 사람은 같은 나이또래의 평균에 해당하는 지능을 지닌 사람이다. 반면, 평균 100으로부터 2배의 표준편차, 즉 30점 이상 낮은 70점 미만의 IQ를 나타낼 경우에 지적 장애로 판정된다. 조금 더 간단히 설명하자면, 대부분 사람의 평균 행동에서 벗어난 행동을 할 때 이상행동으로 본다. 반면에 통계적 빈도에서 이탈되었다고 할 때는 일반 사람에 비하여 지능이 아주 좋은 천재라든지, 심한 스트레스에도 잘 견디는 강인한 사람의 예와 같이 긍정적인 일탈의 경우도 이상행동에 해당될 가능성이 있는 등 문제가 된다.

그러나 이러한 통계적 기준은 이상행동을 판별하는 데에 여러 가지 한계를 지니고 있다. 첫째, 평균으로부터 일탈된 행동 중에는 바람직한 방향으로 일탈한 경우가 있기 때문이다. 예를 들어, IQ가 130 이상인 사람은 통계적 기준으로 보면 비정상적이지만 이들의 특성을 이상행동으로 볼 수는 없다. 둘째, 통계적인 기준을 적용하려면 인간의 심리적 특성을 측정하여 그 평균과 표준편차를 확인해야 한다. 그러나 인간의 모든 행동을 측정하여 이러한 통계적 기준을 적용하는 것은 현실적으로 불가능하다. 마지막으로, 흔히 평균으로부터 2배 이상의 표준편차만큼 일탈된 경우를 이상행동과 정상행동의 경계선으로 삼고 있지만 이러한 통계적 기준은 전문가들이 세운 편의적 경계일 뿐 이론적이거나 경험적인 타당한 근거에 기초한 것은 아니다. 이러한 한계에도 불구하고 통계적 기준은 심리검사를 통하여 평균과 표준편차를 측정할 수 있는 일부 심리적 특성의 경우에 한하여 이상행동의 판별기준으로 사용되고 있다. DSM-5 (정신질환 진단 및 통계 편람)에서는 정신지체와 학습장애를 비롯한 일부 정신장애의 경우에 이러한 통계적 기준을 적용하여 진단하고 있다.

4) 적응적 기능의 저하 및 손상

이상행동과 정신장애의 정의에 있어서 가장 중요한 개념은 적응(adaptation)이다. 인간의 삶은 개인이 환경과 상호작용하며 적응하는 과정이다. 이러한 적응과정은 개인과 환경의 양방향적인 상호작용으로서, 개인이 환경의 요구에 맞추어 가는 순응과정(accommodation)과 개인의 요구에 맞도록 환경을 변화시켜 가는 동화과정(assimilation)으로 이루어진다. 현대인은 21세의 사회적 환경 속에서 자신이 추구하는 삶의 목표를 향해 적응하며 살아가야 한다. 이러한 적응의 관점으로 볼 때, 이상행동은 개인의 적응을 저해하는 심리적 기능의 손상을 반영하는 것이다. 즉, 개인의 인지적, 정서적, 행동적, 신체생리적 기능이 저하되거나 손상되어 원활한 적응에 지장을 초래할 때, 부적응적인 이상행동으로 간주할 수 있다는 것이다(Wakefield, 1992, 1999). 예컨대, 주의집중력과 기억력의 저하, 과도한 불안과 우울, 무책임하거나 폭력적인 행동, 식욕과 성욕의 감퇴 등은 일상적 생활에서뿐만 아니라 사회적, 직업적 생활에서 부적응을 초래하게 되므로 부적응적인 이상행동으로 간주된다. 이러한 이상행동은 직업적 업무를 제대로 수행하지 못하게 하고 대인관계의 갈등을 유발함으로써 개인의 적응을 저해하기 때문이다.

그러나 이상행동을 적응적 기능의 손상으로 판단하려는 관점에는 몇 가지 문제점이 있다. 첫째는 적응과 부적응의 경계가 모호하다는 점이다. 과연 어느 정도의 부적응 상태를 초래하는 심리적 기능의 저하를 이상행동으로 보아야 하느냐는 문제점이 있다. 두 번째 문제점은 적응과 부적응을 누가 무엇에 근거하여 평가하느냐는 점이다. 개인의 적응 여부는 개인 각자의 능력이나 노력 여하에 따라서 달라질 수 있으며 평가자의 관점이나 평가기준에 따라 다를 수 있기 때문이다. 뿐만 아니라 개인의 부적응이 어떤 심리적 기능의 손상에 의해 초래되었는지를 판단하기가 어렵다는 문제가 있다. 예컨대, 직업적 업무수행이 매우 부진한 사람의 경우에 이러한 업무 부진이 인지적 기능의 손상 때문인지, 동기의 부족 때문인지, 아니면 정서적 불안 때문인지를 평가하기 어렵다는 것이다. 즉, 특정한 심리적 기능과 적응적 결과 간의 인과관계가 충분히 밝혀져 있지 않은 상황에서는 이러한 기준을 적용하는 데에 한계가 있다. 이와 같은 문제는 군대와 같은 집단생활을 하는 경우에 자주 볼 수 있는 현상인데 어떤 병사는 주어진 임무에 빨리 적응하는 반면 그렇지 않은 경우의 병사는 매우 적응속도가 느린 경우가 있다. 예를 들어서, 장애물극복 훈련 시 외줄타기에 성공하지만 대부분의 경우는 정상적인 자세를 취하지 못해서 매달려 있는 경우가 많다. 이런 경우에 부적응을 이상이라고 하지는 않는다.

5) 개인의 행동이 자신이나 타인 혹은 사회에 악영향을 주는 것

자신의 행동으로 자신이나 타인에게 피해를 주는 것은 이상행동의 기준이 된다. 아내와 자녀를 구타하는 것, 음주운전으로 사고를 내는 것 등 중독 행동이나 범죄행동은 이상행동이다. 타인을 괴롭히는 사람이 자신의 잘못을 모르고 고통을 느끼지 않더라도 이는 이상행동으로 볼 수 있다. 최근의 뉴스에서 특히 연예인들에 대한 악성 댓글 문제가 심각성이 더해 가고 있는 것을 알 수 있다. 심지어 이 댓글 문제로 마음에 큰 상처를 입고 자살에 이르는 경우도 있다. 이와 같은 문제는 상대방의 입장을 전혀 고려하지 않고 자신의 감정이나 느낌에 따라서 그 무분별한 행동을 하는데서 기인한다고 볼 수 있다. 어떤 경우에는 자신이 잘못하고도 그 사실을 인정하려 하지 않고 심지어는 '뭐 어때?'라는 식의 반응을 보이는 경우도 허다하다. 그래서 신조어 중에는 '소시오패스'라는 용어까지 생겨나기도 했다.

소시오패스

소시오패스란, 자신의 성공을 위해서는 수단과 방법을 가리지 않고 나쁜 짓을 저지르며, 이에 대해 전혀 '양심의 가책'을 느끼지 않는 사람을 뜻한다. 소시오패스의 예로 최근에 종영한 드라마 '추적자'에서 배우 김상중이 연기했던 인물 '강동윤'을 들 수 있다. 강동윤은 평소에는 너그럽고 관대한 모습을 보이다가 자신의 성공을 위해서는 비도덕적인 행동, 심지어 살인도 스스럼없이 저지른다. 그리고 자신의 행동을 합리화시키고 후회나 죄책감을 느끼지 않는다. 또 다른 예로는, 영화 '케빈에 대하여(We need to talk about Kevin)'에 나오는 아들 케빈이다. 케빈은 다른 사람들 앞에서는 순한 양같이 행동하지만, 엄마 앞에서는 충동적이고 공격적으로 변하는 이중적인 모습을 보인다. 현실에서는 히틀러나 후세인 같은 독재자나, 일부 부패한 종교의 교주들이 소시오패스의 예라고 볼 수 있다.

(출처: 네이버 백과사전)

6) 현실 검증력과 판단력의 저하

현실 검증력이란 현실을 평가하고 판단하는 능력을 말하며 현실과 현실 아닌 것을 구분할 수 있는 능력을 말한다. 정신증은 이 현실 검증력에 큰 손상이 있는 증상이며 그래서 조현병 같은 병은 현실적응에 큰 어려움을 겪게 된다. 사회적 관계가 약해지고 자신의 역할 수행을 못하게 되고 때로는 엉뚱하고 괴이하게 보이는 행동을 하게 되는 등의 이유는 바로 현실 검증력에 큰 지장이 있기 때문이다. 현실에 맞지 않는 생각이나 행동을 하거나 현실에 대한 검증력이 부족한 경우도 이상행동으로 볼 수 있다. 예를 들어, 어떤 실업자가 자기가 재벌회장의 아들이라고 믿고서 행세하며 다른 사람이 자신을 회장의 아들로 인정하지 않는다고 원망하는 모습을 보이는 것이다.

현실 판단력의 저하는 다양한 이유로 인한 신경학적 이상과 인지기능 저하 등의 주요인으로 볼 수 있으며 이는 사회적 위신 실추에 대한 두려움, 자신의 생각이나 느낌, 경험이 병적인 것이라는 것을 결코 인정하지 않는 태도 등을 특징으로 볼 수 있다. 하지만 현실 판단력 저하의 문제는 제대로 된 치료가 이루어지지 않는 경우가 많다. 그동안 현실 판단력의 저하는 정신질환의 여러 오해의 대상이 되어 왔으며 특히 조현병과 같이 현실판단력에 문제를 일으키는 질병에 걸린 환자들은 공포와 기피의 대상이 되기도 하고, 종교적, 사회적으로 차별 취급받는 일이 흔히 벌어져 왔다.

7) 이상행동의 이론적 입장

이상행동의 역사는 이상행동의 원인을 설명하는 이론이 발전하는 과정이라고 할 수 있다. 고대의 귀신론적 정신장애관을 비롯하여 그리스 시대의 초보적 신체적 원인론과 중국의 음양오행설에 근거한 정신장애관 등이 근대까지 이어져 왔다. 20세기에 들어서서 이상행동에 대한 연구는 눈부신 발전을 이루었다. 이상행동과 정신장애에 대한 수많은 과학적 연구들이 이루어졌으며, 이상행동을 체계적으로 분류하기 위한 정신장애 분류체계도 발전을 거듭하였다. 특히 이상행동과 정신장애에 관한 수많은 연구가 축적된 결과로 다양한 설명이론들이 제기되었다. 지금까지의 연구를 바탕으로 이상행동의 원인을 설명하는 두 가지 입장에서 볼 수 있는데, 즉 심리적 원인론과 신체적 원인론이 존재한다. 이상행동의 원인을 심리적 측면에서 찾으려는 심리적 원인론에는 정신분석 이론, 행동주의 이론, 인본주의 이론, 인지적 이론 등이 있다(권석만, 2013). 반면, 정신장애의 원인을 신체적 측면에서 찾으려는 신체적 원인론에는 유전적 요인, 뇌의 구조적 결함, 뇌의 생화학적 이상 등을 중심으로 설명하는 생물학적 이론들이 있다. 현대의 이상행동 이론에서 이상행동과 정신장애의 원인을 설명하는 주요한 이론적 입장을 좀 더 자세하게 살펴보기로 한다.

3. 정신건강의 분류

1) 분류기준

정신의학에서 정상(normal)이란 정상적 규준(norm) 안에 들어가는 것이고, 이상(abnormal)은 정상적 규준에서 벗어난 행동을 말한다(송지영, 2009).

정상과 이상은 선을 긋듯이 명확하게 구분할 수 없다. 정상과 이상은 상대적 개념이며, 특히 변화무쌍한 정신건강의 상태에서 정상행동과 이상행동은 절대적이지 않다. 정상과 이상을 구분하는 기준으로는 통계적 관점, 사회적 관점, 이상적 관점, 주관적 불편감의 관점, 기능적 관점, 부적응성의 관점 등이 있다.

(1) 통계적 관점

평균 개념을 내포한 통계학적 의미에서 볼 때 이상은 통상적인 상태가 아닌 것을 뜻하며 극단적으로 우수한 자는 극단적으로 우둔한 자와 마찬가지로 이상에 속한다. 자연과 인간에 관한 속성들은 평균을 중심에 두고 좌우로 흩어지며(가장자리로 갈수록 줄어들면서) 분포한다[⌒]. 통계적 모형에서는 평균에서 한 단위나 두 단위의 표준편차 밖에 있으면 흔히 일어나지 않는 현상이라 판단하고 비정상으로 취하게 된다. 그러나 정신 증상은 평균 분포를 정확히 알 수도 없으며, 안다고 하여도 중심에서 얼마만큼 떨어졌을 때 비정상이라고 할지 함부로 규정할 수 없다. 이처럼 감정이나 의지, 성격처럼 수량화하기 어려운 개념에 대한 통계적 평균을 정하는 것은 매우 어려우며, 평균을 정하는 데 개인의 사회적, 문화적 환경의 영향을 받게 되는 가치 판단이 개입될 수 있다.

(2) 사회적 관점

어떤 사회, 문화권의 가치나 문화적 관점에서 받아들여지느냐에 따라 정상행동과 이상행동을 구분한다. 다시 말해, 사회와 문화에 따라 정상으로 받아들여지는 기준이 다를 수 있다. 예를 들어, 머리 모양이나 인사법 등과 같이 생활양식이나 사고방식 등의 문화에 따라 차이가 나타나는 경우, 한 문화 환경에서는 온당한 행동이지만 다른 문화 환경에서는 잘 순응되지 못하는 경우가 있다.

(3) 이상적 관점

일정한 규준에 이르지 못하면 이상으로 간주된다. 우리가 이상적으로 생각하는 상태와 부합하면 정상이고, 그렇지 않으면 비정상으로 간주하는 것이다. 이런 규준은 사회, 문화에 따라 다르다. 우수한 사람에 대한 기대규준이 높은 사회에서는 완전한 적응상태나 성숙한 성격특성을 정상이라고 보고 이에서 벗어나면 이상으로 본다.

그러나 인간의 정신과 행동에 관해 비교 기준으로 삼을 만한 이상적 모델이 존재하지 않는다. 완벽한 인간이란 개념 자체가 존재하지 않기 때문이다. 콤플렉스는 누구에게나 존재하고, 열등감이 없는 사람은 없다. 어느 정도의 비정상성은 누구나 가지고 있다. 우리는 모두 정상과 비정상의 경계를 넘나들며 살고 있기 때문에 이러한 관점으로 본다면 대부분의 사람들이 이상으로 평가될 수 있다는 단점이 있다.

(4) 주관적 불편감의 관점

개인이 자신의 상태에 대해서 스스로 불편해하고 고통스러워할 때 비정상적이라고 규정하는 것이다. 사람이 스스로 이 심리적 장애에 대해 대처할 수 있다고 느낀다면, 이상행동으로 분류되지 않을 수도 있다. 하지만 자신의 슬픔 때문에 큰 고통을 느끼고 치료가 필요하다고 느낀다면 이상행동으로 간주될 수 있다.

반대로 문제가 많음에도 불구하고 자신은 멀쩡하다고 여기고 오히려 주변 사람들을 괴롭게 만드는 사람도 존재한다. 이러한 경우는 반사회적 인격 장애(antisocial personality disorder)를 예로 들 수 있다. 이런 사람들은 죄책감을 느끼지 못하고 뇌 속의 공감 회로도 고장 나 있어서 타인의 괴로움을 느끼지 못한다. 그래서 자신이 다른 사람을 괴롭혀도 “그래서 어쩔 건데” 하고 째려보거나 “네가 문제다”라며 오히려 다른 사람을 이상하게 몰고 간다. 그러므로 주관적 불편감이 있느냐 없느냐를 정신건강의 기준으로 삼기에는 한계가 있다.

(5) 기능적 관점

지적 잠재능력을 지배하는 유전인자의 정상적 분배 과정에 지장이 일어나 정상보다 하위에 속하는 것으로 병적 요인 때문에 우둔해지는 경우이다.

(6) 부적응성 관점

개인의 행동이 자신과 사회에 해로운 결과를 가져오고 사회적, 학업적, 직업적 생활의 부적응이 초래될 때 이를 이상행동으로 정의하는 것을 말한다.

2) 정신장애의 공식 진단 분류 체계

현재까지 2개의 주요 정신장애 진단 분류 체계가 있는데 하나는 WHO에 의해 공인된 국제질병분류(International Classification of Disease: ICD)이고 다른 하나는 미국정신의학회에서 만든 정신질환의 진단 및 통계 편람(Diagnostic and statistical manual of mental disorders: DSM)이다. ICD는 유럽 등에서 사용되고 있고, DSM은 미국과 우리나라에서 주로 사용되고 있다. 두 체계는 유사하면서도 다른 분류체계를 보이고 있다. 우리나라는 DSM 기준을 따르고 있으므로 DSM 기준을 서술할 것이다.

(1) DSM

1952년 DSM-I이 처음 나온 이래 새로운 연구 결과와 임상적인 증거가 쌓일 때마다 개정판이 나왔다. DSM-II는 전후 연구 노력과 임상 경험을 토대로 1968년에 개정되었으나 DSM에 기술된 진단 기준이 너무 모호해서 임상가들 사이에 진단 일치도가 낮아 신뢰도가 떨어진다는 비판이 제기되었다. 또한 장애 간에 중첩되는 임상적 특성이 많아 한 사람이 한 가지 이상의 심리장애를 동시에 갖는 공존병리(comorbidity) 문제가 있다. 1980년에 나온 DSM-III와 2000년에 나온 DSM-IV-TR은 이런 문제점을 염두에 두고 수정을 거듭하여 정신장애 진단을 더 명확하게 하려는 노력을 하였다. 2013년 5월에 개정된 DSM-5는 기존의 것(DSM-IV)과 연속성을 유지하면서 그간의 연구결과에 의해 새로운 장애들이 추가되었고, 일부 장애의 진단 기준은 변경되었다. DSM-5에서는 정신장애를 인지, 행동, 정서, 조절 면에서 임상적으로 유의한 장해를 나타내는 증후군으로 정의하는 등 지금까지의 DSM 개정판 중 진단에 관한 사고가 가장 획기적으로 바뀌었지만 동시에 가장 많은 논쟁을 불러일으켰다.

DSM의 초기 판들은 DSM-IV처럼 로마 숫자를 사용하였지만 5판에서는 아라비아 숫자 5를 쓰고 있는데, 그 이유는 DSM-5.1, DSM-5.2처럼 개정을 더 편하게 만들기 위해서라고 알려져 있다. DSM-5에는 20개의 범주와 약 400여 개 이상의 정신장애가 있다. 그리고 각 장애마다 진단을 위한 기준과 주요 임상적 특징이 기술되어 있다. 또한 기본적인 임상적 특징 외에도 그동안 연구를 통해 축적된 정보 즉 연령, 문화, 성별, 위험 요소, 경과, 합병증, 유전 및 가족 패턴과 같은 추가 정보를 제공해 주고 있다.

(2) 정신위생, 정신질환 및 정신장애의 구분

정신장애는 단순히 병리학적 용어로 정의되는 것이 아니라, 시대와 사회 · 문화에 따라 의미가 변화하는 사회역사적 개념이다(양옥경, 2006). 예를 들어, 사회적 관점에서 이상행동으로 구분했던 동성애(homosexualism)는 더 이상 정신장애로 구분되지 않으며, 멜랑콜리아(melancholia)나 히스테리아(hysteria)가 기분장애의 우울증

(depression)과 전환장애(conversion disorder)로 변천된 것처럼 정신장애가 재명명되거나 재유형화 되기도 한다(Cockerham, 1996).

정신장애는 정신위생과 정신질환 등 유사한 용어들과 혼용되기도 하는데, 이러한 유사 용어들과는 미묘한 개념의 차이가 존재한다. 첫째, 정신위생(mental hygiene)은 인간이 바라고 원하는 방향으로 하나의 목표가 어느 정도 달성된 이상적 상태를 일컫는 정신건강을 유지하기 위해 최적의 적응과 원만한 인간관계를 유지해 나가는 실천적 수단을 보다 강조(조대경 외, 1994)하는 용어다.

CHAPTER

02 스트레스 관리

정도의 차이는 있으나, 사람은 누구나 스트레스를 받고 산다. 스트레스는 주로 부정적 사건과 관련되지만, 때로는 취업이나 결혼, 승진과 같은 긍정적 사건도 스트레스가 된다.

일을 하면서 혹은 사람을 만나면서 우리는 매일 스트레스를 받는다. 특히 현대사회는 경쟁에서 살아남기 위해서 심한 스트레스를 받는 시대이다. 경제의 양극화가 심해질수록 더 많은 사람이 스트레스를 받고, 이 스트레스에서 벗어나기 위해 중독에 빠지기도 하고, 심할 경우는 자살을 선택하기도 한다.

1. 스트레스의 개념

직장인은 근무 환경이나 직무와 관련된 스트레스뿐만 아니라 동료나 고객과의 대인관계에서 갈등에 시달리며, 학생은 학업이나 친구와의 관계에서 스트레스를 받고, 가정에서 부부는 배우자나 자녀 등과의 관계에서 오는 스트레스를 받고 있다.

이렇듯 많은 스트레스를 자극하는 외부적 요인, 즉 스트레스 요인들이 있다. 이러한 스트레스 요인에 의한 유기체의 비특이반응을 스트레스라고 칭하였다. 긍정적 또는 부정적 사건 모두가 스트레스를 일으킬 수 있으며 긍정적 스트레스는 '유스트레스' 부정적 스트레스(eustress)는 '디스트레스(distress)'라고 한다. 또한 심리적 사건들도 물리적 스트레스 요인과 동일한 스트레스 반응을 일으킬 수 있으며, 스트레스는 항상 정도의 문제로서 너무 오래 지속되거나, 혹은 그 강도가 높을 때 질병의 원인이 될 수 있다.

2. 스트레스의 종류

스트레스의 개념은 대체로 세 가지의 모델에 수행시켜 설명하고 있다.

첫째, 반응으로서의 스트레스(stress as a response)다. 이 모델에서는 스트레스를 항상성의 붕괴라는 용어로 정의하고 있다. 이는 생물학적 모델에 뿌리를 두고 있으며, 고전적 스트레스 정의의 반응모델로 셀리에(Selye)의 연구로부터 유래된다. 셀리에(1982)는 스트레스를 적응을 요구하는 모든 것에 대한 반응으로 보았다. 이 적응과정은 경계반응기(alarm reaction stage), 저항기(resistance stage), 소진기(exhaustion stage)의 3단계로 구성되어 있다고 하는데 적응자원이 모두 소실되면 심리적 또는 신체 혹은 생리적 결과로 나타난다고 본다. 반응으로서의 스트레스에 대한 연구는 주로 유해한 자극과 신체 생리적 기능의 변화와의 관계에 초점을 두었다. 우리가 흔히 자율신경계 활성화의 증상이나, 감정적 고통의 느낌, 또는 기능 장해 등을 근거로 '스트레스 상태에 있다'라고 결론 짓는 것이 바로 이러한 신체기능의 변화가 스트레스를 경험하고 있다는 증거이다.

스트레스로 인한 신체변화

얼마 전 경제협력개발기구가 발표한 통계자료에 따르면, 코로나19 대유행으로 인한 봉쇄, 계속된 사회적 거리 두기가 주는 스트레스 등으로 청년층을 중심으로 코로나 블루라고 불리는 우울증이 확산되고 있다. 문제는 이러한 코로나로 인한 스트레스가 정신건강뿐만 아니라 신체에도 직접적인 영향을 끼친다는 것이다. 우리에게 이미 익숙한 스트레스성 체중 증가와 수면 부족과 같은 문제뿐만 아니라, 다른 여러 질병들이 스트레스와 연관이 있다. 스트레스로 인한 신체적 변화 5가지를 소개한다.

1. 치아 문제

스트레스는 우리 치아에 큰 문제를 일으킬 수 있다. 치과의사들은 무의식적인 이갈이로 인한 턱 통증 악화와 턱 근육 긴장, 변화된 식생활로 인한 충치 등 과도한 스트레스로 인해 다양한 치과 질환이 발생할 수 있다고 말한다. 특히, 재택근무로 받는 스트레스를 해소하기 위해 과도하게 먹는 간식으로 인한 충치, 수면 중 이갈이 등 미세한 변화가 실제로는 큰 치과적 문제가 될 수 있으니 주의를 기울이는 것이 중요하다.

2. 피부 질환

스트레스는 피부 건강에 큰 문제를 일으킬 수 있다. 한 일본 연구에 따르면 스트레스를 과도하게 많이 받은 사람들이 그렇지 않은 사람에 비해 2배 이상 만성적인 피부 가려움증을 겪는 것으로 나타났다. 스트레스는 신경 섬유를 활성화시켜 가려운 느낌이 들게 한다. 또 다른 연구결과에 따르면 불안증이나 긴장감은 피부염이나 습진, 건선 등을 악화시킨다.

3. 탈모

최근 하버드 대학교 연구진은 과도한 스트레스에 노출되면 탈모가 온다는 사실을 과학적으로 증명했다. 스트레스를 받을 때 분비되는 호르몬이 모낭 줄기세포의 휴면기를 유발해 새로운 머리카락이 나는 것을 막는다. "과도한 스트레스에 노출된 모낭 줄기세포는 휴면기가 연장되고, 조직 재생 주기에도 변화를 가져온다"라고 이번 연구의 수석 저자인 수야츠에(Ya-Chieh Hsu) 하버드 대학교 줄기세포 재생 생물학과 부교수는 말했다.

4. 잦은 감기

우리의 몸은 스트레스에 장기간 노출되면 여러 가지 스트레스 호르몬이 생산되는데 이 호르몬들은 모두 면역력에 악영향을 미친다. 스트레스 호르몬인 코르티솔이 과다하게 분비되면 초기 면역 반응이 억제되는 등 전체적인 우리 몸의 면역기능이 저하된다. 또한, 카테콜라민이라는 스트레스 호르몬은 림프구의 증식을 억제함으로써 우리 몸의 면역반응에 좋지 않은 영향을 끼친다. 글루코코티코이드는 인체에 침입한 유해한 세균을 몰아내는 항체 생산을 방해하고, 대부분의 면역 기능을 수행하는 사이토카인의 생산을 억제한다.

5. 어지럼증

만약 잦은 어지럼증을 경험하고 있다면 스트레스를 의심해 보는 것이 좋다. 어지럼증과 과도한 스트레스는 깊은 관련이 있기 때문에 주의가 필요하다. 과도한 스트레스를 받거나 부정적인 정서가 계속 쌓이면 뇌 중심부에 위치한 감정뇌의 기능이 떨어지고, 소뇌에 영향을 미쳐 어지럼증을 비롯한 여러 가지 신체증상을 일으킬 수 있다. 어지럼증이 멈추지 않고 계속되면 전문가를 만나는 것이 제일 좋다.

(출처: 하이닥)

둘째, 자극으로서의 스트레스(stress as a stimulus)는 환경 내의 자극특징을 스트레스로 보는 모델이다. 우리가 사용하는 가장 보편적인 의미에서의 스트레스 정의이다. 여기에는 외적인 환경조건으로부터 내적인 생리적 현상까지 다양한 자극들이 포함되는데, 이를 반응으로서의 스트레스와 구별하기 위하여 '스트레스 요인'이라고 따로 정의하고 있다. 자극으로서의 스트레스는 반응으로서의 스트레스 정의보다는 뜻이 명확하지만, 여기에도 몇 가지 문제가 있다. 즉, 스트레스 요인을 개체와 관계없는 객관적이고 독립적인 것이라고 말하지만 개인에 따라서는 느긋한 반응을 보이기도 한다. 또한 스트레스 요인에 대한 반응을 측정할 측정기준을 찾기 어려워서 일치된 기준이 마련되지 못했다.

셋째, 관계론적 개념에서의 지각된 스트레스를 중시하는 역동적 상호작용으로서의 스트레스(transactional model of stress)는 사회과학에 기초를 둔 모델로 개인과 주위 생활환경의 특성에 관련지어 스트레스를 정의한다. 따라서 상호작용 모델은 스트레스를 개인과 환경과의 복잡하고 역동적인 상호작용이라고 보아 개인의 심리과정에 근거를 두었다. 다시 말해, 환경 내의 자극특성과 이에 관한 반응의 매개체로서 개인의 특성을 강조하고 있는데, 개인은 환경의 자극요소와 스트레스에 대한 대처능력 등도 환경의 주요한 일부분이 되며 환경에 영향을 준다는 견해로서 단순한 작용이 아니고 상호작용 또는 역동적 작용으로 보는 것이다.

3. 스트레스의 원인

우리가 스트레스를 받는 상황은 매우 다양하며, 또 구체적인 원인 또한 복잡하다. 앞에서 언급한 것처럼 스트레스란 어떤 자극 즉 어떤 사건, 사물 또는 사람에 대한 반응이라고 말할 수 있다. 이러한 스트레스 반응을 일으키는 자극이 스트레스 유발자이며 원인이다. 그런데 스트레스 원인에 대한 연구가 어려운 이유는 어떤 동일한 자극이 모든 사람에게 스트레스 유발 요인이 될 수 없을 뿐만 아니라 개인이 처한 상황, 특성 등에 따라 어떤 사람에게는 긴장 혹은 불안의 반응을 보일 수 있는 반면에 어떤 사람에게는 동기로 작용하여 도전해 볼 만한 요인으로 받아들여질 수도 있기 때문이다. 따라서 여기에서는 스트레스 원인에 대한 세 가지 일반적 범주를 다음과 같이 구분하여 살펴본다.

첫째, 심리사회적 원인으로 스트레스 유발자들은 사회적인 행동과 그러한 행동을 해석하여 일어나는 우리 마음의 반응과의 복잡한 상호작용 결과로 볼 수 있다. 즉, 우리가 겪는 대다수의 스트레스는 우리가 생활하는 과정에서 일어나는 사건들에 대한 의미에 의하여 결정된다. 다시 말하면, 스트레스는 각 개인이 동일한 상황을 각기 다르게 해석하거나 혹은 제각기 다른 의미를 부여하는 데 따라 각 개인의 사회적 스트레스 유형이 다르다는 것이다.

둘째, 생물생태학적 원인으로 우리가 겪는 스트레스 유발자들은 생물학적인 것과 분리시킬 수 없으며 우리 주변 환경과의 관계로부터 발생한다는 것이다.

셋째, 성격적 원인으로 개인의 자기에 대한 지각이라든지, 독특한 태도 및 행동 유형이 스트레스 유발의 원인이 된다는 것이다.

4. 스트레스의 대처 방법

스트레스에 잘 대처하려면 우선 자신이 스트레스를 받고 있다는 자각을 하여야 한다. 자신이 지금 스트레스를 받고 있으며 불안하다는 것을 알아차리는 것만으로도 마음이 편해지고 문제를 좀 더 여유롭게 해결할 수 있다. 스트레스는 개인의 정신건강뿐만 아니라 신체건강에도 부정적 영향을 끼치며, 이에 개인은 좀 더 예민해지기 때문에 대인관계에서도 갈등을 겪게 된다.

스트레스를 받으면 되도록 빠른 시간에 그것을 관리할 수 있는 방법을 찾아야 한다. 스트레스를 받을 경우 문제를 잘 이해하고 효과적 대안을 찾아보고 실천하는 경험을 갖게 되면, 앞으로 그런 문제가 일어나더라도 스트레스를 덜 받고 잘 처리할 수 있다. 중년 남성을 포함한 많은 사람은 스트레스나 문제 상황에서 이성적이며 적극적인 대처 행동을 많이 하고 긍정적 시각으로 스트레스를 보고 스트레스 원인을 변화시키려고 노력하는 경향이 있다(이희윤, 박정윤, 2011). 그러나 일부의 사람은 스트레스에 대하여 정서적으로 대처하거나 회피하는 등의 소극적 방법을 사용함으로써 문제를 악화시키기도 한다. 만약 지나친 업무로 스트레스를 받는다면 중요하고 긴급하지 않은 업무부터 줄여 나가야 한다. 어떤 사람과의 대인관계에서 문제가 있다면 자신의 입장에서 그 사람에게 할 수 있는 방법부터 시작해야 한다.

일시적으로 회피하는 것도 때로는 도움이 된다. 그러나 회피하는 것이 습관이 된다면 문제해결력은 점차 떨어질 수밖에 없다. 만약 어떤 사람이 스트레스를 받을 때마다 술을 마시는 것으로 도피하였다면 알코올 중독이 될 수 있다. 그래서 술이나 담배 혹은 중독적 경향이 강한 것보다는 운동이나 취미생활로 해결하는 것이 좋다. 스트레스는 자신이 바라는 것과 현실 간의 차이에서 발생하는 것이기도 하다. 그래서 스트레스를 받는 상황에서는 이 기회가 자신이 좀 더 발전할 수 있는 계기가 될 수도 있다고 생각하여 문제를 해결하며 자신을 성찰하는 것이 좋다. 스트레스나 문제는 개인을 되돌아보게 하며 문제해결력을 키우는 좋은 경험이 된다.

스트레스 관리의 효과적 방법 중 하나는 평소 스트레스를 받았을 때 성공했던 방법을 다시 사용하는 것이다. 예를 들면, 업무 중에 머리가 지끈지끈할 때 산책을 하고 나서 해결된 경험이 있다면, 스트레스를 받을 때 되도록 빠른 시간에 산책을 하는 것이 좋을 것이다. 또 운동을 하거나, 음악을 듣거나 또는 명상을 하는 등 과거 자신에게 효과적이었던 방법을 사용하는 것이 좋다.

최근에는 많은 연구가 스트레스를 정서 조절과 관련짓고 있다. 정서 조절의 목표는 불쾌한 정서를 줄이고 기분 좋은 정서를 최대화하려는 의식적·무의식적 절차를 통해 이루어지며, 정서 조절은 자신의 정서를 명확하게 인식한 다음에 이것을 잘 다룰 수 있게 하는 과정을 말한다. 정서 조절이 잘 될수록 스트레스를 적게 받고 업무능력도 높아진다(신아영, 김정호, 김미리혜, 2010).

스트레스 관리 방법에는 다음과 같은 것이 있다.

1) 문제 중심적 대처

문제 중심적 대처방법은 문제에 초점을 두고 문제를 보다 잘 변경시키기 위해 책략을 사용하고, 수정하고, 고치거나, 극복하려는 노력이다. 여기서의 목표는 위협이나 문제 자체를 직접적으로 관리하는 것이다(김시업, 1996). 문제 중심적 대처는 개인이 문제가 되는 행동을 변화시키거나 환경적 조건을 변화시켜 스트레스를 처리하고자 하는 노력이다. 이러한 대처방법은 환경 지향적 대처와 내적 지향적 대처로 볼 수 있다.

환경 지향적 대처는 문제를 규정하고 대안적 해결책들을 내놓고, 이익과 부담의 관점에서 대안책들을 비교하여 검토해 보고 대안들 중에서 선택을 하고 선택된 대안을 실행에 옮기는 행동들로 이루어진다. 내부 지향적 대처는 자신의 포부수준을 바꾸거나 대안적인 만족원을 찾거나 새로운 행동기준을 개발하거나 새로운 기술을 배우는 것과 같이 환경을 바꾸는 것 대신 자신에 관한 어떤 것을 바꿈으로써 스트레스에 대처하려는 전략이다.

즉, 문제 중심적 대처방식은 체계적으로 문제해결의 계획을 세우고 체계적으로 문제를 해결하고자 노력할 때 친구, 가족, 동료 등으로부터 원조를 청하는 적절한 도움 구하기와 대안적으로 보상을 줄 수 있는 것을 개발하고 여러 가지 인생문제를 극복하기 위한 행동적 자기통제를 발전시켜 가는 과정을 통해 스트레스에 대처하는 방법이다.

2) 정서 중심적 대처

정서 중심적 대처방법은 스트레스를 유발하는 문제를 직접적으로 다루기보다는 스트레스에 의해 유발된 정서적 반응 즉 불안이나 초조 등의 정서적 고통을 감소시키는 노력을 말한다. 이 방법의 목표는 정서적 균형을 되찾는 데 있다. 정서 중심적 대처는 스트레스를 유발하는 상황 자체를 변화시키기보다 그 상황에서 경험하게 되는 정서적 고통을 감소시키기 위해 스트레스의 원인을 회피하거나 스트레스 상황을 인지적으로 재구성하는 대처방식이다. 정서 중심적 대처방법이 현실을 있는 그대로 받아들이면서 스트레스 상황에서의 불안을 감소시킬 수도 있으나 때로는 현실을 왜곡하여 받아들임으로써 자신을 기만하게 되는 문제를 발생시키게 된다. 이를 정신분석학 입장에서 설명하면, 무의식적으로 위협적인 상황에서 자신을 방어하기 위해 사용되는 방어기제들이 이에 해당된다고 볼 수 있다.

3) 생리 중심적 대처

생리 중심적 대처방법은 스트레스에 부딪힘으로써 신체적 요구의 충격을 감소시키려는 노력을 말한다. 그것의 목표는 스트레스에 의한 신체의 손상을 최소화하는 데 있다(김시업, 1996). 우리의 신체는 스트레스에 대한 반응과 밀접하게 관련된다. 잠재적인 스트레스에 대처하기 위해서는 신체를 매우 건강하게 유지해야 한다. 즉, 영양적으로 균형적인 음식을 섭취하고, 적당한 수면을 취하고, 적당한 양의 운동을 하고, 과식과 담배, 술, 다른 약물복용을 통제하는 방법을 습득하는 일이다. 육체가 지치거나 피로할 때 스트레스가 더욱 가중된다. 건강한 육체에서 건강한 정신이 나온다고 했듯이 몸이 건강할 때에는 스트레스를 적게 받는다. 달리기와 같은 활기찬 신체운동은 효과적으로 스트레스를 극복하도록 도움을 준다. 누적된 긴장과 관련된 에너지는 적당한 신체 운동을 통해서 방출되어야 하며 긍정적으로 처리되어야 한다. 또한 충분한 휴식은 인간에게 안정감을 주며 에너지를 보존시키기 때문에 지친 신체를 회복시키고 정보처리를 도와준다. 수면시간과 휴식이 부족하면 환각증세, 이상행동, 정신분열증과 비슷한 증세를 나타낸다.

4) 기타 스트레스 대처 방법

(1) 심리 공학적 대처 방법

심리 공학적 대처 방법은 환경이 부과한 위협을 다루기 위한 자원인 개인적 특성들을 자기자신으로부터 끌어내는 것이다. 이 특성들은 자기확신(self-confidence)과 자아존중감(self-esteem)이다. 자기확신감과 자아존중감이 있으면 쉽게 무력감에 빠지지 않고 스트레스를 극복할 수 있다.

나 자신에게 진실했고, 또 내가 받는 것에 대해 예의 바르고 확고하게 언급할 수 있는 자기확신감이 있다면 스트레스를 받지 않을 수 있다는 것이다. 이와 같은 어려움은 자기주장 훈련을 통해서 해소할 수 있다. 여기서 말하는 자기주장이란 자신의 감정뿐만 아니라 자신이 요구하는 것을 솔직하게 털어놓음으로써 책임을 남에게 전가하지 않을 뿐만 아니라 다른 사람들이 들어도 감정에 손상이 가지 않도록 하며 상대방이 이에 대해 반응할 기회를 주는 것이다. 또한 자기주장은 직접적, 자기 존중적이고, 자기 표현적, 솔직함 등을 갖춘 정직한 자세로 매우 적절하게 행동하고 반응하는 것이다. 따라서 자기주장적 행동은 자신감을 갖게 하는 행동이고, 목표 지향적인 행동이며, 자신과 타인의 권리를 존중하는 공평정대한 협상이라고 정의할 수 있는 행동이다. 결국 자기 긍정적인 사람은 자기자신이 생각하고 느끼고 원하는 바를 솔직담백하게 표현할 권리를 가지고 있다고 생각한다.

(2) 명상법

스트레스를 받았을 때 명상을 하면 기분이 안정되고 편안해진다. 특히 자기 몸과 호흡, 마음에 대한 알아차림, 걷기 명상 등의 방법으로 사람을 성숙하게 하여 스트레스에 강하게 만든다. 스트레스를 받았을 때, 3분 동안이라도 호흡을 깊고 길게 하면 마음이 이완된다. 걷기 명상은 천천히 걸어가면서 자기 발바닥의 느낌에 집중하는 것이다. 숲속이나 아늑한 길을 산책하면서 자신의 발바닥에 집중하는 것 혹은 자연의 아름다움에 온전히 집중하는 것도 좋은 명상이다.

명상에 관한 과학적 관심은 1950년대 말과 1960년대 초 동양의 명상 수련자들, 예를 들어 선(禪) 수행자나 요가 수행자들이 의식 상태를 수의적으로 변경할 수 있고 또한 신체통제조차 수의적으로 가능하게 할 수 있다는 사실을 과학적으로 입증한 후부터라고 할 수 있다. 명상은 짧은 기간 동안 일상생활의 의식 양상을 억제하고 인간에 잠재된 새로운 양상의 의식개발을 하는 것이다. 인간의 모든 스트레스의 근원은 자기의 생각과 상상에 지나치게 집착하는 데 있다. 따라서 이러한 집착에서 자유로워진다면 인간은 자기내면을 지각하고 끊임없는 욕구충동을 초월함으로써 마음의 평정을 얻는다.

명상을 하는 목적은 몸과 마음의 조화를 이루는 것으로서 다음의 네 가지 기본조건을 들 수 있다.

첫째, 주위가 산만해지는 것을 막기 위해 조용한 환경을 선택한다.

둘째, 주의집중을 위해 정신적 책략을 사용한다. 고정된 어떤 단어나 음절을 반복해서 말하거나, 고정된 어떤 대상을 계속 응시하는 것이 좋다. 대상을 응시하지 않을 때에는 주의산만을 막기 위해 눈을 감는다.

셋째, 다른 자극에 대해 수동적인 태도를 취한다. 혼란스러운 생각이 머릿속에 떠오를 때마다 무시하도록 한다.

넷째, 근육의 긴장을 최소화하기 위해서 편안한 자세를 취한다. 눕는 자세는 잠에 빠지게 할 수도 있기 때문에 요가나 선(禪)에서 책상다리의 자세를 취하게 하는 것은 잠에 떨어지는 것을 막기 위해서이다.

명상은 개인의 수준과 주의집중력 정도에 맞추어 해야 효과를 얻을 수 있다. 초보자라면 몸에 대한 명상부터 시작하여 호흡 명상을 하는 것이 비교적 쉬운 방법이다. 조용히 바닥에 앉거나 누워서 머리끝부터 시작하여 발끝에 이르기까지 자기 몸의 상태에 집중하는 것이 좋다. 명상을 통하여 자신이 불안과 분노, 걱정으로 매인 것을 보고 나서 그것을 놓을 수가 있다.

(3) 호흡조절기법

사람들은 긴장감을 느낄 때는 호흡이 빨라지고 불규칙하게 되며, 가슴 부위가 중심이 되는 얕은 호흡을 하게 된다. 호흡조절이란 이렇게 조급한 호흡을 천천히 규칙적으로 심호흡하는 방식으로 바꾸는 것이다. 호흡조절기법은 심호흡, 복식호흡, 단전호흡 등으로 불리기도 한다.

호흡조절을 시작하려면 먼저 편안한 자세로 누워 전신에 힘을 빼고 조용히 눈을 감는다. 이러한 상태에서 자신의 호흡에 주의를 기울여 본다. 다음으로는 자신의 오른손은 배꼽 위에 얹고 왼손은 가슴 위에 놓은 후 두 무릎을 반만 구부린다. 그리고 횡격막을 이용하여 복식호흡을 시작하되 호흡을 가능한 한 천천히 길게 하면서 들숨보다 날숨을 더 길게 한다. 이렇게 하는 것이 충분한 이완을 가져온다. 호흡을 할 때는 어린아이가 호흡할 때처럼 배가 오르락내리락 해야 하며 가슴이 오르락내리락 한다면 복식호흡이 되지 않고 있는 것이다. 호흡할 때 단순히 숨을 크게 들이마시고 서서히 길게 토해 낼 수 있게 되면 모든 근육은 자동적으로 이완된다. 그러나 이완을 목적으로 하는 호흡법은 들숨과 날숨을 시간적으로 단순하게 반씩으로 나누어 호흡하지 말고 개개의 호흡주기를 몇 단계로 나누어 실시할 때 더욱 효과적이다. 또 호흡하는 동안 긴장감과 이완감을 느껴 보도록 한다. 즉, 들숨에서는 긴장감을 느끼고 날숨에서는 이완감을 느껴 보는 것이다. 뿐만 아니라 내쉬는 숨을 통하여 자신의 모든 긴장이 날아가 버린다는 생각으로 호흡을 하면 더욱 효과가 있다. 이와 같은 호흡을 하루에도 몇 차례씩 실시하여 긴장의 이완에 도움을 받는 것이다.

(4) 점진적 근육이완 기법

긴장된 근육을 이완하는 데는 점진적 이완 기법이 널리 사용되는데 이 기법은 특히 불면증, 본태성고혈압, 긴장성 두통, 그리고 주관적 불안 등의 치료에 효과가 있다. 스트레스로 인하여 어떤 특정 근육 하나가 긴장하기 시작하지만 이를 알지 못할 경우 그것이 확대되어 두통이나 견비통, 요통과 같은 심한 통증으로 발전된다. 따라서 긴장이 시작된 근육을 알아 이를 먼저 이완시켜 준다면 나중에 올 수 있는 더 큰 통증을 예방할 수 있는 것이다.

점진적 근육이완 기법은 긴장감과 이완감을 구분하여 어느 근육이 긴장하는지를 알게 하며, 중요한 근육을 하나씩 이완시켜 나가 궁극적으로는 모든 근육을 이완시키는 방법을 가르치는 것이다. 이 기법은 먼저 조용하고 편안한 장소에서 실시하는 것이 좋다. 마루나 방바닥에 다리를 뻗고 앉아서 실시하는 것이 좋으나 때로는 의자나 소파에 기대어 앉아서 해도 괜찮다. 또 이 훈련에 들어가기에 앞서 호흡조절을 하고 한 번에 약 15~20분만 실시한다. 점진적 이완훈련은 누군가가 지시문을 읽어 주거나 아니면 자신의 육성으로 녹음해 둔 후 녹음기를 틀어 놓고 그 지시에 따라 실천해도 되는데 다음과 같은 요령으로 한다.

편안한 자세로 조용히 앉거나 눕는다. 그리고 먼저 3번 천천히 심호흡을 하며 편안하다고 느껴질 때 눈을 감는다. 자신의 신체에 주목하면서 숨을 내쉴 때 모든 긴장이 사라진다고 생각하며, 다음과 같은 순서에 따라 차례로 근육의 긴장과 이완운동을 실시한다. 즉, 오른손과 오른팔, 왼손과 팔, 얼굴의 윗부분, 얼굴의 중간 부분, 얼굴의 아랫부분, 목, 가슴 윗부분, 어깨와 잔등, 복부, 오른쪽 다리, 왼쪽 다리 순으로 힘을 주어 근육을 긴장시켰다가 서서히 힘을 빼면서 이완감을 느껴 보는 것이다. 이렇게 하여 모든 근육을 이완시켜 나간다. 이완운동은 코로 숨을 깊이 들이마셨다가 내뿜으면서 실시하되 천천히 규칙적으로 호흡하면서 그 느낌을 느껴 본다. 10~20분 정도 계속 이완운동과 호흡을 한 후 몇 분 정도 조용히 앉아 있다가 천천히 눈을 뜨고 몇 분 정도는 그대로 의자에 앉는다. 깊은 이완 휴식 중에 '성공'에 대한 생각을 하지 않는다. 축 늘어진 듯한 수동적인 자세를 계속 유지한다. 각자의 보조에 맞춰 이완상태를 유지한다. 만약 어떤 생각이 끊어지지 않는다면 그 생각에 머무르지 말고 하나의 단어를 반복하여 말하면서 그 생각을 잊으려고 노력한다. 이렇게 실천함으로써 큰 무리 없이 이완반응에 도달할 수 있으며 하루에 1~2번 매일 연습을 한다. 그러나 식후 2시간이 지난 후부터 실시해야 한다.

(5) 감정과 생각 알아차리기

자기 마음 안에서 일어나는 불안과 분노 등의 감정을 있는 그대로 주시하고 받아들이는 것만으로도 마음이 안정된다. 지금 자신이 스트레스를 받고 있다면 스트레스를 받고 있다는 것, 불안하다는 것, 화가 나 있다는 것을 알아차려야 한다. 어떤 감정이나 생각도 그대로 알아차리면 된다.

어떤 시간에 어떤 일로 감정이 일어나는지 등의 감정 목록을 이용하여 자신의 감정 상태를 다시 알아보고 기록하는 방법도 도움이 된다. 자신의 감정을 점점 자각할수록 미세한 감정이나 신체 변화도 더 잘 알게 되어 조절이 쉬워진다. 자신의 불안이나 짜증을 있는 그대로 알아차리면 그러한 감정이 구름처럼 왔다가 사라짐을 알게 된다.

(6) 생각 멈추고 바꾸기

스트레스는 상황을 어떻게 지각하고 생각하느냐에 달려 있기 때문에 스트레스가 일어나면 생각을 긍정적으로 바꾸는 것이 좋다. 부정적 생각이 일어나는 것을 자각한 다음에는 잠시 생각을 멈추어서 긍정적 생각으로 바꾸어야 한다. 생각은 알아차리지 않으면 습관대로 자동적으로 일어나기 때문에 자기의 생각을 알아차려서 멈추어야 한다. 생각을 멈추기 위해서는 잠시 숨이 나가고 들어가는 것을 지켜보는 호흡명상을 1분이라도 하는 것이 도움이 된다. 다음에는 상황을 전체적으로 다시 생각해 보는 것이 좋다.

(7) 행동 바꾸기

스트레스를 받은 사람의 행동은 굳어 있다. 스트레스를 받았을 때 행동을 바꾸면 감정도 달라진다. 우리의 몸과 마음 그리고 행동은 서로 연결되어 있기 때문에 행동을 바꿈으로써 우리의 마음도 변화한다. 기분이 좋지 않거나 불안할 때에는 일부러 신나게 행동하거나 웃는 것이 기분을 바꾸는 데 도움이 된다. 반대로 울고 싶은 대로 울어 버리는 것도 스트레스 해결의 한 방법이다. 웃는 것은 스트레스 관리와 행복에 매우 중요한 요소이다. 무조건 웃어 버리고 신나게 말하고 행동해 보자.

(8) 지지자 찾기

자신이 힘들 때, 함께 나눌 수 있는 사람이 있으면 마음이 안정된다. 자기에게 직면한 문제를 혼자서 해결하기보다는 믿을 수 있는 사람에게 말함으로써 자신의 문제를 객관적으로 볼 수 있고, 때로는 문제해결에 도움을 받을 수 있다. 직장 동료나 상사, 친구 등에게 자신의 불안과 고통 등을 이야기하여 공감 받음으로써 스트레스가 많이 해소된다. 특히 자신의 감정을 이해해 줄 수 있는 사람에게 말함으로써 마음이 정리되고 스트레스를 해결할 수 있는 힘을 얻는 경우가 많다.

(9) 스트레스 상황 미리 대비하기

항상 자신의 마음이나 상황에 대하여 깨어 있으면 스트레스가 일어날 수 있는 상황을 미리 알 수 있다. 지금 일어나는 상황을 총체적으로 알아차리고 있으면 스트레스를 유발할 수 있는 상황이나 사람을 미리 예견하여 대비할 수 있다. 자신이나 타인에게 피해를 주지 않고 업무에 지장이 없는 한에서는 피할 수 있는 스트레스는 받지 않도록 미리 조치하는 것이 좋다.

CHAPTER 03

정신건강의 역사적 이해

1. 고대의 정신건강

정신건강은 사실 근 · 현대부터 주목을 받기 시작했지만 많은 역사 자료들을 통해 우리는 정신건강이 과거에 어떻게 다루어져 왔는지 확인할 수 있다. 원시 시대에는 정신병이 신체 밖에 있는 악령이나 마귀가 신체 속으로 들어와 병이 생긴다는 생각을 하였다. 특히 자기와 관계가 깊은 사람의 영이 덮어 씌워 정신질환이 발병되었을 것이라고 생각했다. 이는 전생의 죄 때문에 천벌을 받는 것이라고 믿었다.

따라서 정신병의 치료는 귀신 비슷한 것을 만들어 버리거나 부적을 사용하여 병을 치료하려 했고, 굿이나 의식 또는 주문 등을 행했으며, 정신병자를 제물로 헌상하거나 매질을 하는 등의 행위가 주로 행해졌었다.

그리스 로마 시대에는 자연과학적 물질주의 관념이 나타나 정신질환에 대해서도 관찰과 실험적 탐구가 시작되었다. 기원전 2600년경에 정신질환자에 대한 처치 방안을 모색하였다. 기원전 1140년경에는 정신질환자 수용소가 설립되었다는 기록이 남아 있다. 희랍시대에는 피타고라스(Pythagoras)에 의해 정신질환자를 위한 식이요법, 물리요법 등이 제시되었으며, 히포크라테스(Hippocrates)는 두뇌의 장애가 정신질환의 원인이라 여겨 식이요법과 약물요법을 강조하여 유전적 소인에 관해 제시했다(임승권, 1990).

2. 중세의 정신건강

중세기에는 기독교가 지배하던 시기로 악령론이 재출현하였다. 주로 하층민들이 정신질환자를 악마에 사로잡혔다고 하여 집단으로 춤을 추고 악마들의 이름을 부르며 마귀 쫓기의 주술을 행하는 등 집단적 광기가 특징적이었다. 그래서 정신병은 죗값에 의한 신의 형벌이거나 악령에 의한 것이므로 정신질환자를 악령을 가진 자라고 보고 쇠사슬에 묶어 두거나, 고문하고 처형하기도 했다.

특히 여자 환자는 마녀로 취급 받아 쫓기거나 화형을 당하기 일쑤였다. 이 시기에는 정신병자들에게 매질이나 고문을 하고 화형, 교수형, 수장 등으로 처형을 하거나 쇠사슬로 묶어 감금하였다. 그러나 다른 한편에서는 아랍문화권이나 기독교의 성직

자들이 무의탁 정신질환자들을 구호시설에 수용하기 시작하여 수용소나 정신병원 전 단계의 형태가 출현하기 시작했다.

3. 근대의 정신건강

과학적이고 인문주의적인 사조와 인간 육체에 대한 존중 사상이 15세기에 이르러 점차 철학자들과 의사들 사이에 퍼지기 시작하면서, 정신질환이 심리적 원인에서 생길 수 있다는 것과 정신기능도 자연적 법칙에 따른다는 견해가 나타났다.

파라켈수스(Paracelsus, 1493~1541)는 인간은 육체와 영혼의 혼합체이고 정신질환은 이 두 가지 측면에서 모두 원인이 있으며, 마귀에 의하지 않는 자연적 원인에 의한 정신질환도 있다고 주장하고, 치료에서 인도주의적 태도와 정신 치료적 방법, 특정 장애에 대한 특정 약물 투여의 방법, 그리고 연금술에 근거한 화학물질을 시도한 점에서 큰 공헌을 하였다.

16세기 초에는 독일에서 정신병자에 대한 인도주의적인 따뜻한 이해가 싹트기 시작하였고 18, 19세기에 걸쳐 정신병자에 대한 태도에도 많은 변화가 일어나 프랑스, 영국, 이탈리아 및 미국 등지에서는 이들에 대한 대우를 개선하고자 노력하게 되었다. 18세기는 이성과 계몽의 시대였으나 일반적으로 정신질환자는 여전히 감금당하고 잔혹하게 다루어지고 있었다. 정신질환에 대한 미신적인 이해에서 벗어나 과학적인 태도로 이해하려는 노력은 18세기 이후이다. 이 18세기에 영국의 국왕 조지 3세가 광적 흥분상태를 반복하자 윌리스(Willis)가 치료를 담당했는데, 이러한 일이 있은 이후로 정신병 환자에 대한 대우가 개선되었다.

정신병자에 대한 대우가 이와 같이 개선되게 된 대표적인 사건은 프랑스 Bicetre 병원의 의사였던 피넬(Pinel)이 1793년 정신병자를 쇠사슬에서 해방시켜 준 일이었다. 그는 200명의 남자 정신질환자들이 수용되어 있는 동안 공기와 자유를 박탈당하는 것을 보고 친절과 이해로 그 환자들을 대하였다. 그의 수갑 제거와 인도주의적 태도, 즉 치료자의 받아들이는 태도와 이해, 환자에 대한 존중과 친절, 직원과 환자와의 대화 및 설득, 운동, 오락 등의 치료 방법은 도덕적 치료(moral treatment)라고 불리었다.

여기서 처음으로 정신병자에 대한 근대적 대우가 시작되었다. 한편, 이탈리아의 의사인 빈센조 치마루지(Vincento Chiarugil)가 정신병자 수용소장으로서 정신병자들에게 인도적 치료를 베풀었고, 독일에서도 정신병원에 주택식 병동과 정원이나 밭을 마련해 주는 등 적극적인 대우가 실시되었다.

4. 현대의 정신건강

정신위생운동에 실제적으로 공헌한 사람은 미국의 실업가인 클리포드 위팅엄 비어스(Clifford Whittingham Beers)이다. 그는 1897년 예일대학을 졸업한 후 사업에 종사하던 중 불안과 실의에 빠져 자살을 기도한 끝에 정신병원에 입원하였고, 병원에서의 가혹한 체험을 엮은 자서전인『A mind that found itself』(1908)라는 저서를 내면서 그 당시 인도주의자들의 환영을 받게 되어 정신위생운동이 시작되었다. 그의 투병기인 이 책은 제임스(James)와 마이어(Meyer)에게 많은 영향을 주었고, 마이어 교수는 비어스에게 정신위생이란 용어를 시사해 주기도 하였다. 이 저서가 출판된 해인 1908년에는 비어스의 고향인 Connecticut주에 'Connecticut Society for Mental Hygiene'이라는 정신위생협회가 조직되었으며, 다음 해인 1909년에는 전국정신위생위원회(National Committee for Mental Hygiene)가 조직되어 정신위생운동을 전개하였으니 이것이 오늘날 정신위생운동의 기원이다.

정신질환에 대한 약물치료는 존 케이드(John Cade)가 1940년대에 리튬을 조증에 시도한 때부터이다. 1950년대에는 클로르프로마진을 정신분열증에, 삼환계 항우울제가 우울증 치료에 각각 사용되었고, 1960년대에는 벤조디아제핀계 항불안제가 임상에 사용되었다. 이러한 항정신성 약물의 사용은 최근에 발달하였는데 치료에 혁명적 개선을 가져왔을 뿐 아니라 정신질환의 생물학적 원인의 규명에도 큰 공헌을 하였다.

CHAPTER 04

발달단계에 따른 발달특징과 주요 문제

사람은 태아기부터 노년기까지 여러 가지 정신건강의 위험에 노출될 수 있다. 다음의 표는 사람의 발달단계에 따른 발달특징과 주요 문제를 보여 준다(이순민, 2014).

발달단계	발달특징	발달장애 및 주요 문제
태아기 (임신~출산)	• 신체의 구조와 기관이 형성되는 시기로, 신체적 성장이 일생 중에서 가장 급속하게 일어나며, 태내 환경의 영향을 크게 받음	• 유전적 결함에 따른 장애(클라인펠터증후군, 터너증후군, 다운증후군, 혈우병, 거대남성증후군, 페닐케톤뇨증 등) • 저체중

발달단계	발달특징	발달장애 및 주요 문제
영아기 (출생~36개월)	• 영아기에는 체중 및 신장의 신체적 성장이 급속히 이루어지며 감각운동을 하게 됨 • 대상영속성을 습득하며, 양육자와의 애착 관계 형성 • 걸음마기에는 신체운동이 정교해짐 • 자아의 의식이 자율적이고 독립적 존재로 발달하게 됨	• 지적 장애 • 자폐 스펙트럼 장애
유아기 (3~6세)	• 학령전기로서, 초기적 수준의 도덕적 발달이 이루어지고, 성역할 개념을 습득하는 시기 • 또래와의 집단놀이 시작	• 의사소통 장애(언어장애, 사회적 의사소통 장애, 아동기 발병 유창성 장애 등) • 이뇨증
아동기 (6~11세)	• 논리적으로 사고할 수 있는 능력이 증가하여 구체적, 조직적 사고가 가능 • 또래집단과의 사회화를 습득하게 되며, 도덕성이 발달	• 특정 학습장애 • 주의력결핍 및 과잉행동장애 • 반응성 애착장애 • 분리불안 장애 • 아동학대
청소년기 (12~19세)	• 신체적 성장발달과 추상적 사고가 가능해지며, 독립의 욕구가 증대 • 자율성 획득, 성적 사회화 및 자아정체감 확립 • 자신의 정체성을 확립해 나가는 과정에서 심리적 갈등을 경험 • 또래의 영향을 많이 받음	• 청소년 비행 • 우울증 • 자살 • 품행장애 • 신경성 식욕부진증(거식증) 및 폭식증 • 성별 불쾌감 • 집단 따돌림
청년기 (19~40세)	• 친밀감을 경험하는 단계로, 결혼을 통해 자신의 새로운 가정을 형성하는 시기 • 경제적인 독립과 직업선택 및 직업생활의 시작	• 청년실업 • 약물 관련 • 중독장애

발달단계	발달특징	발달장애 및 주요 문제
장년기 (40~65세)	• 생산성을 경험하는 시기로, 사회적으로는 많은 일에 관여하며 사회적 의무의 완수 • 개인적으로는 자녀를 양육 • 활발한 경제활동을 통해 경제적 표준생활을 확립하고 유지	• 이혼, 배우자 학대 • 갱년기 장애(발한, 두통, 불면증, 수족냉증, 이명증, 우울증 등이 나타나는 신체적, 생리적, 정서적 장애)
신 중년기 (65세 ~80세)	• 은퇴의 경험과 인생이모작을 통하여 새로운 역할 변화에 적응하는 시기 • 자아통합을 경험하며 삶과 죽음을 수용하게 됨	• 우울증 • 주요 및 경증 신경인지 장애 • 경증혈관성 신경인지 장애
노년기 (80세 이후)	• 자아통합을 경험하며 삶과 죽음을 수용하게 됨	• 우울증 • 치매(알츠하이머, 노인성) • 노인학대

PART 2

인생주기와 정신건강

CHAPTER

05 영·유아기

1. 신경발달 장애

1) 지적 장애

(1) 특징과 증상

지적 장애는 발달시기에 개념적, 사회적, 실용적 분야에서 지적, 적응적 기능의 결함이 나타나는 장애를 말한다. 지적 장애의 유병률은 약 1%로 추정된다. 다운증후군과 같이 원인이 확실하고 심한 지적 장애일수록 빨리 발견되지만, 가벼운 지적 장애의 경우는 학령기가 되어서야 발견되는 경우가 많다. 신체발육, 운동기능을 제외한 정신기능의 결함을 보이며, 운동기능도 다소 늦는 경우가 대부분이다. 지적 장애를 가진 학생도 비장애학생과 똑같은 기본 생리적, 사회적, 정서적 요구를 가진다. 다만, 단기 기억력 및 주의력의 결함을 보이고, 집중하는 기간이 짧으며, 정신을 산만하게 하는 자극을 억제하는 데 어려움이 있다. 지적 장애를 가진 사람은 부적절한 얼굴 표정이나 신체 접촉을 하거나, 상황과 대상에 맞지 않는 대화를 하기도 하며, 언어 발달 속도가 늦다. 앞뒤로 몸을 흔들거나, 머리를 부딪치거나, 눈앞에서 손가락을 조작하거나, 생각에 잠기기도 한다. 지적 장애는 학습장애나 의사소통 장애를 동반하며, 자폐증과 같은 전반적 발달장애가 지적 장애와 같이 나타날 수 있다. 가벼운 정도의 지적 장애가 있는 개인은 적절한 훈련과 기회를 통하여 지적 장애의 범주에서 변화될 수도 있다. 그러나 심한 경우에는 학습을 통한 성취가 어려운 경우가 많다고 보아야 한다. 아래의 표는 지적 장애의 진단 기준을 보여 준다.

지적 장애의 진단기준 DSM-5

발달 시기에 시작하여 개념, 사회, 실행 영역에서 지적 기능과 적응 기능 모두 결함이 있다. 다음의 3가지 진단 기준을 충족해야 한다.

A. 임상 평가와 표준화된 개별 지능검사에서 지적 기능(추론, 문제해결, 계획, 추상적 사고, 판단, 학습 능력, 경험을 통한 학습)의 결함이 있다.

B. 적응 기능의 결함으로 인해 개인의 독립과 사회적 책임감에 필요한 발달적, 사회문화적 기준을 충족시키지 못한다. 주변의 지속적인 지지나 도움 없이는 가정, 학교, 일터, 지역사회와 같은 다양한 환경에서 한 가지 이상의 일상 활동(의사소통, 사회적 참여, 독립적인 생활) 기능에 결함이 있다.

C. 지적 결함과 적응 기능의 결함이 발달 시기 동안에 시작된다.

※ 심각도: 경도, 중등도, 고도, 최고도

(2) 원인

지적 장애를 유발하는 원인은 매우 다양하다. 지적 장애를 유발하는 주요한 원인으로는 유전자 이상, 임신 중 태내환경의 이상, 임신 및 출산과정의 이상, 후천성 아동기 질환, 열악한 환경적 요인, 마지막으로 환경적 원인이 있다. 약 5%에 해당하는 지적 장애가 유전자의 이상에 의해 유발되는 것으로 밝혀져 있다. 유전자의 돌연변이, 방사선, 약제 및 화학 물질, 바이러스 등에 의한 염색체 이상은 심한 정도의 지적 장애를 유발하는 경향이 있다. 염색체 이상에 의해 유발되는 장애들은 다운 증후군, 취약 X 증후군, 클라인펠터 증후군(XXY), 터너증후군(XO) 등이 있다. 임신 중인 어머니가 약물복용을 하거나 감염성 질환에 걸렸을 때 자녀에게 지적 장애가 발생할 수 있다. 아스피린, 키니네, 인슐린, 여성호르몬제, 헤로인, 모르핀, 알코올, 코카인, 니코틴 등과 같은 다양한 약물이 지적 장애에 영향을 미친다. 특히 임신상태에서 과도한 알코올을 섭취하면, 기형적 외모와 심한 지적 장애를 나타내는 태아 알코올 증후군(fetal alcohol syndrome)의 자녀를 낳을 수 있다. 또한 산모가 독일 홍역, 매독, 뇌막염, 톡소플라즈마증, 전염성 간염, 인플루엔자 등에 감염된 경우에 지적 장애가 발생할 수 있다. 이처럼 임신 중 태내환경의 이상에 의한 지적 장애가 전체의 약 30%를 차지하고 있다. 임신 및 출상과정에서 태아나 신생아가 뇌 발달에 필요한 단백질, 탄수화물, 지방질을 적절하게 공급받지 못하면 지적 장애가 발생할 수 있다.

환경적 원인으로는 학대나 유기 같은 부적절한 양육, 양육자의 병적이거나 미숙한 보살핌과 같은 양육자의 문제 또는 위탁 혹은 대리 부모의 지나친 변동 등 주 양육자의 잦은 교체에서 비롯된 양육 환경상의 문제가 있을 수 있다. 트라우마 및 스트레스 요인 관련 장애(Trauma-and Stressor-Related Disorders)에 포함된다. 또한 열악한 사회적 환경이 아동의 지능저하를 유발할 수 있다. 사회경제적 지위가 낮고 빈곤한 가정의 경우, 아동기에 지능발달을 위한 풍부한 지적 자극을 제공받지 못한 아동은 지적 장애를 나타낼 수 있다. 열악한 환경요인에 의한 경우는 대부분 경미한 지적 장애를 나타내는 경향이 있다. 이 밖에 자폐증과 같은 아동기의 정신장애도 지적 장애 상태를 초래할 수 있다. 이러한 환경적 요인에 의한 지적 장애는 전체의 15~20%에 해당된다. 그러나 아직 30% 정도의 지적 장애는 그 원인이 밝혀지지 않은 상태이다.

(3) 치료

지적 장애의 치료는 그 목표와 방법이 지적 장애의 수준에 따라 달라진다. 그러나 일반적으로 일상생활에 필요한 다양한 적응기술을 학습시키고 이러한 적응기술이 유지되도록 하는 것을 목표로 한다. 지적 장애는 여러 가지 신체적 이상에 기인할 수 있으므로 신경학적 평가와 더불어 지능을 비롯한 심리평가를 받은 후에 적절한 교육 및 재활 프로그램을 적용하는 것이 바람직하다. 가능한 한 지적 장애를 빨리 확인하여 조기에 집중적인 교육을 시키는 것이 효과적이다. 지적 자극이 부족한 환경에 의해 유발된 경미한 지적 장애아의 경우는 체계적이고 집중적인 교육을 통해 적응수준이 현저하게 향상될 수 있다. 지적 장애아를 둔 부모는 여러 가지 심리적 고통을 경험하게 되는데, 이러한 심리적 문제를 잘 극복하고 인내심을 갖고 자녀의 교육에 임할 수 있도록 돕는 것이 필요하다. 지적 장애는 치료 및 재활에 대한 노력과 더불어 예방을 위한 노력이 필요하다.

임상 실제

지적 장애는 웩슬러 지능검사 등 개인용 지능검사를 실시하여 얻은 지능지수(IQ)와 사회성숙도 검사를 실시하여 얻은 사회성숙지수(SQ) 등에 따라 판정한다. 전체 IQ가 34 이하인지 판별이 어려운 경우 검사자가 보정법에 의하여 추정치를 산출하거나, 임상적 판단에 의하여 34 이하(정신연령 3세 이하)인지를 판단하여 그 근거를 기술한다. 사회성숙도 검사상 SQ가 IQ와 서로 다른 급으로 산출된 경우에는 더 높은 점수를 기준으로 판단한다.

만 2세 이상부터 장애 판정을 하며, 유아가 너무 어려서 이러한 표준화된 검사가 불가능할 경우 바인랜드(Vlineland) 사회성숙도 검사, 바인랜드 적응행동 검사 또는 발달검사를 시행한 후 산출된 적응지수나 발달지수를 IQ와 동일하게 취급하여 판정한다.

[장애등급 기준]

장애등급	장애정도
1급	지능지수와 사회성숙지수가 34 이하인 사람으로 일상생활과 사회생활의 적응이 현저하게 곤란하여 일생 동안 타인의 보호가 필요한 사람
2급	지능지수와 사회성숙지수가 35 이상 49 이하인 사람으로 일상생활의 단순한 행동을 훈련시킬 수 있고, 어느 정도의 감독과 도움을 받으면 복잡하지 아니하고 특수 기술을 요하지 아니하는 직업을 가질 수 있는 사람
3급	지능지수와 사회성숙지수가 50 이상 70 이하인 사람으로 교육을 통한 사회적 혹은 직업적 재활이 가능한 사람

2) 자폐 스펙트럼

▦ 언론에 비친 이상심리 <서번트 증후근>

인기리에 방영되었던 드라마 〈굿 닥터〉에는 서번트 증후군(Savant Syndrome)을 가진 주인공이 등장한다. 주인공은 어린 시절 자폐증 3급과 서번트 증후군 진단을 받았지만 천재적인 기억력과 공간지각능력을 발휘해 소아외과 의사로 성장해 나간다. 서번트 증후군을 보이는 사람은 전반적인 지적 능력이 떨어지지만 특정한 좁은 영역에서 비범한 능력을 보여 준다. 이들은 수십 년 전은 물론 수년 뒤의 특정 날짜의 요일을 단 몇 초만에 정확히 맞추는 능력을 갖고 있다. 또 지하철 노선을 통째로 외워 수백 개의 역 이름을 줄줄이 읊어 대기도 한다. 이들의 능력은 음악, 미술, 달력 계산, 수학, 공간지각력 등 크게 5개의 범주로 나눌 수 있다. 자폐증을 다룬 영화 〈레인맨〉의 모델이기도 한 킴 픽(Kim Peek)은 9,000권의 책을 통째로 외우고 있는데, 한 페이지를 읽는 데 8~10초 정도 걸린다고 한다. 한마디로 살아 있는 스캐너인 셈이다. 서번트 증후군 연구의 권위자인 미국 위스콘신 의과대학의 대럴드 트레퍼트(Darold Treffert) 교수는 서번트 증후군을 보이는 사람들의 절반은 자폐 증상을 보이고 나머지 절반도 뇌질환이나 선천성 이상 등을 갖고 있다고 설명한다. 트레퍼트 교수를 비롯한 과학자들은 여러 서번트의 뇌를 연구했는데, 이들이 공통적으로 좌뇌에 문제가 있거나 좌뇌와 우뇌의 연결이 끊어져 있다는 사실을 발견했다. 그 결과 좌뇌의 지배에서 벗어난 우뇌가 능력을 발휘해 서번트 증후군으로 나타난다는 것이다. 개체 발생은 계통 발생을 따른다는 원리에 따라 좌뇌는 우뇌보다 늦게 발달하기 때문에 그만큼 더 취약하다. 어떤 이유에서인지 태아의 뇌가 남성호르몬인 테스트스테론에 과도하게 노출되면 특히 좌뇌가 손상을 입는다. 그 결과 자폐아나 지적 장애아가 태어날 수 있다. 테스토스테론은 남성호르몬이므로 이런 현상은 남아에게서 더 많이 일어난다. 때문에 자폐증은 남성이 여성보다 4배 더 많다고 알려져 있다.

〈출처: 이우경, 2016〉

(1) 특징과 증상

자폐 스펙트럼은 과거의 유아기 자폐증, 아동기 자폐증 · 고기능 자폐, 달리 분류되지 않는 전반적 발달장애, 아동기 붕괴성 장애, 아스퍼거장애(Asperger's Disorder) 등을 아우르는 진단이다. 자폐 스펙트럼의 필수적 증상은 사회적 의사소통과 사회적 상호작용의 손상이 심하다는 것이다. 이들의 의사소통과 사회적 상호작용의 손상은 전반적이고 지속적이다. 사회적 의사소통에서 언어적, 비언어적 결함이 연령, 지적 수준, 언어 능력에 따라 다양하게 나타난다. 사회적, 감정적 상호작용 결함으로 인해 부모를 비롯한 타인과 사회적 상호작용을 먼저 시작하지 않고, 정서적 소통이 되지 않으며, 상호성이 결여되어 있고, 자기 의견을 말하거나 감정을 공유하거나 대화를 나누지 못한다. 비언어적 의사소통 결함이 나타나서 눈맞춤이 없고 이상하며, 몸짓, 표정, 말하는 억양 등이 특이하다. 이들은 변화를 거부해서 같은 것을 고집한다. 반복적인 질문을 하고 주변을 서성이면서 비언어적, 언어적으로 의례적인 행동을 자주 보인다. 특정 소리와 질감에 과잉 반응을 하고, 물건의 냄새를 심하게 맡거나 만지며, 빛이나 회전 물체에 매료되기도 하고, 통증, 열감, 차가운 느낌을 주는 감각에도 무관심하고 무감각한 반응을 보인다. 자폐 스펙트럼 장애는 합동 주시(joint attention) 능력의 결함으로 처음 발견되는 경우가 많다. 합동 주시 능력이란 타인과 관심사를 공유하기 위해 물건을 가리키거나 보여 주고 가져오는 행동, 다른 사람이 손가락으로 가리키거나 바라보고 있는 것을 함께 바라보는 행동을 말하는데, 자폐 스펙트럼 장애 아동은 합동 주시 능력이 개발되지 않는다. 다음의 표는 자폐 스펙트럼의 DSM-5 진단기준을 보여 준다.

자폐 스펙트럼의 진단기준 DSM-5

A. 다양한 분야에서 사회적 의사소통, 사회적 상호작용의 결함이 지속적으로 나타난다.
1. 사회적 · 정서적 상호작용의 결함을 보인다(예: 비정상적인 사회적 접근, 정상적인 대화를 하지 못함, 흥미나 정서를 교류하지 못하고, 사회적 상호작용을 개시하거나 적절하게 반응하지 못함).
2. 사회적 상호작용에 필요한 비언어적 의사소통에 결함을 보인다(예: 언어적 · 비언어적 의사소통이 불완전하고, 비정상적인 눈맞춤과 몸짓 언어를 보이고, 몸짓을 이해하고 사용하는 데 있어서 결함을 보이고, 표정, 비언어적 의사소통이 전반적으로 결여됨).
3. 관계를 발전시키고 유지하고 이해하는 데 있어서 결함을 보인다(예: 다양한 사회적 맥락에 맞게 적응하는 것이 어렵고, 상상 놀이를 하거나 친구를 사귀는 것이 어렵고, 또래에 대한 관심이 없음).

B. 제한적이고 반복적인 행동이나 관심, 활동이 다음 항목들 가운데 적어도 2개 항목으로 표현된다.
1. 상동증적이거나 반복적인 운동 동작, 물건의 사용과 말하기(예: 단순 상동증적 움직임, 장난감을 배열하기, 반향 언어[echolalia], 독특한 문구 반복하기 등)
2. 같은 것을 고집함, 일상적인 것에서 융통성 없는 집착, 의례적인 언어적 · 비언어적 행동 양상(약간만 바뀌어도 극심하게 고통스러워하고, 변화를 어려워하고, 사고방식이 경직되어 있고, 같은 길을 고집하고, 같은 음식을 먹고, 의례적인 인사 등을 보임)
3. 강도나 초점에 있어서 비정상적으로 매우 제한되고 고정된 흥미를 보임(예: 특이한 물체에 강한 애착과 집착을 보이고 지나치게 제한적이고 고집스러워하는 흥미를 보임)

C. 이러한 증상이 반드시 초기 발달 시기부터 나타나야 한다.

D. 이러한 증상은 사회적, 직업적 또는 다른 중요한 기능 영역에서 임상적으로 유의한 고통이나 손상을 초래한다.

※ 다음의 경우 세분화할 것
- 지적 손상을 동반하는 경우 또는 동반하지 않는 경우
- 언어 손상을 동반하는 경우 또는 동반하지 않는 경우
- 알려진 의학적 · 유전적 상태 또는 환경적 요인과 연관된 경우
- 다른 신경발달, 정신 또는 행동장애와 연관된 경우
- 긴장증 동반

(2) 원인

생물학적으로 살펴보면 쌍생아의 경우 유전성은 37~90% 이상이다. 자폐 스펙트럼의 약 15%가 특정 유전자의 복제수 변이나 돌연변이와 같은 유전적 변이와 연관되어 있다고 알려져 있다. 또한 소뇌(cerebellum)가 비정상적으로 발달하여 주의력을 조절하고, 언어나 표정 단서를 파악하고, 사회적 정보를 처리하는 데 어려움을 갖는다(Teicher et al., 2008). 기능적 자기공명영상(fMRI) 연구 결과 뇌용량과 백질이 증가되거나 뇌 변연계, 뇌간핵과 편도핵에 구조 이상이 있다고 밝혀졌다. 언어 및 운동 과제를 수행할 때 뇌 측두엽과 전두엽 활동이 감소된다(Escalante, Minshew, & Sweeney, 2003).

또는 부모와 자녀 간의 관계 이상의 경우도 생각할 수 있는데, 어머니의 애정부족에서 애착이 이루어지지 않은 상태의 가정을 예로 들 수 있다. 이에 대한 완전한 증명은 없고 자폐 스펙트럼 진단 시 발견되는 부모의 냉정이나 거부는 이렇게 어려운 아이를 키우는 데서 오는 2차적 특징일 가능성이 많기 때문이다.

(3) 치료

자폐 스펙트럼은 어린이의 전 발달에 장애가 있는 것으로 치료에 있어서도 전체적이고 전면적인 접근방법이 필요하다. 특정한 하나의 치료방법으로는 그 성과를 기대하기가 어렵고 가능한 한 여러 가지 방법을 총동원하여 전면적으로 치료해야 한다. 부모의 죄책감이나 좌절감을 제거하도록 하고 유아와는 애정관계를 유지하도록 도와야 하며, 유아가 자라면 속히 전문가에 의뢰하여 특수 교육을 하여야 한다.

경우에 따라서는 약물치료가 보조치료 방법으로 도움이 되며, 어떤 특정한 행동을 키워 주는 데는 학습훈련을 시키는 행동요법이 효과적이지만 이는 부모나 놀이요법을 통하여 대인관계를 이루게 하는 방법과 병행하여야 한다. 또한 놀이요법은 장기간의 놀이를 통한 관계형성을 통하여 유아로 하여금 치료자와의 애착관계를 경험하도록 도와준다.

3) 의사소통 장애

(1) 특징과 증상

의사소통은 사회적 동물인 사람이 사회적 상호작용을 할 때 필수불가결한 요소이다. 가끔 사람은 의사소통의 어려움을 겪을 수도 있다. 하지만 그 경우가 심하고 일상생활에 지장을 주면 이는 의사소통 장애로 진단 내려질 수 있다. 의사소통 장애는 말이나 언어 사용에 결함이 있는 경우로 언어장애, 아동기발병 유창성장애(말더듬증), 사회적 의사소통장애 등이 있다. 이 중 사회적 의사소통장애는 DSM-5에 처음 들어온 장애다.

언어장애를 가진 사람은 어휘, 문장 구조, 언어 이해와 생성 결함으로 인해 언어 습득과 사용에 어려움을 겪는다. 이들은 말로 하는 의사소통, 글로 하는 의사소통이나 몸짓 언어에서 장애가 분명히 나타난다. 언어의 학습과 사용은 수용성과 표현성 기술에 의해 좌우된다. 언어의 메시지를 수용하고 이해하는 과정을 수용성 능력이라고 일컫는 반면, 음성 · 몸짓 · 언어 신호를 생성하는 것을 표현적 능력이라고 한다. 언어적 기술은 심각도에서 서로 다를 수 있으므로 수용적 · 표현적 양상에서 모두 평가되는 것이 필요하다(American Psychiatric Association, 2013). 언어 장애를 가진 아동은 어휘가 제한되어 있거나 짧고 단순한 구조의 말을 주로 사용하며 어순이나 시제가 잘못된 언어적 표현을 사용한다. 어휘가 부족하고 문법 규칙에 따라 문장을 구성하기 위해 단어를 조합하는 능력이 부족하기 때문에 단어나 어휘를 부적절하게 사용하고, 문장의 주요 부분을 생략하며, 길고 복잡한 문장을 만들지 못한다. 또한, 어떤 주제나 사건을 설명하거나 대화를 하기 위해서 어휘를 사용하고 문장을 연결하는 능력이 손상되어 있어 대화능력에 장애가 있을 수 있다. 이러한 언어장애는 학업적 · 직업적 성취나 사회적 적응에 어려움을 초래한다.

아동기 발병 유창성 장애(말더듬증)는 개인의 연령에 부적절한 언어능력의 평균 유창성과 시간 패턴에서의 장애가 주요 특징이다. 이 장애를 가진 사람은 소리나 음절의 빈번한 반복이나 연장, 그리고 언어의 유창성 곤란의 다른 유형들(단어 내에서의 머뭇거림, 문제가 되는 단어들을 피하기 위해 단어 대체, 과도한 신체적 긴장과 함께 단어를 말함, 단음절로 된 단어 단위 반복)의 증상을 가진다. 아동기 발병 유창성 장애의 80~90%는 6세 무렵에 나타나고, 발병 연령대는 2~7세다(American Psychiatric Association, 2013). 서서히 발병이 시작되거나 갑작스럽게 나타나기도 한다. 장애가 진행됨에 따라 비유창성이 더 빈번해지고, 이는 가장 의미 있는 단어나 구에서도 나타난다. 아동이 스스로 말하기 문제를 의식하게 되면 청중 앞에서 말하는 것을 피하거나 감정 반응을 피하기 위해 되도록 짧고 간단히 말하는 것을 개발하기도 한다. 종단 연구에 따르면, 아동기 발병 유창성 장애의 약 65~80%는 회복될 수 있다고 알려져 있다. 약 8세 무렵에 아동기 발병 유창성 장애의 심각도를 통해 앞으로 회복될지, 청소년기 이후까지 지속될지를 예측할 수 있다.

아동기 발병 유창성 장애는 학업적이나 직업적 성취 또는 사회적 의사소통을 방해한다. 장애의 정도는 상황에 따라 다르며, 흔히 의사소통의 특별한 부담이 있는 경우에 더 심해진다. 그러나 소리 내어 읽거나, 노래, 또는 무생물체인 물건이나 동물들에게 말을 하는 동안에는 말더듬증이 흔히 나타나지 않는다(American Psychiatric Association, 2013).

사회적 의사소통 장애[social(pragmatic) communication disorder]는 화용론(pragmatics) 또는 언어와 의사소통의 사회적 사용에 대한 주요 어려움이 특징이다. 이 장애를 가지는 사람은 자연스러운 상황에서 언어적 · 비언어적 의사소통의 사회적 법칙을 이해하거나 따르는 것, 듣는 사람의 욕구와 상황에 따라 언어를 바꾸는 것, 대화 및 이야기를 하는 데에서의 법칙을 따르는 데 결함이 있다. 사회적 의사소통의 손상은 효과적 의사소통, 사회적 참여, 사회적 관계의 발달, 학업적 성취 또는 직업적 성과에서의 기능적 제한을 초래한다(American Psychiatric Association, 2013). 흔히 4세 이상이 되면 적절한 언어 능력을 갖게 되기 때문에 이 연령이 되어야 사회적 의사소통의 특정한 결함을 인지할 수 있다. 경미한 사회적 의사소통장애는 언어 및 사회적 상호작용이 보다 복잡해지고 미묘해지는 초기 청소년기까지 분명히 감지되지 못할 수도 있다. 자폐 스펙트럼 장애, 의사소통 장애, 특정 학습장애의 가족력이 사회적 의사소통 장애의 위험을 증가시킨다. 일부 아동은 시간이 흐르면서 나아지지만 성인기까지 문제가 지속되는 경우도 있다(American Psychiatric Association, 2013). 다음의 표는 의사소통 장애의 DSM-5 진단기준을 보여 준다(이우경, 2016).

언어장애의 진단기준 DSM-5
A. 다음을 포함하는 이해력 또는 산출력에서의 결함에 의한 여러 양상에 걸친 언어의 습득과 사용에서의 지속적인 어려움들(예: 구어, 문어, 수화, 또다른 언어) 1. 축소된 어휘(단어 지식과 사용) 2. 제한된 문장 구조(문법과 형태론의 규칙에 바탕을 둔 문장들을 형성하기 위해 단어와 단어 어미를 조합하는 능력)

3. 담화(한 주제나 일련의 사건들을 설명하거나 묘사하기 위해 어휘를 사용하고 문장을 연결하는 능력)의 손상

B. 언어능력이 그 나이에 기대되는 것보다 상당하게 그리고 정량화하게 못 미치며, 효과적 의사소통, 사회적 참여, 학업성취, 직업수행, 각각의 또는 복합적인 기능적 제한을 초래함

C. 증상이 초기 발달시기에 시작됨

D. 청력이나 다른 감각 손상, 운동신경 기능장애나 다른 의학적 또는 신경학적 상태에 기인하지 않으며, 지적 장애(지적 발달장애)나 전반적 발달 지연에 의해 더 잘 설명되지 않음

사회적 의사소통 장애의 진단기준 DSM-5

A. 다음의 모두에서 나타나듯이 언어적 · 비언어적 의사소통의 사회적 운용에서 지속적인 어려움
1. 인사하기, 정보 공유하기와 같은 사회적 목적들을 위해 사회적 문맥에 적절한 방식으로 의사소통 사용의 결함
2. 놀이터에서와는 다르게 교실에서 말하기, 성인에게와는 다르게 아동에게 말하기, 과잉으로 격식을 차린 언어 사용을 피하기 등과 같은 문맥 또는 듣는 사람의 욕구에 맞춰 의사소통을 변경하는 능력의 손상
3. 대화에서 교대로 말하기, 제대로 이해받지 못했을 때 재표현하기, 상호 작용을 규제하기 위해 언어적 · 비언어적 신호들을 어떻게 사용하는지 알기 등과 같은 대화와 이야기하기의 규칙들을 따르는 데 어려움
4. 명백하게 진술된 것이 아닌 것(예: 추론하기)과 언어의 문자 그대로가 아니거나 애매모호한 의미들은 이해하기 어려움

B. 효과적 의사소통, 사회적 참여, 사회적 관계들, 학업성취, 직업수행에 각각 혹은 복합적인 기능적 제한을 초래함

C. 증상이 초기 발달시기에 시작됨

D. 증상은 다른 의학적이거나 신경학적 상태, 또는 단어구조와 문법의 분야에 대한 낮은 능력에 기인하지 않으며, 자폐 스펙트럼 장애, 지적 장애(지적 발달장애), 전반적 발달 지연이나 다른 정신장애에 의해 더 잘 설명되지 않음

아동기 발병 유창성 장애(말더듬증)의 진단기준 DSM-5
A. 개인의 나이와 언어 기술에 적절하지 않은 말의 평균 유창성과 시간 패턴에서의 장애들이 시간이 지나도록 지속되며, 다음 중에서 하나(또는 그 이상)의 빈번하고 뚜렷한 발생으로 특징지어짐 1. 소리와 음절 반복들 2. 모음뿐만 아니라 자음의 소리 연장 3. 깨진 단어(예: 한 단어 내의 머뭇거림) 4. 들을 수 있거나 들을 수 없는 차단(말하는 중에 소리를 내거나 아무 소리도 내지 않는 끊김) 5. 우회적으로 말하기(문제가 되는 단어들을 피하는 단어 대체) 6. 과도한 신체적 긴장과 함께 단어들이 산출됨 7. 단음절로 된 단어 단위 반복(예: "나–나–나 그를 보았다.")
B. 말하기에 불안감을 야기하거나 효과적인 의사소통, 사회적 참여, 학업성취, 직업수행에 각각 혹은 복합적으로 제한을 초래함
C. 증상이 초기 발달시기에 시작됨(주: 늦게 시작된 경우들은 성인 발병 유창성 장애로 진단됨)
D. 장애는 음성 운동, 감각 결함, 신경학적 손상에 연관된 눌변(예: 뇌졸중, 종양, 외상)이나 다른 의학적 상태에 기인하지 않으며, 다른 정신장애에 의해 더 잘 설명되지 않음

(2) 원인

언어장애의 원인은 크게 신체적 원인과 환경적 원인으로 나눌 수 있다. 뇌 손상이나 감각기능의 결함과 같은 신체적 원인이 언어발달을 지체시킬 수 있다. 아울러 언어발달이 이루어지는 유아기에 적절한 언어적 환경과 자극이 주어지지 못하면 역시 언어발달이 지연될 수 있다. 예컨대, 유아의 발성이나 발음에 부모가 무관심하여 발성을 늦게 시작하는 경우, 아동에게 충분한 언어적 자극이나 이야기를 해 주지 않아 언어적 이해력이 부족한 경우, 몸짓에 의한 의사소통을 통해 언어 사용이 제한되는 경우에 언어장애가 유발될 수 있다.

사회적 의사소통 장애의 원인은 명확하게 밝혀진 것이 없으나 추정되는 원인 중 시지각과 청지각의 어려움을 가지고 있는 특징이 있다. 혹은 자폐 스펙트럼 장애, 의사소통 장애, 특정 학습장애가 있는 가족이 있을 경우 유전적으로 발병할 위험이 있다. 4차 산업시대의 영향으로 외동이 늘고 있고 아동이 스마트폰, 컴퓨터 게임과 같은 혼자 하는 놀이에 노출이 많이 되면서 사회성 결여가 늘어나고 있는 것 또한 원인 중 하나로 보고 있다.

아동기 발병 유창성 장애(말더듬증)의 원인은 명확하게 밝혀진 것이 없으나 다양한 요인이 관여하는 것으로 알려져 있다. 말더듬증은 흔히 말을 더듬는 사람을 흉내 내거나 정서적 흥분이나 불안상태에서 우연히 말을 더듬게 되면서 시작된다. 또는 심리적 압박감이나 긴장감이 고조되어 자연스러운 말과 행동이 억제되는 상황에서 말더듬증이 시작되기도 한다. 이렇게 시작된 말더듬증이 반복되면서 점차 증상이 악화되어 스스로 통제하기 어려운 심한 말더듬증의 상태로 발전하게 된다. 또한 다른 사람 앞에서 말을 더듬는 것에 대한 불안과 두려움으로 인하여 심리적, 신체적 긴장이 증대되기 때문에 말더듬증이 더욱 악화된다. 아울러 말하는 상황을 회피하게 되므로 말더듬증을 교정할 수 있는 기회를 가지지 못하여 말을 더듬는 증상이 지속된다.

(3) 치료

언어장애를 나타내는 아동은 먼저 이비인후과, 소아과, 치과 등에서 감각적, 신체적 문제가 있는지를 점검하는 것이 필요하다. 아울러 아동이 지니고 있을지 모르는 정서적 문제나 부모-자녀관계의 문제를 잘 탐색하여 이를 해결해 주는 것이 중요하다. 그리고 언어치료사나 교사에 의해 아동에게 체계적이 언어교육을 실시해야 한다.

부모 역시 아동에게 적절한 언어적 자극을 제시하고 아동의 언어적 표현을 격려하고 강화하는 꾸준한 노력을 통해서 아동의 언어적 발달을 촉진할 수 있다.

사회적 의사소통 장애의 치료방법은 잘 알려져 있지 않으나 아동의 경우 개별치료와 그룹치료가 함께 진행되면 더욱 좋은 효과를 볼 수 있다. 개별치료에서는 아동 주변 상황 및 관심사를 확장시키고 그 주제를 이용하여 대화를 지속하는 연습을 한다. 또한 상위언어(관용어, 속담, 범주어, 합성어, 파생어 등)에 대한 이해를 돕고 감정 및 감정어 이해, 대화 상대의 의도 및 마음을 파악하며 대화하는 것에 대한 연습을 할 수 있다. 그리고 그룹수업에서는 친구들과 협력하고 의논하며 놀이 활동을 지속하는 연습을 할 수 있다.

이러한 방법으로 조금 더 쉽고 빨리 또래와 어울려 스트레스를 받지 않을 수 있게 도와줄 수 있다(도란도란, 2020).

아동기 발병 유창성 장애(말더듬증)의 치료는 개인이 나타내는 증상과 심리적 특성을 고려하여 시행되어야 한다. 우선 개인이 어려움을 겪는 말더듬기 행동의 정밀한 평가와 분석이 이루어져야 한다. 아울러 이러한 말더듬증이 악화되는 상황과 그에 관련되는 심리적인 요인에 대한 분석이 먼저 이루어진 후에 적절한 치료가 시행되어야 한다. 말더듬증에 대한 과도한 의식과 그로 인한 불안과 긴장, 타인에게 말을 더듬는 모습을 노출하지 않으려는 강렬한 욕구, 자신의 말더듬증을 타인이 알게 될 경우에 매우 심각한 결과가 초래될 것이라는 생각, 말을 해야 되는 상황에 대한 회피행동 등이 말더듬증을 유지시키는 경우가 많다. 이러한 요인에 대해서는 인지행동적 치료를 통해서 말더듬증이 개선될 수도 있다. 이러한 인지행동적 치료와 언어치료적 훈련을 병행하는 것이 가장 바람직하다. 더듬게 되는 음절이나 단어에 대한 유창한 발성 연습, 정확한 발음을 위한 호흡조절능력의 향상 등의 언어치료적 훈련과 더불어 실제

대화상황으로의 점진적인 노출을 통해서 올바른 발음과 언어를 사용하도록 유도하고 격려하는 것이 필요하다.

2. 배설장애

대소변 못 가리는 우리 아이, 혹시......

아이는 부모와 끊임없이 애정을 주고받으며 자연스럽게 어떻게 행동해야 하는지 배운다. 특정 장소에 가서 용변을 보면 엄마가 좋아한다는 사실에 화장실을 이용하는 것이 대표적이다. 미묘한 감정이나 자극들에 어떻게 행동해야 하는지 부모의 반응을 통해 알게 되는 것이다. 전문용어로 반응성 애착이라고 한다.

그러나 맞벌이 부부가 늘면서 이런 반응을 제대로 이해하지 못해 감정 표현이나 절제가 잘 되지 않는 아이들이 늘고 있다.

집 안에 감정을 공유할 대상이 오랫동안 없으면 아이는 어떻게 반응해야 할지 그 방법을 익히지 못하게 된다. 따라서 아이는 대소변을 잘 가리지 못하거나 사물 구별도 잘하지 못해 발달장애 증상을 보인다. 또한 양육자와 헤어지면 극심한 강박 증상을 보이기도 한다.

한덕현 중앙대 용산병원 정신과 교수는 "이런 증상을 보이면 '반응성 애착장애'를 의심해 봐야 한다."라며 "요즘 들어 환자가 과거에 비해 급속도로 늘고 있다."라고 말했다.

〈중략〉

한 교수는 "놀이치료나 음악치료 등으로 효과를 보기도 하지만 가족과 함께하는 치료보다 중요한 것이 없다."라며 "아이가 사회성이 떨어지고 유치원 등에서 외톨이처럼 지낸다면 아이와 지내는 시간을 늘려야 한다."라고 말했다.

아이와 함께 있어 주지 못하면 전화통화를 자주 하거나 주말에 피곤하더라도 아이와 놀아 주는 시간을 가져야 한다는 지적이다.

(출처: 매일경제)

1) 유뇨증

(1) 특징과 증상

오래전에는 어린아이가 이불에 소변을 보면 키를 짊어지고 동네에 소금을 얻으러 다니며 창피함을 느끼게 하곤 했다. 어린아이가 이불에 소변을 보는 것은 어쩌면 당연할 수 있다. 하지만 유뇨증(enuresis)은 반복적으로, 불수의적으로 혹은 의도적으로 잠자리나 옷에 소변을 보는 것이며, 주로 밤에 나타나지만 낮에도 발생할 수 있다. 아동의 나이가 최소 5세가 되어야 진단을 내린다. 다음의 표는 유뇨증의 DSM-5 진단기준을 보여 준다.

유뇨증의 진단기준 DSM-5
A. 침구 또는 옷에 불수의적이든 의도적이든 반복적으로 소변을 본다.
B. 이러한 행동은 임상적으로 뚜렷하게 나타나고 적어도 연속적인 3개월 동안 주 2회 이상 나타나며 사회적, 학업적(직업적) 또는 다른 중요한 기능 영역에서 유의한 고통과 손상을 초래한다.
C. 생활연령이 적어도 5세 이상이다.
D. 이러한 행동은 물질의 생리적 효과나 다른 의학적 상태로 인한 것이 아니다. ※ 다음 중 하나를 명시할 것: 야간형 단독, 주간형 단독, 주야간형 복합

(2) 원인과 치료

유뇨증은 학교 입학이나 가족 문제와 같은 생활 스트레스 상황에서 나타난다. 정신분석에서는 이 행동이 불안과 기저의 갈등에서 기인한다고 본다. 가족이론에서는 가족 간 상호작용의 문제를 지적하고 있고, 행동주의이론에서는 강압적인 배변 훈련의 결과로 보고 있다. 유뇨증은 대부분 치료 없이 교정된다.

많이 쓰이는 고전적 조건형성 방법 중의 하나인 종소리와 전지 기법에서는 종과 전지가 금속 패드와 연결되어 있는 기구를 아동의 이불 밑에 넣어서 소변이 떨어지면 종이 울려서 아동이 잠에서 깨어나도록 한다. 무조건 자극인 종소리가 방광이 꽉 차는 감각인 조건 자극과 연합되어 깨어나는 반응을 일으키는 것이다. 나중에는 방광이 꽉 찼을 때만 아동이 잠을 깨게 된다(Houts, 2003). 행동치료 기법인 '마른 침대 훈련'에서는 밤에 주기적으로 깨어 화장실에 가면 적절하게 보상을 해 준다(Christophersen & Purvis, 2001).

2) 유분증

(1) 특징과 증상

유분증(encopresis)은 반복해서 옷에 배변하는 증상으로 보통 깨어 있는 시간에 나타난다. 불수의적으로 배변하는 증상이 일어날 수 있고, 4세 이후에 나타나며 여자아이보다 남자아이에게서 흔하다. 유분증은 심각한 사회성 문제, 수치심, 당혹감을 일으킨다. 이 아동은 자신의 문제를 숨기려 하고 당황해하는 상황이 발생하는 캠프 활동이나 학교 상황을 피하려고 한다. 아래의 표는 유분증의 DSM-5 진단기준을 보여준다.

유분증의 진단기준 DSM-5
A. 부적절한 장소(예: 옷, 바닥)에 불수의적이든 의도적이든 반복적으로 대변을 본다.
B. 이러한 상황이 적어도 3개월 동안 월 1회 이상 나타난다.
C. 생활연령이 적어도 4세 이상이다.
D. 이러한 행동은 물질(예: 완화제)의 생리적 효과나 변비를 일으키는 기전을 제외한 다른 의학적 상태로 인한 것이 아니다.
※ 다음 중 하나를 명시할 것: 변비 및 범람 변실금을 동반하는 경우와 동반하지 않는 경우

(2) 원인과 치료

유분증은 반복적인 변비, 부적절한 배변훈련이나 스트레스 상황에 기인한다. 유분증을 치료할 때는 행동적인 접근과 의학적 접근이 필요하다. 아동에게 바이오피드백을 적용해서 장이 꽉 차면 더 잘 탐지하게 해 주는 방법도 있다. 고섬유소 섭취, 미네랄 오일, 하제와 윤활제 등을 사용해서 정기적으로 장 기능을 자극하고 변비를 없애게 한다. 정서적인 문제와 반항성 장애, 주의력결핍과잉행동장애 증상이 동반될 수 있으며, 가족 문제 등이 심할 경우 예후가 좋지 않아 가족치료를 받는 것이 도움이 된다.

CHAPTER 06

아동 및 청소년기

1. 신경발달 장애

1) 주의력결핍 과잉행동 장애

▦ ADHD의 사례

초등학교 2학년 아동인 P군의 어머니는 요즘 아들에 대해서 몹시 화가 나 있다. 매우 부산하고 산만하며 부모의 말을 귀담아 듣지 않기 때문이다. P군은 학교에서 돌아오면 가방을 던져 놓고 집 안을 이리저리 오가며 뛰고 사용한 물건을 정리할 줄 모른다. 어머니가 집 안을 잘 정돈해 놓아도 P군이 집에 오면 몇 분이 지나지 않아 아수라장이 되어 버린다. 최근

나타나고, 장기 복용을 하게 되면 부작용이 생길 수 있다. 우리나라에서는 이 약이 ADHD가 없는 아동 · 청소년에게 '공부 잘하는 약'이라고 알려져 남용되고 있다는 우려도 있다. 페몰린(pemoline)은 최근 세 가지 중에서 가장 유용하다. 흥분제 치료는 학령전기보다는 중기 아동기와 청년기 때 더욱 효과적이다.

심리치료로는 주로 행동치료가 사용된다. 행동치료는 조작적 조건형성 원리나 사회학습 이론에 기초를 두고 있다. 강화를 받은 행동은 빈도가 더 많아지고, 강화를 받지 못하거나 처벌을 받은 행동은 소거가 되는 원칙에 근거해서 ADHD 아동이 보이는 바람직하지 못한 행동을 소거시킨다. ADHD 진단을 받은 대부분의 아동이 학업 수행에서 어려움을 겪기 때문에 학습치료가 병행된다. 인지치료와 부모교육을 병행하는 것도 매우 효과적이다.

2) 특정 학습장애

▦ 특정 학습장애 사례

"세상에 불가능은 없다", "하면 된다."라는 말을 몸소 증명한 배우가 있다. 대본을 달달 외워야 하는 배우들에게 아주 치명적인 '난독증'(Dyslexia)이라는 학습 장애를 앓으면서도 끝까지 꿈을 포기하지 않은 그는 훗날 전 세계 최고의 배우로 널리 이름을 알렸다. 바로 순자산 '6억 달러'(한화 약 7062억 원)를 보유한 할리우드 스타 배우 톰 크루즈(Tom Cruise)가 그 주인공이다. 톰 크루즈는 7살 때 난독증을 진단받아 읽거나 쓰는 것은 물론 발음도 정확하지 않아 일상생활을 하는 데 애를 먹었다.

하지만 톰 크루즈는 고등학교 시절 학교 선생님의 추천으로 연극에 참여한 것을 시작으로 장애를 극복하기로 결심, 배우의 길을 꿈꿨다.

듣는 사람들에게 정확한 발음으로 대사를 전달해야 하는 직업인만큼 톰 크루즈는 난독증을 이겨 내기 위해 부단히 노력했다. 그는 처음 배우 생활을 시작했을 때 상대 배우가 읽어 주는 대본을 통째로 외워 버릴 만큼 남다른 열의를 보였다. 포기하고 싶은 순간이 한두 번이 아니었지만 톰크루즈는 고도의 집중력을 요하는 훈련을 거듭한 끝에 머릿속에 대본을 시각화 하는 등 각종 방법으로 난독증을 극복하는 데 성공했다.

(출처: 인사이트, 김나영)

(1) 특징과 증상

특정 학습장애(Specific Learning Disorder)는 읽기, 쓰기 및 수학에 관련된 학업 기술들을 배우고 사용하는 데 어려움이 있는 장애를 말한다. DSM-IV-TR에서는 학습장애(Learning Disorders)라는 명칭으로, 읽기장애, 산술장애, 쓰기장애 및 기타 분류되지 않는 학습장애로 구분되어 있다. 반면, DSM-5에서는 특정 학습장애로 명칭이 변경되었으며, 특정 학습장애 안에서 '읽기에 장애가 있음', '쓰기에 장애가 있음', '수학에 장애가 있음'으로 세분화하고, 그 심각성 및 각각의 학습장애에 대한 세부적인 손상된 학업 분야와 세부 기술을 명시하도록 하였다. 그리고 DSM-IV-TR에서는 사용되지 않았던, 난독증(dyslexia) 및 계산 불능증(dyscalculia)이라는 용어를 언급하고 있다. 다음의 표는 특정 학습장애의 DSM-5 진단기준을 보여 준다(이우경, 2016).

특정 학습장애의 진단기준 DSM-5
A. 다음의 증상이 적어도 6개월 이상 지속되며 학습과 학업성취에 어려움이 있다. 1. 부정확하거나 느리고 단어를 읽는 것이 힘이 듦 2. 읽은 것의 의미를 이해하기 어려움 3. 철자법의 어려움 4. 쓰기의 어려움 5. 수 감각, 단순 연산 값 암기 또는 연산 절차의 어려움 6. 수학적 추론의 어려움 B. 학습 기술이 개별적으로 실시한 표준화된 성취도 검사와 종합적인 임상평가에서 생활연령에 기대되는 수준보다 현저히 낮음 C. 학습의 어려움이 학령기에 시작되나 해당 학습 기술을 요구하는 정도가 개인의 능력을 넘어서는 시기가 되어야 분명히 드러날 수도 있음 ※ 다음 중 하나를 명시할 것: • 읽기 손상 동반, 쓰기 손상 동반, 산술 손상 동반

(2) 원인과 치료

치료적으로는 읽기 · 쓰기 · 산술 과제를 해결하는 데 필요한 구체적 학습 기술을 체계적으로 가르치는 것이 필요하다. 정리하고 계획하기, 주의력과 듣기 능력 향상시키기, 시간 관리하기가 필요하다. 지시를 내릴 때는 짧고 분명하게 하고 과제를 부분으로 쪼개어서 하도록 하며, 조금씩 자주 공부하게 하는 것도 한 가지 방법이다. 학습장애와 ADHD는 공존하는 경향이 있으므로 ADHD가 공존한다면 약물을 복용하게 하고 자존감과 자신감을 키워 주는 것이 필요하다.

3) 운동 장애

▦ 틱 장애 사례

초등학교 4학년 학생인 Y군은 요즘 학교에 가기가 싫다. 친구들로부터 심한 놀림을 받고 있기 때문이다. 학업성적이 다소 부진한 Y군은 엄격한 성격의 아버지로부터 야단을 자주 맞는 편이다. 부모로부터 공부에 대한 압력을 받으면서부터 Y군은 눈을 깜박거리고 어깨를 움찔거리는 습관이 생겨났다. 비교적 편안하게 느끼는 어머니와 함께 있을 때는 괜찮지만 무서워하는 아버지가 퇴근하면 이러한 행동이 증가하는 경향이 있었다. 학교에서도 선생님의 꾸중을 듣거나 시험을 볼 때 이러한 행동이 나타나곤 했다. 최근에는 이러한 행동이 심해져서 갑자기 고개를 옆으로 확 젖히거나 때로는 손을 번쩍 들었다 내리는 행동이 나타나기 시작했다. Y군은 간혹 수업 중에도 손을 번쩍 들었다 내리는 행동을 나타내기도 했는데, 이때 교사는 Y군이 무슨 질문을 하기 위해 손을 든 것으로 오해하기도 하였다. 이런 일이 학교에서 반복되면서 또래아이들이 Y군의 행동을 따라 하며 놀리고 있다. Y군은 이런 행동을 하지 않으려고 애쓰지만 어떤 순간이 되면 자신도 모르게 갑자기 이런 행동이 나타나서 당황하게 된다.

(출처: 권석만, 2013)

(1) 틱 장애

① 특징과 증상

틱 장애(Tic Disorders)는 얼굴 근육이나 신체 일부를 갑작스럽게 움직이거나 갑자기 이상한 소리를 내는 이상행동을 반복적으로 나타내는 경우를 말한다. 틱(tic)은 갑작스럽고 재빨리 일어나는 비목적적인 행동이 동일하게 반복되는 현상을 말하며 운동 틱과 음성 틱으로 구분된다. 운동 틱(motor tic)은 눈, 머리, 어깨, 입, 손 부위를 갑자기 움직이는 특이한 동작이 반복되는 경우로서 단순 운동 틱과 복합 운동 틱으로 구분된다. 단순 운동 틱(simple motor tic)은 하나의 근육집단이 수축되어 나타나는 것으로 눈 깜빡거리기, 얼굴 찡그리기, 머리 휘젓기, 입 벌리기, 어깨 움츠리기, 목을 경련하듯이 갑자기 움직이기 등으로 나타난다. 반면, 복합 운동 틱(complex motor tic)은 여러 근육집단의 수축과 관계되는 것으로서 특이한 표정 짓기, 손짓하는 행동, 뛰어오르기, 발 구르기를 비롯하여 상당히 복잡한 행동들(예: 갑자기 한 손을 높이 들었다가 목 뒤를 만진 뒤 고개를 뒤로 젖히는 행동)로 구성되는 경우도 있다. 음성 틱(vocal tic)은 갑자기 소리를 내는 행동으로서 헛기침하기, 킁킁거리기, 컥컥거리기, 엉뚱한 단어나 구절을 반복하기, 외설스러운 단어를 반복하기 등이 있다. 이러한 틱은 당사자에게 저항할 수 없는 것으로 경험되기도 하지만, 경우에 따라서는 일시적으로 억제될 수도 있다. 모든 형태의 틱은 스트레스를 받는 동안에는 악화되는 반면, 편안한 상태로 어떤 활동에 집중할 때는 감소된다. DSM-5에서는 틱 장애를 두 하위유형, 즉 뚜렛장애, 지속성 운동 또는 음성 틱 장애로 구분하고 있다. 다음의 표는 틱 장애의 DSM-5 진단기준을 보여 준다.

틱 장애의 진단기준 DSM-5

■ **뚜렛장애**

A. 여러 가지 운동 틱과 한 가지 또는 그 이상의 음성 틱이 장애의 경과 중 일부 기간 동안 나타나지만, 2가지 틱이 반드시 동시에 나타나는 것은 아니다.

B. 틱은 좋아졌다가 나빠졌다가 하지만 첫 발병 이후 1년 이상 지속된다.

C. 18세 이전에 나타난다.

■ 지속성(만성) 운동 틱 또는 음성 틱 장애

A. 한 가지 혹은 여러 가지 운동 틱 또는 음성 틱이 장애의 경과 중 일부 기간 동안 나타나지만 2가지 틱이 모두 나타나지는 않는다.

B. 틱은 좋아졌다가 나빠졌다가 하지만 첫 발병 이후 1년 이상 지속된다.

C. 18세 이전에 나타난다.

② 원인과 치료

이 장애는 유전적인 영향이 크다고 알려져 있다. 특히 뚜렛장애를 가진 어머니의 아들에게서 나타나는 비율이 높다. 뚜렛장애는 ADHD, 강박장애와 관련성이 높아서 공통적인 유전 요인이 관여하는 것으로 알려져 있다. 도파민 억제제가 틱 증상을 억제하는 것으로 보아 도파민 과잉 활동이 원인으로 제기되고 있고 기저핵의 이상으로 운동장애가 나타난다는 가설도 있다. 틱 장애가 심할 경우 도파민계에 작용하는 전형적 항정신병 약물인 할로페리돌(haloperidol), 피모짓(pimozide), 플루페나진(fluphenazine)이 효과적이다. 습관 반전 훈련은 자각 훈련과 이완 훈련으로 시작하고, 양립하기 어려운 반응을 고안하게 해서 이후에 인지치료와 전반적인 행동 양식을 수정하는 방향으로 진행된다(Chang, Piacentina, & Walkup, 2007). 자각 훈련의 처음에 하는 반응묘사 단계에서는 틱 움직임을 묘사하는 법을 배우고, 거울을 보며 재연을 한다. 치료 프로그램 회기 내에서 틱 증상이 발생할 때 치료자가 즉각적으로 지적해 줌으로써 환자가 틱을 탐지할 수 있도록 돕고, 초기 경고, 즉 틱이 발생할 것 같은 신호를 감지하는 법을 배운다. 상황 자각 훈련으로 틱이 가장 잘 일어나는 고위험 상황을 확인하는 것이 중요하다. 틱을 자각한 다음에는 경쟁반응 연습으로 틱 반응과 반대되는 신체

반응을 하도록 가르친다. 예컨대, 고개를 좌우로 흔드는 틱 반응에 대해 턱을 가슴 쪽으로 끌어당기는 것이 도움이 된다. 인지치료에서는 자기 이미지에 대한 완벽주의적인 기대가 틱 증상을 유발할 수 있기 때문에 인지재구성을 통해 수정해 준다. 또한 환경적으로 또래나 부모가 틱에 대해 부정적으로 반응할 수 있으므로 이 행동을 보다 수용적으로 받아들일 수 있도록 또래나 부모를 교육한다.

(2) 발달적 운동조정 장애

〈특징과 증상〉

발달성 운동조정 장애는 앉기, 기어다니기, 걷기, 뛰기 등의 운동발달이 늦고 동작이 서툴러서 물건을 자주 떨어뜨리고 깨뜨리거나 운동을 잘하지 못하는 경우에 진단된다. 이 장애는 나이나 지능수준에 비해서 움직임이나 운동능력이 현저하게 미숙한 경우를 뜻한다. 이는 움직임에 관여하는 근육운동의 조정능력에 결함을 나타내는 것으로서 운동기술 장애(motor skills disorder)라고 불리기도 했다. 발달성 운동조정 장애의 유병률은 5~11세 아동에서 5~6%로 보고된다(American Psychiatric Association, 2013). 여성에 비해 남성에서 더 흔하다. 장기적으로는 호전을 보이기도 하지만 아동의 약 50~70%에서 운동 협응 문제가 청소년기까지 지속되기도 한다. 발병은 아동기 초기에 시작되며, 운동발달 과제의 지연 또는 칼과 포크 쥐기, 옷 단추 잠그기 또는 공놀이와 같은 동일한 동작을 시도할 때 처음으로 인지되기도 한다. 중기 아동은 퍼즐 맞추기, 모형 만들기, 공놀이, 손 글씨 쓰기, 소지품 정리하기와 같은 운동 순서와 협응 능력이 요구되는 운동 영역에서 어려움을 보이고, 성인은 운전이나 도구 사용과 같은 복잡하고 자동적인 운동 기술이 요구되는 과제에서 수행의 어려움을 보인다 (American Psychiatric Association, 2013).

(3) 정형적 동작 장애(상동증적 장애)

〈특징과 증상〉

정형적 동작 장애(Stereotypic Movement Disorder)는 반복적이고, 억제할 수 없고, 목적 없어 보이는 운동 행동을 반복하는 것이 특징적이다. 목적 없이 머리, 손 또는 몸을 율동적으로 움직이며, 이러한 운동은 멈추려는 노력에 반응하지 않을 수도 있고 반응하기도 한다. 반복행동에 주의를 집중하거나 아동의 주의를 분산시키면 그 행동이 중단된다. 이러한 정형적 동작에는 손을 흔들기, 몸을 좌우로 흔들기, 머리를 벽에 부딪치기, 손가락 깨물기, 피부 물어뜯기, 몸에 구멍 뚫기 등이 있으며 때로는 심한 신체적 손상을 초래하여 의학적 치료를 받아야 하는 경우도 있다. 이러한 동작은 하루에도 여러 차례 나타나고 몇 초에서 수 분 혹은 그 이상 지속된다(American Psychiatric Association, 2013). 틱 행동은 비의도적이고 급작스러운 방식으로 나타나는 반면, 정형적 행동은 율동적이며 자해적인 측면이 있다. 단순한 상동증적 운동(예: 흔들기)은 흔히 발달기 어린 아동에게서 나타나고, 복합적 상동증적 운동은 더 드물게 일어난다. 지적 장애가 있는 사람의 약 4~16%가 상동증과 자해를 보인다. 심한 지적 장애가 있거나 시설에 거주하는 지적 장애가 있는 사람의 10~15%에서 자해를 동반한 상동증적 운동장애가 나타난다. 대개 생후 첫 3년 내에 시작되며, 단순한 상동증적 운동은 영아기에 흔하고, 복합운동 상동증을 보이는 아동의 80%가 24개월 이전에 증상을 보인다. 전형적인 발달 과정을 보이는 아동은 대부분 시간이 지나면 이러한 움직임이 감소되거나 억제될 수 있다. 지적 장애가 있는 경우 상동증적 자해 행동은 수년간 지속될 수 있다. 사회적 고립 상황에서 이러한 증상이 나타날 수 있고 사회적 스트레스가 상동증적 행동을 촉발할 수 있다. 공포 상황이 생리적 상태를 변화시켜 이로 인해 상동증적 행동 빈도가 증가할 수 있다.

2. 파괴적 충동조절 및 품행장애

1) 적대적 반항장애

(1) 특징과 증상

적대적 반항장애(Oppositional Defiant Disorder: ODD)를 가진 아동은 분노와 짜증이 많고 논쟁적이며 반항적인 행동을 자주 보인다. 이들은 복수심을 자주 품고 부정적 기분 문제를 자주 드러낸다. 학교나 친구 관계에서는 문제가 없지만 집에서만 이런 문제를 보이는 경우가 많다. 증상이 조금 더 심한 경우라면 다양한 상황에서 이런 양상을 보일 수 있다. 적대적 반항장애는 흔히 어른과의 상호작용에서 나타나지만 또래관계에서도 나타날 수 있기 때문에 검사 상황이나 임상 면담에서는 잘 드러나지 않을 수 있다. 이러한 여러 가지 반항적 행동들이 6개월 이상 지속되어 학교나 가정에서 많은 문제가 생기는 경우, 적대적 반항장애로 진단된다. 이런 장애가 만성화하면 대부분 대인관계에 부정적인 영향을 미치게 되어 친구도 없고 학업성적이 저하되는 등 학교생활에서 많은 문제가 발생한다. 이런 문제를 지닌 아동은 대부분 우울하며 열등감이 있고 참을성이 적다. 청소년기에는 알코올, 담배, 흡입제 등을 남용하기 쉬우며 품행장애나 기분장애로 발전되기도 한다. 다음의 표는 적대적 반항장애의 DSM-5 진단기준을 보여 준다.

적대적 반항장애의 진단기준 DSM-5
A. 분노/과민한 기분, 논쟁적/반항적 행동, 복수심 등이 최소 6개월 이상 지속되고, 다음 중 적어도 4가지(또는 그 이상)가 존재한다. ■ **분노/과민한 기분** 1. 자주 버럭 화를 낸다. 2. 자주 기분이 상하거나 쉽게 짜증을 낸다. 3. 자주 화내고 원망한다. ■ **논쟁적/반항적 행동** 4. 자주 권위적인 인물과 논쟁한다. 5. 자주 적극적으로 어른의 요구나 규칙을 무시하거나 거절한다. 6. 자주 고의적으로 타인을 귀찮게 한다. 7. 자주 자신의 실수나 잘못된 행동을 남의 탓으로 돌린다. ■ **복수심을 가짐** 8. 지난 6개월 동안 적어도 2번 이상 악의에 차 있거나 앙심을 품고 있다. ※ 5세 이하 아동의 경우 최소 6개월 동안 거의 매일 이런 행동이 나타나고, 5세 이후에는 6개월 동안 일주일에 최소 1회 이상 상기 행동이 나타난다. ※ 현재의 심각도를 명시할 것 • 경도: 증상이 한 가지 상황(집, 학교, 직장, 또래집단)에서만 나타나는 경우 • 중등도: 증상이 적어도 2가지 상황에서 나타나는 경우 • 고도: 증상이 3가지 이상의 상황에서 나타나는 경우

(2) 원인과 치료

부모-자녀 간의 갈등이 가장 큰 문제로 지목되고 있는데, 예컨대 부모가 지배적인 경우가 많고 아동이 기질적으로 자기주장과 독립성이 강하다면 서로 부딪칠 수밖에 없다. 정신분석이론에서는 배변 훈련 과정에서 부모와 자녀가 힘겨루기를 하는 항문기적 문제가 적대적 반항행동을 일으킨다고 보고 있다. 학습이론에서는 반항적인 행동이 모방학습을 통해 학습되고 조작적 조건형성을 통해 강화될 수 있다고 설명한다. 집요한 반항이나 논쟁 행동을 통해 자신의 요구를 관철시키고 부모의 요구를 철회하게 하는 등의 보상적 결과를 통해 반항적 행동이 강화된다. 치료적인 면에서는 부모-자녀의 의사소통을 개선시키는 것이 가장 중요하다. 부모 역시 아동의 욕구불만과 분노감을 잘 수용해 줄 필요가 있다. 부모가 수용적이지 못하면 반항적 행동은 사춘기와 맞물려 점점 심해질 수 있다.

2) 간헐적 폭발장애

간헐적 폭발장애 사례

"괴팍하다" "짜증이 많다"라는 말을 가장 많이 듣던 A 씨(40)는 "성격을 고쳐 보라"라는 가족 조언에도 '인생은 마이웨이(My way)'라며 소리를 질렀다. 하지만 자신의 삶을 되돌아보는 계기가 생겼다. '욱' 할 때마다 페이스북과 인스타그램에 글을 썼더니, 사회관계망서비스(SNS) 친구가 서서히 감소했다. 주변 사람도 자신을 피하는 게 느껴졌다.

화가 치밀어 오를 때마다 A 씨는 마음속으로 숫자를 세어 보거나, 명상을 하려 노력했다. 그러나 그때도 잠시, A 씨는 험한 말을 내뱉고, 물건을 던지는 자신을 종종 발견하게 됐다. A 씨는 자신과 주변을 위해서라도 병원에 찾아 치료를 받기로 결심했다.

분노조절장애 때문에 자신뿐 아니라 연인, 가족과 힘든 시간을 보내는 사람이 적지 않다. 타고난 성격 때문인지, 정신과적 질병이 있는지 구분하기도 어렵다. 치료 시기가 한참 지나 병원에 방문하는 경우도 많다.

흔히 알려진 '분노조절장애'는 화를 쉽게 참지 못하고, 이를 겉으로 드러내는 상태로 정식 진단명은 아니다. 정식 명칭은 간헐적 폭발성 장애(intermittent explosive disorder)이며, 간혹 조증, 과잉행동장애(ADHD), 기분장애 등 정신과적 질환이 복합적으로 작용해 나타난다.

호르몬 분비 이상, 감정 조절과 관련된 뇌 영역(전두엽) 기능 이상 등 유전적인 요인도 발병에 영향을 미칠 수 있다. 어린 시절 학대처럼 환경적 요인이 복합적으로 작용해 발생한다. 주로 성인기 초반에 발생하는 것으로 알려져 있다. 하지만 나이가 들어서도 충분히 발생할 수 있다.

물론 분노조절장애 증상을 나타내는 사람 중에는 자신보다 약한 사람에게는 분노를 표출하지만, 자신보다 체격이 큰 사람에게 화가 나는 일이 있어도 아무 말을 못 하는 경우도 있다. 이는 외부의 강력한 환경에 의해 자신의 충동이 잠깐 억제되는 상태다. 하지만 증상이 나빠지면 상대를 가리지 않고 화를 낸다.

(출처: 뉴스1, 김규빈)

(1) 특징과 증상

간헐적 폭발장애(Intermittent Explosive Disorder)는 공격적 충동이 조절되지 않아 심각한 파괴적 행동으로 가끔씩 나타나게 되는 경우를 말한다. 이 장애를 지닌 사람은 언어적 공격행위와 더불어 재산 파괴와 신체적 공격을 포함하는 폭발적 행동을 반복적으로 나타낸다. 이러한 공격성의 강도는 자극사건이나 심리사회적 스트레스 사건에 비해 현저하게 지나친 것이다. 간헐적 폭발성 장애를 지닌 사람은 마치 공격적 발작을 하듯이 폭발적인 행동을 나타낸다. 이러한 폭발적 행동을 하기 전에 심한 긴장상태를 경험하며 공격적 행동을 하고 나서는 즉각적인 안도감을 느낀다. 대부분의 경우, 이들은 공격적 행동을 하고 나서 후회를 하거나 당황스러워 한다. 이러한 행동으로 인하여 직업 상실, 학교적응의 곤란, 이혼, 대인관계의 문제, 법적인 문제가 초래될 수 있다. 다음의 표는 간헐적 폭발장애의 DSM-5 진단기준을 보여 준다.

간헐적 폭방장애의 진단기준 DSM-5
A. 공격적인 충동을 통제하지 못해서 반복적으로 행동 폭발을 보이며, 다음 중에서 한 가지를 특징적으로 보인다. 1. 언어적 공격(분노발작, 신랄한 비난, 언어적 논쟁이나 싸움)과 신체적 공격. 신체적 공격성은 재산피해나 재산파괴를 초래하지 않고 동물이나 사람에게 해를 입히지는 않는다. 2. 재산파괴, 동물이나 사람에 대한 상해를 입히는 신체 폭행이 12개월 동안 3회 보인다.
B. 반복적인 행동 폭발 동안에 표현되는 공격성의 정도가 정신사회적인 요인에 의해 촉발되거나 유발되더라도 그 정도가 심하다.
C. 공격적인 행동 폭발이 미리 계획된 것이 아니며(예: 충동적이거나 분노로 유발된 행동), 뚜렷한 목표(예: 돈, 힘, 친밀감)를 얻기 위한 것이 아니다.
D. 반복적인 공격적 행동 폭발이 개인에게 현저한 직업적 · 대인관계 기능에 손상을 가져오며 경제적 · 법적 문제에 연루된다.
E. 생활연령이 적어도 6세 이상이다.

(2) 원인과 치료

간헐적 폭발장애는 세로토닌, 노어에피네프린과 같은 신경전달물질과 테스토스테론 수준 같은 호르몬이 환경적인 스트레스와 맞물려 발생한다고 알려져 있다. 유전적 취약성이 높고 스트레스에 대한 통제력이 낮은 사람이 이 장애를 보일 확률이 높다. 공격적 발작 혹은 폭발적인 행동은 과거 외상 경험이 원인이 될 수 있다. 공격적인 행동으로 인해 직업 상실, 학교 부적응, 이혼, 대인관계 문제, 사고, 입원, 수감 등의 문제가 많이 발생한다.

간헐적 폭발장애의 치료에 대해서는 알려진 바가 별로 없고 자발적으로 치료를 받으려고 하지 않아서 심리치료 효과 연구가 쉽지 않다. 리튬, 카바마제핀, 벤조디아제핀 등의 약물이 공격성 완화에 도움이 될 수 있다. 일단 치료를 받게 되면 과거에 누적된 분노나 적개심을 비공격적인 방법으로 표출하게 하는 것이 치료의 목표가 된다. 스트레스에 대한 인내력을 증대시키는 방법이 도움이 되며 분노조절 기법이 필요하다. 인지적인 방법으로는 공격적인 행동화를 야기하는 촉발요인을 확인하고 이를 다루어 주는 것이 중요하지만 지능이 낮을 경우 효과가 크지 않다. 간헐적 폭발장애에 대한 통제된 연구는 매우 드물기 때문에 앞으로 예방과 치료 차원에서 추가적인 연구가 필요하다.

3) 품행장애

품행장애 사례

중학교 2학년인 A군의 부모는 요즘 걱정이 많다. 초등학교 때에도 부산하고 과격한 행동을 나타내던 A군이 중학교에 들어간 이후 성적이 매우 부진할 뿐만 아니라 또래학생을 심하게 때리는 일이 자주 발생했기 때문이다. 최근에는 저학년 학생을 때리고 돈을 빼앗는 일이 발생하여 A 군의 부모는 학교에 불려가 사죄를 해야 했다. 담임교사의 말에 따르면, A군은 수업시간에 매우 산만하고 옆 학생들을 괴롭혀 수업진행에 어려움이 많으며 결석과 지각을 자주 한다고 했다. 매일 아침 A군을 제시간에 학교에 보냈던 부모는 이 말을 듣고 매우 놀랐으며, 집에 돌아와 A군을 다그쳐 물은 결과 학교 근처를 배회하거나 오락실에서 시간을 보냈다고 한다. 이런 A군에게 부모는 매질을 가했고 다시는 그런 행동(돈을 빼앗고 친구를 때리고 학교에 가지 않는 일)을 하지 않겠다는 다짐을 받곤 했으나 전혀 개선이 되지 않았다. 요즘은 부모에게 거짓말을 자주 하고 몰래 돈을 훔쳐 가는 일이 빈번해지고 있다.

(출처: 권석만, 2013)

(1) 특징과 증상

우리는 근래에 뉴스를 통해 청소년 범죄의 소식을 빈번하게 접하고 있으며 청소년 범죄는 날이 갈수록 점점 극악무도해지고 있다. 품행장애(Conduct Disorder)는 폭력, 방화, 도둑질, 거짓말, 가출 등과 같이 난폭하거나 무책임한 행동을 통해 타인을 고통스럽게 하는 행위를 반복적으로 나타내는 경우를 말한다. 청소년들이 나타내는 소위 '비행 행동'이 빈번한 경우는 이러한 품행장애에 해당된다. 품행장애로 진단되기 위해서는 다른 사람의 기본적 권리를 해치거나 나이에 적합한 사회적 규범을 어기는 행동양상이 지속적으로 반복되어야 한다. 품행장애는 크게 4가지의 문제행동 즉 사람과 동물에 대한 공격, 재산파괴, 사기나 절도, 중대한 규칙위반이다. 품행장애는 흔히 여러 공격적 행동으로 나타난다. 공격적인 반사회적 행동으로 약자를 괴롭히거나 폭력을 남발하거나 잔인한 행동을 나타낸다. 어른에게 반항적이고 적대적이며 복종하지 않는 경향이 있다. 또한 잦은 학교결석, 성적 저조, 흡연, 음주, 약물남용과 더불어 거짓말, 잦은 가출, 공공기물 파괴행동 등을 나타낸다. 자신이 한 잘못된 행동에 대해서 죄책감을 느끼거나 후회하지 않으며 흔히 다른 사람의 탓으로 돌린다. 이들의 문제행동에 대한 처벌은 그런 행동을 감소시키기보다 오히려 반항심과 분노를 증가시켜 문제행동을 더 악화시키는 경향이 있다. 이러한 품행장애를 나타내는 아동이나 청소년은 대부분 가정이나 학교에서 비행을 일삼는 문제아로 여겨진다. 다음의 표는 품행장애의 DSM-5 진단기준을 보여 준다.

품행장애의 진단기준 DSM-5

A. 다른 사람의 기본 권리를 침해하고 나이에 맞는 사회적 규범 및 규칙을 위반하는 지속적이고 반복적인 행동 양상을 보이며, 지난 1년간 다음 진단 기준 15가지 중 3가지 이상에 해당되며, 지난 6개월 동안 적어도 한 가지 이상이 기준에 해당된다.

■ **사람과 동물에 대한 공격성**

1. 자주 다른 사람을 괴롭히거나, 위협하거나, 협박한다.
2. 자주 몸싸움을 건다.
3. 다른 사람에게 심각한 신체적 손상을 일으킬 수 있는 무기를 사용한다(예: 방망이, 벽돌, 깨진 병, 칼 또는 총).
4. 사람에게 신체적으로 잔혹하게 대한다.
5. 동물에 신체적으로 잔혹하게 대한다.
6. 피해자와 대면한 상태에서 도둑질을 한다(예: 노상강도, 날치기, 강탈, 무장 강도).
7. 다른 사람에게 성적 행위를 강요한다.

■ **재산 파괴**

8. 심각한 손상을 입히려는 의도로 일부러 불을 지른다.
9. 다른 사람의 재산을 일부러 파괴한다.

■ **사기 또는 도둑질**

10. 다른 사람들의 집, 건물, 차를 파괴한다.
11. 어떤 물건이나 다른 사람의 호의를 얻기 위해, 또는 의무를 회피하기 위해 거짓말을 흔히 한다(예: 다른 사람을 속임).
12. 피해자와 마주치지 않은 상황에서 귀중품을 훔친다(예: 부수거나 침입하지 않고 상점에서 도둑질하기, 문서위조).

■ **심각한 규칙 위반**

13. 부모의 금지에도 불구하고 13세 이전에 자주 밤늦게까지 집에 들어오지 않는다.

14. 친부모 또는 양부모와 같이 사는 동안 적어도 2번 이상 가출하거나 장기간 집에 돌아오지 않는 가출이 1회 이상이다.
15. 13세 이전에 무단결석을 자주 한다.

B. 행동장애가 사회적 · 직업적 기능 영역에서 임상적으로 유의한 손상을 초래한다.

C. 18세 이상일 경우, 반사회성 성격장애의 진단 기준에 맞지 않아야 한다.

※ 다음 중 하나를 명시할 것
- 아동기 발병형: 10세 이전에 품행장애 진단 기준 가운데 적어도 한 가지 이상 발생
- 청소년기 발병형: 10세 이전에는 품행장애의 진단 기준을 충족시키지 않음

(2) 원인과 치료

품행장애를 가진 아동 · 청소년은 기질적으로는 까다롭고 통제하기 어려운 성향을 타고난 경우가 많고, 언어성 지능도 떨어지는 편이다. 환경적으로는 부모의 양육 태도와 가정환경이 주요 원인으로 꼽히고 있는데, 폭력적이고 강압적인 부모의 양육태도, 무관심하고 방임적인 양육태도, 부모불화, 가정폭력, 아동 학대, 결손 가정, 부모의 정신장애나 알코올 사용장애, 부모의 범죄 등이 영향을 미치는 것으로 알려져 있다. 문제행동이 부모를 통해 모방되기도 하고, 조작적 조건형성에 의해 습득되고 유지되기도 한다. 이들은 아동 · 청소년기에 좌절감에 대한 내성(tolerance)이 부족해서 책임감 있는 성인으로 성장할 토대를 갖추지 못하는 경우가 많다.

품행장애는 갑자기 발병되지 않으며 시간을 두고 서서히 여러 가지 증상이 발생하다가 심각한 수준으로 발전(반사회성 성격장애로 발전되는 경우가 많고 법적인 문제가 발생)한다. 지능이 정상이고 가족 문제가 없고 다른 정신장애가 없으면 치료 예후

가 좋다. 반사회성 성격장애 혹은 알코올중독자 자녀에게서 더 빈번하게 발생하고 사회경제적 수준이 낮은 계층에서 많이 발생한다. 흔히 ADHD와 반항성 품행장애가 동반된다. 유전적으로는 정서 조절이나 정서 처리와 관련된 뇌 영역, 특히 뇌의 복측 전전두피질과 편도체를 포함하는 전두측두엽-변연계 회로에서 구조적, 기능적인 차이가 있다고 알려져 있다. 그러나 뇌영상 결과만으로는 이 진단을 내리기 어렵다. 유병률은 2~10%로 추정되며 남성이 더 흔하다(American Psychiatric Association, 2013).

아동기에서 청소년기로 갈수록 증가하며, 범죄에 연루되어 정신감정을 받아야 하는 기회가 아니면 좀처럼 치료를 받으려고 하지 않는다. 부모의 비난과 실망, 분노 표현이 품행장애 아동의 저항과 반발을 더 악화시킨다. 치료 시 부모-자녀 간의 상호작용 및 의사소통의 악순환을 개선하여야 하며, 부모의 태도를 변화시키는 것이 필요하다. 효과적인 분노 표출 방법이나 욕구 충족 방법을 습득하도록 하는 것이 중요하다. 일관성 있는 보상과 처벌의 규칙을 만들어 긍정적 행동을 강화하고 반사회적 행동을 약화시켜 주어야 한다.

인지치료에서는 새로운 적응 기술과 좌절에 대한 인내력을 키우고 궁극적으로 긍정적인 자아상을 회복하도록 하는 것이 중요하다. 공격 행동을 감소시키는 약물 치료가 도움이 되기도 하지만 근본적인 치료는 되지 못한다. 품행장애 개선을 위한 집단정신치료는 집단 구성원의 발달 수준에 맞추어 접근할 수 있다.

집단의 목표를 분명히 설정하고 언어적인 접근보다는 비언어적인 접근을 하는 것이 좋은데, 예컨대 사이코드라마, 소시오드라마 등과 같이 활동과 행동 위주의 접근이 때로는 효과적일 수 있다. 품행 문제를 다루려면 조기 예방 프로그램이 필요하다. 품행장애가 발달하기 전에 바람직하지 못한 사회적 환경을 변화시키는 것이 중요하다. 특히 사회경제적 수준이 떨어지는 아동에게 여가 시설과 정신건강 관리를 제공하여 빈곤에서 오는 스트레스를 경감시켜 주고 부모의 아동 양육 기술을 가르쳐 주는 것이 좋다.

4) 방화증

(1) 특징과 증상

방화증(Pyromania)은 불을 지르고 싶은 충동을 조절하지 못해 반복적으로 방화를 하는 경우를 말한다. 방화증을 지닌 사람은 사전에 미리 계획을 세우고 나름대로의 목적을 지니고 방화를 한 번 이상 한다. 이들은 불을 지르기 전에 긴장감을 느끼며 흥분한다. 불이나 불과 관련되는 상황에 대해서 매혹을 느끼며 호기심과 함께 이끌린다. 예를 들면, 불을 지르는 도구나 불을 질렀을 때의 상태 또는 불을 지르고 난 뒤의 결과에 대해서 많은 관심을 보인다. 불을 지르거나 또는 남이 불을 지르는 것을 볼 때 기쁨이나 만족감 또는 안도감을 느낀다. 보험금을 노리는 경우와 같이 경제적 이익을 위해서, 사회정치적인 이념을 구현하기 위해서, 범죄현장을 은폐하기 위해서, 분노나 복수심을 표현하기 위해서, 생활환경을 개선하기 위해서, 다른 정신 장애에 의한 판단력 장애로 인해 불을 지르는 것이 아니어야 하며, 또한 품행장애, 조증 상태, 반사회성 성격장애에 의해 설명되지 않는 반복적 방화행위에 대해서만 방화증으로 진단될 수 있다. 다음의 표는 병적방화(방화증)의 DSM-5 진단기준을 보여 준다(이우경, 2016).

병적방화(방화증)의 진단기준 DSM-5
A. 한 번 이상의 고의적이고 목적이 있는 방화를 한다.
B. 방화 행위 직전 긴장감, 정서적 흥분이 고조된다.
C. 불에 대한 그리고 불과 연관되는 상황적 맥락에 매료되고, 흥미, 호기심을 느낀다.
D. 불을 지르거나 목격하거나 그 결과에 참여할 때 기쁨, 만족, 안도감을 느낀다.
E. 방화는 금전적 이득, 사회, 정치적 이념의 표현, 범죄 활동의 은폐, 복수심과 분노 표현, 생활환경을 개선, 망상이나 환각에 대한 반응으로, 또는 판단력 결여(신경인지장애, 지적 장애, 물질 중독)로 행해지는 것이 아니다.

(2) 원인과 치료

정신분석적 입장에서는 방화증을 지닌 사람들은 성적 욕구를 해소할 수 있는 대체 수단으로 불을 지르게 된다고 본다. 프로이트(Freud)는 불의 상징적 의미에 대해서 불이 일으키는 따뜻한 느낌은 성적인 흥분 뒤에 일어나는 감각과 비슷한 감각을 일으킨다고 주장한다. 그리고 불꽃의 모양이나 움직임은 남자의 성기를 연상시킨다고 언급하기도 했다. 페니켈(Fenichel, 1954)은 불의 가학적이고 파괴적인 상징적 의미를 강조했다. 이 밖에도 방화광의 주된 동기는 복수심이라는 주장도 있고 대인관계 능력이 없는 사람이 다른 사람과 의사소통을 하고자 하는 방식으로 불을 지른다는 주장도 있다. 또한 뇌의 기능적 결함으로 방화증이 나타날 가능성도 제기되고 있다. 지적 장애, 알코올 중독 환자, 성도착 환자가 방화행동을 자주 보인다고 한다.

방화광의 치료방법에 대한 과학적 연구나 체계적인 자료는 거의 없으며, 다른 충동통제장애와 마찬가지로 정신역동치료나 행동 치료에 대한 치료사례가 보고되고 있다.

5) 도벽증

도벽증 사례

기숙사에서 생활하는 대학생 M양은 자신도 이해하기 힘든 문제행동 때문에 대학상담실을 찾게 되었다. 다른 사람의 물건을 자신도 몰래 자꾸 훔치게 된다는 것이다. 특별히 필요한 것도 아니며 경제적으로 어려운 형편도 아닌데, 탐나는 물건을 보면 훔치고자 하는 충동을 참기 어렵다고 한다. 이러한 충동이 일어나면 잠시 이성을 잃는 것 같다고 말한다. 기숙사에서도 학생들의 시계, 반지, 속옷, 심지어 노트북까지 훔치게 되었다고 한다. 아무도 없는 빈 방에 탐나는 물건이 놓여 있는 것을 보게 되면, 훔치고 싶은 충동이 일어난다고 한다. M양은 기숙사뿐만 아니라 문방구, 편의점, 백화점 등에서도 여러 가지 물건을 훔치곤 했다고 고백했다. 이제는 훔치는 일에 숙달이 되어 CCTV가 있는 곳을 재빨리 파악하고 판매원이 경계를 늦추는 시점을 잘 포착하여 훔치며 아직까지 한 번도 잡혀 본 적이 없다고 한다. 만약의 경우 물건수색에 대비하기 위해서, 훔친 물건은 기숙사 밖의 비밀스러운 장소에 보관해 두고 가끔씩 확인한다고 했다. 이러한 도벽이 중학교 때부터 간헐적으로 있었으나 대학에 진학하여 부모와 떨어져 살게 된 이후로 부쩍 심해졌다고 한다. 특히 자신의 도벽행동이 월경주기와 관계가 있는 것 같다는 주장을 하기도 했다. 최근에 M양은 물건을 잃은 학생들에게 태연하게 대하면서 자주 죄책감을 느끼게 된다며 자신의 도벽행동을 어떻게 없앨 수 있는지 알고 싶다고 했다.

(출처: 권석만, 2013)

(1) 특징과 증상

도벽증(Kleptomania)은 남의 물건을 훔치고 싶은 충동을 참지 못해 반복적으로 도둑질을 하게 되는 경우를 말하며 절도광이라고도 한다. 도벽증을 지닌 사람들은 개인적으로 쓸모가 없거나 금전적으로 가치가 없는 물건을 훔치려고 하는 충동을 억누르지 못하고 물건을 훔치는 일을 반복한다. 물건을 훔치기 직전에 긴장감이 높아지며, 물건을 훔치고 나서 기쁨, 만족감, 안도감을 느낀다. 도벽증은 분노나 복수심을 나타내기 위해 물건을 훔치거나 망상이나 환각에 대한 반응으로 물건을 훔치는 것과는 다르다. 품행장애, 조증 상태, 반사회성 성격장애를 지닌 사람들도 물건을 훔치는 행동을 할 수 있는데, 반복적인 도벽행위가 이런 장애로 설명되지 않을 때 도벽증으로 진단된다. 도벽증을 지닌 사람들은 돈이 필요하거나 물건이 꼭 필요해서 훔치는 행위를 하는 것이 아니다. 이들은 물건을 살 만한 돈이 충분히 있고, 경제적으로 부족함이 없는 사람들이며 흔히 별로 가치가 없는 물건을 훔치는 경우가 많다. 즉, 이들은 훔치는 물건보다는 훔치는 행위가 중요하며 그러한 행위를 하면서 느끼는 긴장감, 만족감, 스릴에 대한 유혹을 통제하지 못하는 사람이라고 할 수 있다. 도벽증을 지닌 사람은 갑작스럽게 일어나는 훔치고자 하는 충동을 억누르지 못해 물건을 훔치게 되는데, 이러한 절도욕구에 대해서 불편해하고 발각되는 것에 대한 두려움이 있지만 절도행위를 하는 동안의 만족감이 더 크기 때문에 절도행위를 반복하게 된다. 다음의 표는 병적도벽(도벽증)의 DSM-5 진단기준을 보여 준다.

병적도벽(도벽증)의 진단기준 DSM-5
A. 개인적으로 쓸모가 없거나 금전적으로 가치 없는 물건을 훔치려는 충동을 통제하는 데 반복적으로 실패한다.
B. 훔치기 직전 긴장감이 고조된다.
C. 훔쳤을 때 기쁨, 충족감, 안도감을 느낀다.
D. 훔치는 행동이 분노나 복수를 나타내는 것이 아니고 망상이나 환각에 의한 것도 아니다.
E. 훔치는 것에 품행장애, 조증, 반사회성 인격장애에 의해 잘 설명되지 않는다.

(2) 원인과 치료

도벽증은 매우 드물다. 상습적 소매치기 중에서 도벽증인 경우는 100명 중 5명이 채 안 되는 것으로 보고되고 있다. 도벽증은 청소년기부터 시작되며 점차 만성화되는 경향이 있다. 도벽증은 남성보다 여성에게 더 흔한 것으로 알려져 있다. 도벽증에 대한 원인은 잘 알려져 있지 않다. 생물학적 입장에서는 뇌의 특정부분이 손상되었거나 신경학적 기능이상으로 인해서 물건을 훔치는 행동이 나타난다고 본다. 물건을 훔치는 행동을 보이고 서서히 진행되는 치매 양상을 나타내는 사람의 경우, 뇌 촬영의 결과 전두엽의 대뇌피질이 퇴화되어 있고 뇌측실이 커진 것이 발견되었다. 뇌의 구조적 손상으로 인해 충동조절능력과 행동억제능력이 저하되어 도벽이 나타날 수 있다는 주장이다. 정신분석적 입장에서는 물건을 훔치는 행동이 아동기에 잃어버린 애정과 쾌락에 대한 대체물을 추구하는 행위라고 본다. 억압된 성적 욕구를 분출하는 대체수단으로 도벽이 나타난다는 주장도 있다. 또한 어렸을 때 사랑하는 사람을 빼앗아간 사람에 대한 복수로 물건을 훔치는 행동이 나타난다고 보기도 한다. 병적도벽을 가진 사람은 자신이 하는 행동의 장기적인 결과보다는 즉각적인 만족을 위해 판단력이 흐려지는 행동을 하며 종종 절도 행동에 대해 기억이 없다고 보도하기도 한다 (Hollander et al., 2009).

도벽증에 대한 치료방법은 잘 알려져 있지 않으나 도벽증 환자에 대한 정신역동적 치료의 사례들이 보고되고 있다. 도벽증에는 체계적인 둔감법, 혐오적 조건형성, 사회적 강화요인의 변화 등을 통한 행동치료가 유용한 것으로 보고되고 있다.

CHAPTER 07

성인기 및 노년기

1. 성인기

성인기의 정신장애는 크게 정신분열 스펙트럼, 기분장애 및 신경증적 장애, 섭식 및 성적장애, 중독, 자살, 트라우마 및 PTSD로 나누어져 있다. 대부분의 정신질환이 성인기에 발병하기 때문에, 성인기의 정신질환은 3부와 4부에서 DSM-5의 진단기준과 정신질환의 특성, 원인, 치료방법과 같은 세부적인 사항을 따로 다루었다. 따라서 성인기의 정신질환에 대해서는 3부와 4부에서 자세히 확인할 수 있다.

2. 노년기

1) 노인 우울장애

노인에게 흔하게 일어나는 장애의 하나는 우울장애이다. 노인 우울장애는 초기에 적절한 치료를 받지 못하면 다른 신체 질환을 유발할 가능성도 있으며, 사망률을 높이고 노인 자살의 주요한 요인이 된다(이선혜, 고정은, 2009).

노인 우울장애는 기억력의 손상, 슬픔, 죄책감, 자살사고, 수면장애, 식욕감퇴 등의 증상을 보인다. 노인 우울장애는 나이가 많을수록, 경제적 문제가 어려울수록, 신체건강이나 정신건강이 좋지 않을수록, 교육수준이 낮을수록 더 심한 편이다(이선혜, 고정은, 2009). 특히 노년기의 경제적 어려움은 절망감을 가져오게 하여 자살사고나 자살시도에 영향을 미친다.

노인 우울장애의 치료 목표는 우울한 감정 상태에서 신속하게 벗어나 정상적인 질적인 삶의 지속을 가능하게 하는 것이다. 특히 노인성 우울증은 신체적인 질환이 공존하는 경우가 많고 자살의 위험성이 크기 때문에 진단에서 치료에 이르기까지 세심한 주의를 하여야 한다.

우울장애의 세세한 분류와 치료방법에 대하여는 3부 8장 기분장애 및 신경증적 장애에서 살펴볼 수 있다.

2) 노인 신경인지장애

노년기의 정신장애 중 노년기 우울증 말고도 노년기 신경인지장애(Major neurocognitive disorder) 또한 빈번하게 발생되는 정신 질환 중 하나이다. 신경인지 장애는 뇌의 손상으로 인해 의식, 기억, 언어, 판단 등의 인지적 기능에 심각한 결손이 나타나는 경우를 뜻하며 주요 신경인지장애, 경도 신경인지장애, 섬망으로 구분이 된다. 다음의 표는 주요 신경인지장애와 경도 신경인지장애의 진단기준을 보여 준다.

주요 신경인지장애의 진단기준(DSM-5)
A. 한 가지 이상의 인지 영역(복합적 주의력, 실행 기능, 학습 및 기억, 언어, 지각-운동 또는 사회 인지)에서 이전 수행 수준보다 유의미하게 감퇴한다. 1. 환자, 환자를 잘 아는 정보 제공자 또는 임상의가 현저한 인지 기능 저하를 걱정함 2. 인지 수행의 심각한 결함이 표준화된 신경심리 검사에 의해, 또는 다른 정량적 임상평가에서 입증됨 B. 인지 결함이 일상 활동에서 독립성을 방해한다(계산서 지불이나 치료 약물 관리와 같은 일상생활의 복잡한 도구적 활동에서 도움을 받아야 함).
경도 신경인지장애의 진단기준(DSM-5)
A. 한 가지 이상의 인지영역에서 인지 저하가 이전 수행 수준보다 경미하게 있다는 증거가 다음과 같다. 1. 환자, 환자를 잘 아는 정보 제공자 또는 임상의가 현저한 인지 기능 저하를 걱정함 2. 인지 수행의 경미한 손상이 표준화된 신경심리 검사에 의해, 또는 다른 정량적 임상평가에서 입증됨 B. 인지 결함이 일상 활동에서 독립성을 방해하지 않는다(계산서 지불이나 치료 약물 관리와 같은 일상생활의 복잡한 도구적 활동은 보존되지만 더 많은 노력, 보상 전략 및 조정이 필요할 수 있음).

※ 병인에 따라 다음 중 하나를 명시할 것
알츠하이머 병, 전두측두엽변성, 루이소체 병, 혈관질환, 외상성 뇌손상, 물질/치료약물 사용, HIV 감염, 프라이온 병, 파킨슨 병, 헌팅턴 병, 다른 의학적 상태, 다중 병인, 명시되지 않은 경우

(1) 알츠하이머 병으로 인한 주요 또는 경도 신경인지장애

알츠하이머 병으로 인한 주요 또는 경도 신경인지장애의 핵심 특징은 신경인지장애 증후군 이외에 인지 및 행동 증상이 서서히 시작하고 점진적으로 진행된다는 것이다. 전형적인 증상은 기억상실이다. 기억상실이 아닌 시공간적 혹은 논리적 결함을 띤 실어증 변형이 나타나기도 한다. 경도 신경인지장애 단계에서 알츠하이머 병은 기억과 학습의 손상이 전형적으로 나타나며, 때로는 실행 기능이 손상된다. 주요 신경인지장애 단계, 즉 중등도 내지 고도인 경우에는 시각 구조적/지각-운동능력과 언어 능력 역시 손상을 받는다. 사회인지 능력은 질환의 경과에서 말기까지 보존되기도 한다.

알츠하이머 신경인지장애의 증상들을 더 자세히 살펴보자면, 기억력 손상, 언어능력 손상, 시공간능력 손상, 집행능력 손상이 있다. 먼저, 새로운 정보를 학습할 수 있는 능력이 감소되기 때문에 기억력장애는 대개 최근 기억부터 소멸되는 것이 특징이다. 알츠하이머의 초기에는 단기기억의 감퇴가 주로 나타나고 병이 진행됨에 따라 점차 장기기억력도 상실하게 된다. 단기기억장애에서 단기성 망각은 기억등록과 부호화의 장애로 학습이 안되어서 생긴다. 알츠하이머에서는 외현기억과 내현기억 두 가지 모두 장애를 나타낸다. 외현기억은 서술적 기억이라고도 하며 개인의 과거 경험의 의식적 회상에 달려 있으나 내현기억은 개인의 행동 변화에 초점을 맞춘다.

언어장애는 착어증, 무언증, 반향언어증, 실어증 등이 있다. 실어증 환자를 대할

때에는 반드시 스스로 말하기, 알아듣기, 따라 말하기, 이름 대기 등의 네 가지를 확인해야 한다. 알츠하이머의 가족력이 높은 경우에 언어장애가 두드러지게 나타난다.

또한 시공간능력의 결손으로는 시각적 인식기능, 위치 지남력 그리고 시각적 구성능력 세 가지로 구분한다. 알츠하이머의 중기 또는 말기에 집을 잘 잃어버리고, 공간지남력이 상실되고, 복잡한 기계나 도구를 사용하지 못하는 증상으로 나타난다. 공간지남력의 상실은 대개 시각인식기능장애뿐만 아니라 시공간 기억의 소실이 동반되어 초래되는 현상이다.

집행기술은 복잡한 인지과제 혹은 행동을 수행하는 데 필요한 정신활동을 말한다. 즉, 어떤 행동양상을 인지하고, 복잡한 과제를 수행하는 데 필요한 전략을 짤 뿐만 아니라 이러한 전략을 필요에 따라 이용하면서 제대로 수행했는지 평가하고 만약 잘못 수행한 경우 새로운 전략을 만들기도 하면서 추상적 사고를 할 수 있는 능력을 말한다. 즉, 주요 기능은 계획 짜기, 순차적 조직화, 주의집중 등을 포함하며 전두엽 기능에 해당한다. 알츠하이머에서 이 기능에 장애가 있는 경우, 무감동, 주의력 저하, 보속증, 사고경직성 등이 동반된다.

알츠하이머형 신경인지장애는 정상적 신경세포가 생산하는 단백질의 대사과정이 유전적 또는 후천적으로 변형되어 신경손상이 발생하는 분자유전학적 질병으로 인식되고 있다. 그동안 밝혀진 발병기전은 베타 아밀로이드라고 하는 비정상단백질이 뇌에 침착되어 세포를 손상시키고 뇌의 위축과 퇴행을 일으킨다는 것으로 정리할 수 있다.

알츠하이머형 신경인지장애는 유전적 요인에 대한 연구에서 65세 이후에 발생한 신경인지 장애에서 그 이전에 발생한 경우보다 가족력을 보이는 가능성이 더 많다고 한다. 그 외에 영향을 미치는 위험요인으로 연령, 성별, 다운증후군의 가족력, 출생

시 부모 연령, 두부손상, 병력, 정신과 병력, 흡연과 음주, 직업적 또는 환경적 노출 등을 들 수 있다.

치료 방법으로는 약물 치료가 가장 보편화되어 있으며, 상기의 병태생리에 근거하여 발전하여 왔고, 1990년대에 미국 FDA에서 최초로 코넥스(Cognex)가 알츠하이머형 신경인지장애의 치료제로 공인을 받은 이후 약물치료는 새로운 가능성을 열어 가고 있다.

(2) 전두측두엽 주요 또는 경도 신경인지 장애

전두측두엽 신경인지장애는 성격 변화가 점진적으로 발생하고, 언어 손상을 특징으로 하는 증후군 변형이다. 행동 변형과 3가지 언어 변형(의미적 혹은 비어법적/비유창성, 논리 결핍)이 나타나는 등 독특한 형태의 뇌 위축과 신경병리를 보인다. 진단을 내리려면 반드시 행동이나 언어 변형 중 하나의 기준을 충족해야 한다.

전두측두엽 주요 또는 경도 신경인지장애가 있는 사람은 다양한 정도의 무감동이나 탈억제 행동을 보인다. 자기돌봄 능력 및 개인적 책임감이 떨어지고 상황에 맞지 않게 부적절한 행동을 보인다. 전두측두엽 신경인지 장애의 주된 증상은 반복적 동작, 물건 저장하기, 식사 행동의 변화, 과탐식, 사회적 혹은 종교적 혹은 정치적 믿음의 변화다. 초기에는 인지 변화가 덜 뚜렷해서 검사에서도 인지 결함이 드러나지 않는다. 신경 인지 증상으로는 계획성과 구성력의 부족, 주의 산만 및 판단력 부족이 나타난다. 사고 유연성, 추상적 추론 및 반응 억제 검사에서 저조한 수행을 보이는 등 실행 기능의 손상을 보인다. 그러나 알츠하이머 병과 달리 기억 및 학습은 상대적으로 손상되지 않고 지각-운동 능력 역시 초기에는 보존된다. 알츠하이머 병은 기억력 혹은 사고력 및 학습을 담당하는 측두엽에서 뇌손상이 시작되는데, 전두엽 신경인지장애는 판단, 충동 조절, 계획 등을 담당하는 전두엽이 먼저 손상된다. 전두측두엽 신경인지장애에 걸리면 단순히 성격이 바뀌거나 우울증 혹은 조울증에 걸린 것처럼 보여 스스로 신경인지장애라고 생각을 하기가 어렵다.

전두측두엽 주요 또는 경도 신경인지장애의 진단기준(DSM-5)

A. 주요 또는 경도 신경인지 장애 기준을 충족한다.

B. 장애는 서서히 시작하고 점진적으로 진행한다.

C. 1 또는 2를 충족
  1. 행동변형
    a. 다음 중 3가지 이상을 충족
      (1) 탈억제된 행동
      (2) 무감동 또는 무기력
      (3) 동정 또는 공감의 상실
      (4) 반복적, 상동적 또는 강박적/의례적 행동
      (5) 과탐식과 식이변화
  2. 언어 변형
    a. 언어생산, 단어찾기, 물건 이름대기, 문법, 또는 단어 이해에서 언어 능력의 분명한 저하

D. 학습, 기억 그리고 지각-운동 기능의 상대적 보존

E. 장애는 뇌혈관 질환, 다른 신경퇴행성 질환, 물질 효과 또는 다른 정신 혹은 신경학적 혹은 전신 질환으로 설명되지 않는다.

(3) 루이소체 주요 또는 경도 인지 장애

루이소체 신경인지장애는 알츠하이머 병과 매우 비슷한데 그것은 알츠하이머 병의 주요 병리소견인 신경반이 흔히 관찰된다는 것이다. 알츠하이머 병과의 중요한 차이

점은 신경섬유다발이 아주 드물게 발견된다는 점이다. 호산성 세포질 봉입체인 루이소체가 대뇌 세포에 확산성으로 발견되는 뇌의 퇴행성 병변에 의해 일어나는 질환이다. 또한 임상적으로 파킨슨병에서 잘 나타나는 경직과 같은 운동장애가 나타나고 섬망이나 환시와 같은 정신병 증상이 잘 일어난다.

루이소체 신경인지장애의 치료는 크게 세 가지 관점에서 고려되어야 할 것으로 생각된다. 즉, 인지기능의 개선과 신경정신증상 그리고 파킨슨 증상의 개선이 필요하다.

(4) 혈관성 주요 또는 경도 신경인지장애

혈관성 주요 또는 경도 신경인지장애는 뇌혈관 질환이 원인이 되어 신경인지 결함 장애가 발생하는 것이다. 뇌혈관 질환으로는 대혈관 뇌졸중부터 미세혈관 질환까지 다양하다. 다발경색증이 존재하며 인지 저하는 급격한 계단식 혹은 변동성을 보인다. 뇌혈관 질환이 있는지 없는지는 병력, 신체검진, 뇌영상 검사에 의존한다. 병인을 확실히 하려면 뇌영상 검사에서 이상을 입증해야 한다. 신경인지 손상이 잘 입증된 뇌졸중과 시간적으로 연관이 있다면 뇌영상이 없어도 거의 확실한 진단을 내릴 수 있다. 또한 뇌졸중은 분명한 과거력의 근거가 될 수 있다. 또한 혈관성 신경인지장애에서는 성격 및 기분 변화, 의지력 결여, 우울증, 감정 변동도 나타난다. 혈관성 신경인지장애는 알츠하이머 신경인지장애 다음으로 두 번째로 흔한 신경인지장애다.

혈관성 신경인지장애의 치료원칙으로는, 첫째, 급성기에는 뇌조직 괴사방지 및 최소화에 역점을 두며, 둘째, 만성기에는 뇌졸중의 재발방지 및 위험인자 조절 등 재활치료에 중점을 두며, 셋째, 뇌졸중으로 인한 증상 치료 등, 즉 장애에 대한 기능적 재활로 일상생활 수행능력 및 삶의 질 회복에 중점을 두어야 한다.

혈관성 신경인지장애의 예방과 치료는 빠를수록 좋고, 가능하다면 신경인지장애에 이르지 않은 단계에서 시작해야 한다. 혈관성 신경인지장애의 치료는 크게 신경인지장애가 발병하기 전에 행해지는 예방적 치료와 일단 신경인지장애가 발병한 다음에 시행되는 치료로 구분할 수 있다.

PART

3

정신장애의 분류 및 주요 장애

CHAPTER 08

정신장애 진단 및 분류(기준)

1. 정신장애 진단분류의 목적과 장단점

정신장애 진단분류는 내담자의 문제 상황 파악에 있어서 중요한 역할을 한다. 하지만, 진단분류는 내담자의 상황을 분류의 기준만으로 제한시켜 버릴 수 있다는 단점도 있다. 따라서 내담자를 치료하기 위해서는 이러한 진단분류의 장·단점을 파악하여 내담자를 제한하지 않으며, 동시에 내담자에게 최선의 선택을 할 수 있게 도와주어야 한다.

정신장애의 진단분류는 의료 전문 팀 간의 의견 교환을 위한 의사소통의 도구를 제공하고, 다른 장애와의 구별이 용이하도록 장애의 특징을 정의하며, 궁극적으로 장애의 원인을 밝히고, 환자를 보다 효과적으로 치료하는 데 도움을 주는 것에 필요하다. 정신장애의 진단(diagnosis)은 환자의 다른 특성(주요증상, 진전과정, 가정된 원인들, 치료법 등)을 쉽게 추정할 수 있게 해 준다. 또한 치료효과를 예상하고 장애의 진행과정을 예측하는 측면에서 매우 중요하며, 앞으로 어떤 경과를 나타낼 가능성이 높고 어떤 치료가 가장 효과적인지를 판단하는 중요한 근거가 될 수 있다. 정신장애의 진단은 면담을 통해 병력 청취, 신체검사, 정신상태 검사 등의 임상기술에 더 의존하며, 환자뿐만 아니라 가족이나 친구 등 주위 사람들로부터도 많은 정보를 얻어야 하기 때문에 면담 기술을 꼭 필요로 한다(이순민, 2014).

하지만 권석만(2013)은 정신장애의 진단 분류는 여러 가지 단점과 위험성도 가지고 있다고 언급했다.

첫째, 개인을 진단의 관점에서만 살펴보는 것은 그 사람을 전체적으로 이해하지 못하게 하고, 그 사람과 상황에 맞는 적절한 도움을 주지 못하게 될 위험도 있다.

둘째, 정신과적 진단은 진단을 받은 사람과 가족에게 낙인을 심어 주는 등으로 마음의 상처를 줄 가능성도 있다. 환자에 어떤 진단명이 붙여지게 되면, 환자에 대한 주변사람들의 편견이 형성될 수 있을 뿐만 아니라 환자도 자신에 대한 태도가 달라진다. 라이닝(Laing, 1967)은 진단명이 치료자나 환자의 행동에 영향을 미쳐 환자를 그 진단명에 맞도록 변화시켜 나가는 자기 충족적 예언(self-fulfilling prophecy)의 결과가 초래될 수 있음을 지적하였다.

셋째, 진단은 환자의 예후나 치료효과에 대한 선입견을 줄 수 있다, 치료방법이 환자가 지닌 실제적 증상보다는 진단에 의해 결정되는 경우가 많다. 자즈(Szasz, 1961)는 진단이 개인을 비인격화하고 사회적 제약과 통제를 가하는 수단이라고 비난하고 있다. 아울러 현재의 분류체계는 의학적 모델로서 환경적 영향을 무시하고 있으며, 창조적 사고를 얻게 한다는 비판도 있다. 이상행동의 분류에 대한 이러한 비판은 분류 체계를 사용하는 사람들이 항상 유념해야 할 점들이다(권석만, 2013).

2. 정신장애의 분류 체계

의학적 모형에서는 개인의 이해와 치료의 효과를 위해 진단 분류가 활용된다. 정신장애의 분류 기준으로는『국제질병분류 제10개정판(ICD-10)』(1992)과 DSM-5가 사용되고 있다(APA, 2013). 현재 우리나라의 정신의학 분야와 임상심리 분야는 미국의 DSM 진단체계를 따르고 있다. DSM은 특정한 이론적 입장에 치우치지 않고 심리적 증상과 증후군을 위주로 하여 정신장애의 분류체계와 진단기준을 제시하고 있다. 즉, DSM의 정신장애 분류는 장애의 원인이 아니라 증상의 기술적 특징에 근거하여 이루어져 있다. 아울러 범주적 진단체계의 한계를 보완하기 위해서 차원적 평가를 도입한 혼합 모델(hybrid model)과 차원적 사정(dimensional assessment)을 적용하여 모든 환자의 주된 증상과 다양한 공병증상을 심각도 차원에서 평가하도록 되어 있다. 차원적 사정은 빈도, 지속시간, 심각도, 또는 다른 장애의 특징을 측정하는 순위등급을 말한다. DSM-5에서는 차원적 개념의 사정 방법이 도입되면서 생물학적 · 심리적 특성이나 차원을 공유하는 장애군을 기술하기 위해 스펙트럼(spectrum)이라는 용어가 사용되었다.

DSM-5는 정신장애를 22개의 주요한 범주로 나누고 그 하위범주로 300여 개 이상의 장애를 포함하고 있다. DSM-5에 포함된 주요한 정신장애의 범주를 열거하면 다음과 같다.

- 신경발달 장애(Neurodevelopmental Disorders)
- 정신분열 스펙트럼 및 기타 정신병적 장애(Schizophrenia Spectrum and Other psychotic Disorders)
- 양극성 및 관련 장애(Bipolar and Related Disorders)
- 우울장애(Depressive Disorders)
- 불안장애(Anxiety Disorders)
- 강박 및 관련 장애(Obsessive-Compulsive and Related Disorders)
- 트라우마 및 스트레스 요인 관련 장애(Trauma-and Stressor-Related Disorders)
- 해리장애(Dissociative Disorders)
- 신체증상 및 관련 장애(Somatic Symptom and Related Disorders)
- 급식 및 섭식 장애(Feeding and Eating Disorders)
- 배설장애(Elimination Disorders)
- 수면 각성 장애(Sleep-Wake Disorders)
- 성 기능 장애(Sexual Dysfunctions)
- 성별 불쾌감(Gender Dysphoria)
- 파괴적, 충동조절 및 품행 장애(Disruptive, Implusive control, and Conduct Disorders)
- 물질 관련 및 중독 장애(Substance-related and Addictive Disorders)
- 신경인지 장애(Neurocognitive Disorders)
- 성격장애(Personality Disorders)
- 성도착 장애(Paraphrilic Disorders)

- 기타 정신장애(Other Mental Disorders)
- 약물 유발 운동 장애 및 기타 약물 부작용들(medication induced Movement Disorders and Other adverse Effects of Medication)
- 임상적 주의가 필요한 기타 상태들(Other Conditions That Mat Be a Focus of Clinical Attention)

CHAPTER

09 정신분열 스펙트럼 및 기타 정신증적 장애

'집안에 정신분열증 환자가 한 명만 있어도 가정의 기둥 뿌리가 흔들린다.'라는 말이 있듯이 정신분열 관련 장애는 예전에는 불치병으로 간주되고 치료가 거의 불가능한 중증 정신장애로 평가되어 왔다. 이러한 정신분열증은 망상, 환각, 혼란스러운 언어를 비롯하여 현실을 왜곡하는 부적응 증상들을 나타내는 심각한 정신장애이다. 임상 장면에서 접하게 되는 정신장애 중에는 이러한 정신분열증과 유사한 증상을 나타내지만 그 심각도나 지속기간이 다른 다양한 장애들이 있다. 다음의 표를 통해 정신분열 스펙트럼 장애에 속하는 정신장애들을 볼 수 있다(이우경, 2016).

하위 장애	특징	진단 부합 기간
정신분열증	망상, 환각, 와해된 언어, 밋밋하거나, 부적절한 정서, 긴장증과 같은 다양한 정신증적 증상	6개월 이상
분열정동장애	사고장애와 주요우울 삽화 혹은 조증 삽화 혼재	6개월 이상
정신분열형 장애	망상, 환각, 와해된 언어, 밋밋하거나 부적절한 정서, 긴장증과 같은 다양한 정신증적 증상	1~6개월
망상장애	한 가지 이상의 망상 지속, 색정형 · 과대형 · 질투형 · 피해형 · 신체형 망상 등이 있음	1개월 미만
단기 정신증적 장애	망상, 환각, 와해된 언어, 긴장증과 같은 다양한 정신증적 증상	1개월 이내
분열형 성격장애	경미한 정신분열 증상이 성격의 일부처럼 지속적으로 나타남	1개월 이내

1. 정신분열증

정신분열증 사례

23세의 J군은 고등학교 때까지는 눈에 띄지 않는 평범한 학생이었다. 졸업 후에 대학 입시에 실패하고 난 뒤 군대에 갔고 군대에 가서 처음에는 적응에 어려움을 겪었으나 이후 별 다른 문제없이 제대하였다. 제대 후 다시 수능 공부를 시작하겠다고 지방에서 서울로 올라와 재수학원에 다니기 시작했다. 몇 개월간은 아침 일찍 학원에 나가서 밤늦게까지 공부에 몰두하였으나, 점차 이상한 행동을 나타내기 시작했다. 거리를 나가면 모두 자신을 쳐다보며 수군거린다는 생각에 사람들의 시선을 신경 쓰게 되었고, 학원에서 만나는 친구들이 말을 걸어 와도 모두 한통속이 되어 자신을 놀리는 것 같은 생각이 들었다. 한밤중에는 윗집에서 몰래카메라를 천장에 설치해 놓고 자신을 감시하는 것 같다고 느꼈다. 가끔씩 참을 수 없어 하면서 윗집에 가서 문을 심하게 두드리고 윗집 사람들에게 몰래카메라를 치워 달라고 항의하는 등 횡설수설하는 모습을 보이기도 했다. 인터넷을 켜면 자신이 하는 생각이나 말이 다른 사람들에게 모두 퍼지고 있다고 생각하였다. 걱정이 된 어머니가 고향에 데리고 가서 병원에 가자고 하였으나 병원에 가는 것을 한사코 거부하였다. 사람을 기피하면서 눈 맞춤을 제대로 하지 않았고 어머니가 식탁에 밥을 차려 놓고 먹으라고 하면 밥에 독이 들어 있다고 먹지 않기 시작했다. 가끔씩 혼자 허공을 보고 히죽히죽 웃는 모습을 보여 급기야 가족에 의해 정신건강의학과에 의뢰되었다.

(출처: 이우경, 2016)

인간이 겪는 정신장애 중 가장 심각한 증상이 정신분열증(schizophrenia)이라 할 수 있다. 정신분열증은 망상, 환각, 혼란스러운 언어를 특징적으로 나타낸다. 정신분열증은 정신증에 속하는 대표적인 장애로서 현실 검증력이 손상되어 비현실적인 지각과 비논리적인 사고를 나타내며 혼란스러운 심리상태에 빠져들게 된다. 정신분열증은 증상이 시작되는 초기에 적절하고 집중적인 치료를 받지 못하여 만성화되면, 한 인간을 황폐화시켜 사회에 적응하기 어려운 폐인으로 만들 수 있는 무서운 정신장애이기도 하다.

1) 증상

정신분열증의 주요증상은 양성증상(positive symptoms)과 음성증상(negative symptoms)으로 구분할 수도 있다. 양성증상은 일반 사람에게는 없는 것이 나타나는 것인데, 환각이나 망상, 이상한 행동 등을 보이는 것이다. 음성증상은 일반 사람에게 있어야 할 것이 없는 것인데, 인지기능의 감퇴, 무감동, 정신운동 기능의 지체, 위생상태 소홀, 사회적 장면으로부터의 철수 등이다. 인지적 손상은 정신분열증 환자가 보이는 기억이나 판단력, 추상적 수준의 사고능력, 문제해결능력, 학습능력 등의 부분에서 손상이 있는 것이다. 증상의 자세한 특징은 다음의 설명을 통해 확인할 수 있다.

(1) 망상(Delusion)

모순된 근거를 기반으로 하는 변화를 잘 받아들이지 않는 고정된 믿음들을 말한다. 망상의 내용들은 다음의 여러 주제들을 포함할 수 있다.

- 피해망상(Persecutory Delusion): 정보기관, 권력기관, 단체 혹은 특정한 개인이 자신을 감시하거나 미행하며 자신을 해치고 괴롭힌다는 등의 믿음
- 과대망상(Grandiose Delusion): 자신이 매우 중요한 능력과 임무를 지닌 특별한 인물(예: 예수의 재림) 이라는 믿음
- 지시망상(Referential Delusion): 어떤 몸짓, 언급, 주위의 신호 등이 자기 자신을 향한다는 믿음. 예컨대, TV나 라디오의 뉴스, 중요한 인물이나 지나가는 사람의 언급이 자신과 관련되어 있다는 믿음
- 색정망상(Erotomanic Delusions): 다른 사람이 자신을 사랑한다고 믿는 잘못된 믿음

- 신체망상(Somatic Delusions): 건강과 장기 기능에 대한 집착에 중점을 둠
- 허무망상(Nihilistic Delusions): 대참사가 일어날 것이라고 확신하는 믿음
- 기괴한 망상(Bizarre Delusions): 명백히 믿기 어렵고 같은 문화의 또래도 이해할 수 없으며, 일상적 인생 경험에서 나오지 않는 망상들을 말함. 정신이나 신체에 대한 통제 불능을 나타내는 망상을 기괴하다고 보통 간주함

(2) 환각(Hallucinations)

외부의 자극 없이 일어나는 지각(perception)과 유사한 경험들을 말한다. 환각은 너무 생생하고 분명해서 정상적 지각의 완전한 효력과 영향력을 가지며, 자율적으로 규제할 수 없다. 환각은 개인 자신의 생각과 다르게 인지되는 친숙하거나 친숙하지 않은 목소리로 보통 경험된다. 환각은 또렷한 정신의 상황에서 발생해야 하며, 잠든 사이(선잠일 때)나 깨어나는 데(비몽사몽일 때) 나타나는 것은 정상적 경험의 범위에 들어가는 것으로 간주된다. 어떤 문화적 상황에서는 환각이 종교적 경험의 정상적 부분일 수도 있다. 환각은 감각의 종류에 따라 환청, 환시, 환후, 환촉, 환미로 구분된다.

- 환청(Auditory Hallucination): 정신분열증에서 가장 흔한 환각 경험은 환청이다. 환청은 아무런 외부 자극이 없는 상황에서 어떤 의미 있는 소리나 사람의 목소리를 듣는 경우를 말한다. 정신분열증 환자들은 흔히 자신의 행동이나 생각에 대해서 간섭하는 목소리나 누군가 두 명 이상이 서로 대화하는 목소리를 듣게 되는 환청을 경험하는데, 이러한 환청을 경험하는 사람은 대부분 정신분열증으로 진단된다.
- 환시(Visual Hallucination): 환시는 시각적 형태의 환각 경험으로서 환청 다음으로

흔하게 나타난다. 흔히 초발 정신분열증 환자는 귀신이나 검은 물체가 보인다고 말하기도 한다.

- 환후(Olfactory Hallucination): 환후는 후각적인 환각으로 냄새 자극이 없는데도 냄새를 맡는 것이다. 정신분열증 증상 발병 초기에 자기 몸에서 냄새가 난다고 하면서 몇 시간 동안 목욕을 하는 증상으로 나타날 수 있다. 혹은 "음식에서 독약 냄새가 난다"고 느끼는 경우도 있다.
- 환촉(Tactile Hallucination): 환촉은 "내 피부에 벌레들이 기어 다닌다."고 느끼는 경우와 같은 촉각적 환각을 말한다.
- 환미(Tasteful hallucination): 환미는 "독약을 섞어 밥맛이 쓰다"는 경우와 같은 미각적인 환각이다.

환각과 망상은 함께 일어나는 경우가 많다. 명령하는 환청을 듣는 환자는 그 명령을 누군가가 자기 머릿속에 집어넣은 것이라는 사고 주입 망상을 가지고 있다. 피해망상을 가진 사람은 윗집에서 도청장치를 설치해 놓고 음파를 보내고 있다는 환청을 듣기도 하고, 음식에서 독극물 냄새를 맡는 환후를 보이기도 한다.

(3) 와해된 생각(언어)

와해된 생각(사고 장애)은 개인의 말에서 추론될 수 있다. 와해된 생각을 가진 개인은 한 주제에서 궤도를 벗어나거나 연관성이 부족한 다른 주제로 전환하기도 한다. 질문에 대한 대답은 간접적으로 관련되었거나 전혀 관련이 없을 수 있다(사고이탈). 드물게 논리가 맞지 않거나 '단편적으로 나열된 단어들(word salad)'과 같이 언어가 심하게 와해되어 거의 이해할 수 없고 언어적 해체에 있어 수용실어증에 유사할 수 있다. 약간 와해된 언어는 흔하고 특이하지 않기 때문에, 증상은 반드시 효과적 의사소통을 상당히 손상시킬 만큼 심각해야 한다. 이러한 와해된 언어행동은 정신분열증 환자들이 사고장애로 인하여 말하고자 하는 목표를 향해 사고를 논리적으로 진행시키지 못하고 초점을 잃거나 다른 생각이 침투하여 엉뚱한 방향으로 생각이 흘러가기 때문에 나타난다. 자신의 아버지가 방금 돌아가셨다는 연락을 받았다는 슬픈 이야기를 하면서 히죽히죽 웃거나 행복한 순간에 부적절하게 화를 내는 등 상황에 맞지 않게 기분 변화를 보이기도 한다(Vahia & Cohen, 2008).

(4) 심하게 와해된 또는 비정상적 운동행동(긴장증 포함)

아이 같은 어리석은 짓부터 예측할 수 없는 흥분까지 매우 다양한 방식으로 나타날 수 있다. 일상생활의 활동들을 수행하는 데 어려움이 있게 하는 목표 지향적 행동의 형태에서 문제가 보일 수 있다. 긴장증 행동은 환경에 대한 반응이 뚜렷하게 감소하는 것을 말하며, 마치 근육이 굳은 것처럼 어떤 특정한 자세를 유지하는 경우를 말한다. 이러한 행동에는 긴장된 자세를 유지하면서 이를 변화시키려는 다른 사람의 노력에 저항하는 긴장증적 강직증, 긴장된 자세를 취한 상태에서 환경을 전혀 인식하지 못하는 긴장증적 혼미증, 긴장된 자세를 움직이게 하려는 지시나 시도에 능동적으로 저항하는 긴장증적 거부증, 목적도 없고 유발 자극도 없는 상태에서 과다행동을 보이는 긴장증적 흥분증이 있다. 다른 특징들로는 반복되는 상동증적 움직임, 응시하기, 찡그리기, 무언증 및 반향언어가 있다. 긴장증은 역사적으로 정신분열증과 연관이 있어 왔지만, 긴장증 증상은 특이하지 않으며, 다른 정신장애와 의학적 상태(다른 의학적 상태로 인한 긴장증 장애)에서도 발생할 수 있다.

(5) 음성증상들(Negative Symptoms)

정신분열증 환자들은 다양한 음성증상을 나타내는데, 대표적인 음성증상은 감소된 정서표현과 무의욕증이다. 감소된 감정 표현은 보통 언어에 감정적 강조를 할 수 있는 얼굴, 눈맞춤, 말의 억양(운율), 그리고 손, 머리, 얼굴의 움직임에서 감정 표현이 감소된 것을 포함한다. 무의욕증은 마치 아무런 욕망이 없는 듯 어떠한 목표 지향적 행동도 하지 않고 사회적 활동에도 무관심한 채로 오랜 시간을 보내는 것을 뜻한다. 그 밖에 무언어증, 무쾌감증, 반사회증 등의 음성증상들이 있다. 무언어증은 감소된 언어 산출을 말하며, 무쾌감증은 긍정적 자극에서 기쁨을 느끼는 감소된 능력이나 전에 경험했던 기쁨의 기억 저하를 말한다. 반사회증은 사회적 상호작용에 대한 분명한 흥미 부족을 말하며, 무욕증과 연관될 수 있으나 사회적 상호작용의 제한된 기회들로 나타날 수도 있다.

정신분열증은 사춘기부터 발병하기 시작하여 특별한 치료적 개입이 없으면 만성화가 된다. 보통 10대 후반과 30대 중반 사이에 나타나며 청소년기 이전과 40대 이후에 처음 발병하는 경우는 매우 드물다. 정신분열증의 평생 유병률은 인종, 국가 및 문화에 따라 다르지만 대략 0.2~0.7%로 보고되고 있다(APA, 2013). 성차를 살펴보면 음성증상과 장애 지속 기간이 길어지는 좋지 못한 치료 예후를 보이는 경우는 남성에게서 더 높게 발생하는 반면, 기분증상과 발현 징후가 더 짧은 면을 감안하면 남녀의 발병 위험률은 비슷하다. 다음의 표는 정신분열증의 진단기준을 보여 준다.

정신분열증의 진단기준(DSM-5)
A. 다음 증상 중 2가지(또는 그 이상)가 1개월 중 상당 기간 동안 존재해야 하며, 이들 중 최소한 하나는 1혹은 2혹은 3이어야 한다. 1. 망상 2. 환각 3. 와해된 언어(예: 빈번한 탈선 또는 지리멸렬한 언어) 4. 극도로 와해된 행동 또는 긴장성 행동 5. 음성 증상(예: 감정 표현의 감소 혹은 무의욕증)
B. 장애가 발병한 이후 상당 시간 동안 일과 대인관계 또는 자기관리와 같은 주요영역 중 한 가지 이상에서 기능 수준이 발병 전 성취 수준 이하로 현저히 저하된다(혹은 아동기나 청소년기에 발병하는 경우, 기대 수준의 대인관계, 학문적 · 직업적 기능을 성취하지 못함).
C. 장애의 지속적 징후가 최소 6개월 이상 계속된다.
D. 정신분열 정동장애와 정신병적 증상을 동반한 우울 또는 양극성장애는 배제된다.
E. 장애가 물질(예: 약물, 치료약물)의 생리적 효과나 다른 의학적 상태로 인한 것이 아니다.

2) 원인

정신분열증의 원인은 아직 뚜렷하게 밝혀지고 있지 않으나 유전, 대뇌의 이상, 도파민과 같은 신경전달물질의 이상들과 같은 생물적 요인에 환경적 요인이 결합되어 유발된 취약성 스트레스 모형으로 이해할 수 있다.

(1) 생물학적 요인

① 유전

가족력과 가계연구, 쌍둥이 연구 등에 따르면, 정신분열증은 유전적 요인이 있는 것으로 밝혀지고 있다. 그러나 병 자체가 유전되는 것이 아니라 정신분열증에 걸릴 취약성이 유전된다. 가계연구에 따르면 정신분열증 환자의 자녀는 일반인의 15배까지 정신분열증에 걸리는 비율이 높다. 심지어 3촌 이내의 친족에서는 일반인의 2.5~4배 가까운 발병률을 나타냈다. 부모 모두가 정신분열증 환자일 경우에는 자녀의 36% 정도가 정신분열증을 나타내는 것으로 보고되어 있다. 쌍둥이 연구에서도 일란성 쌍둥이의 공병률은 57% 정도, 이란성 쌍둥이는 남녀의 성이 같은 경우에는 12%, 성이 다른 경우에는 6% 정도로 보고되어 있다. 양자의 연구에서도 정신분열증의 발병은 양부모보다는 친부모와 공병률이 높았다. 이러한 결과들은 정신분열증에 대한 유전적 요인의 강력한 영향력을 시사하는 것이다(Tsuang & Vandermy, 1980).

② 구조적 · 기능적 뇌의 이상

정신분열증의 원인은 대뇌의 구조적 · 기능적 이상과 관련이 있다는 주장이 제기되고 있다. 정신분열증 환자는 일반인보다 뇌피질의 양이 적고 뇌실의 크기가 더 큰 것으로 보고되고 있으며, 전두엽, 변연계 등에서 이상을 보이기도 한다. 또한 정신분열증은 뇌의 신경전달 물질의 기능적 이상과 관련이 있다는 주장도 제기가 된다. 다양한 신경전달물질 중에서 정신분열증과 관련된 것으로 가장 주목을 받고 있는 것은 도파민(dopamine)이다. 뇌에서 도파민 생성을 자극하는 암페타민(amphetamine), L-도파(L-Dopa), 코카인(cocaine)을 다량 복용하면 정신분열증과 유사한 증상을 나타낸다는 임상적 보고와 더불어 정신분열증 치료에 효과가 있는 항정신병 약물들이 도파민에 영향을 준다는 연구결과들이 있다. 이러한 연구결과에 근거하여 도파민이 대뇌에서 지나치게 많이 생성될 경우에 정신분열증이 발병한다는 도파민 가설(Carlsson & Lindquist, 1963)이 제기되었다. 특히 정신약물학자들은 D-2 수용기라는 도파민 수용기로 뉴런 메시지가 아주 쉽게 그리고 자주 전달된다는 사실을 확인하였다. 그러나 전통적인 약물과 달리 최근 개발된 항정신병 약물은 D-2 외에 D-1 수용기와도 결합하여 세로토닌과 같은 다른 신경전달물질 수용기와 결합한다는 사실이 밝혀지면서 정신분열증은 도파민 활동뿐만 아니라 세로토닌의 비정상적 활동이나 상호작용과 관련되어 있다고 추정되고 있다.

(2) 심리적 요인

정신분열증의 심리적 요인에 관련해서는 인지적 입장과 정신분석적 입장이 있다. 인지적 입장은 정신분열증 환자의 주의장애에 초점을 두었고 이러한 주의장애는 전두엽 피질의 기능 이상과 관련된 것으로 보인다. 정신분석적 입장에서는 정신분열증의 심리적 원인에 대한 다양한 주장을 하고 있다. 프로이트는 정신분열증이 어릴 때 심리적 갈등과 결손에 의해 생겨난 장애이며, 갈등과 방어에 의해 정신분열증이 형성된다고 보았다. 신경증에 비해 갈등이 훨씬 강력한 반면 부정 · 투사와 같은 원시적인 방어기제가 사용됨으로써 갈등에 적절하게 대응하지 못한다고 보았다.

① 인지적 입장

인지적 입장에서는 정신분열증 환자들이 나타내는 주의장애에 초점을 두고 있다. 주의는 인간이 지적 기능의 수행을 위해 정보를 선택하고 처리하는 데에 필수적인 기능이다. 주의는 제한된 정보처리 용량을 지니며 따라서 수많은 외부 자극 중에서

적절한 정보를 선택하여 처리하고 부적절한 정보는 억제하는 기능을 지닌다. 정신분열증 환자들은 장애의 초기 단계에 주의집중의 곤란과 시공간 지각의 변화를 호소하며 심리적인 혼란을 경험하는 경향이 있다. 주의 기능이 손상되면, 부적절한 정보를 억제하지 못하므로 많은 정보가 의식에 밀려들어 정보의 홍수를 이루게 되므로 심한 심리적 혼란을 경험하게 된다(권석만, 2013). 이러한 심리적 혼란을 감소시키기 위해서 정신분열증 환자들은 지나치게 단순한 논리로 혼란스러운 경험을 설명하려 해서 망상을 발달시키거나 외부자극에 대해 무감각한 태도를 취하며 사회적 관계를 회피하고 스스로 고립된 상태를 유지하게 된다.

② 정신분석적 입장

정신분석적 입장에서 프로이트는 정신분열증이 2가지 과정에 의해 일어난다고 믿었다. 첫 번째는 자아 이전 단계로 퇴행하는 것이고, 두 번째는 자아 통제를 재정립하려는 노력이다. 예컨대, 부모의 양육의 결핍으로 인해 초기 발달단계로 퇴행하여 일차적인 자기애 상태에 머무르며 자신의 욕구만을 인식하고 충족한다는 것이다. 퇴행의 결과 자기의 중요성을 과장되게 지각하는 과대망상과 같은 자기중심적 증상이나 신조어 같은 증상이 나타날 수 있다는 설명이다. 이렇게 유아기로 퇴행하게 되면 자아 통제를 다시 획득하고 정립해서 현실과 접촉하려는 노력을 하게 된다는 것이다. 이런 관점에서 보면 환청은 현실감 상실을 보상하려는 무의식적 시도라고 볼 수 있다.

(3) 가족 및 사회문화적 요인

정신분열증은 부모의 양육태도, 가족 간 의사소통, 부모-자녀의 의사소통 방식,

부모의 부부 관계 등이 영향을 미치는 것으로 주장되어 왔다. 환자의 어머니는 자녀의 감정에 무감각하거나 거부적이고, 친밀감에 대한 두려움이 있거나 또는 과잉 보호적이고, 과도한 자기희생의 경향을 가진 '정신분열증 유발적 어머니(Schizophrenogenic mother)'라는 주장도 있었다. 그러나 어머니의 양육태도와 정신분열증 사이의 관계는 규명되지 않았다. 또한 가족이 환자에게 지나친 비판이나 적개심을 가지고 있거나 공격적으로 대하거나 과잉보호하는 등의 지나친 감정표현 등이 정신분열증 환자의 재발에 영향을 미친다.

정신분열증 환자의 부모는 이중적 의미의 의사소통을 하는 경향이 있다는 주장이 제기되었다. 이중구속이론에 의하면 부모의 상반된 의사전달이 정신분열증의 유발에 영향을 준다는 것이다. 상반된 의사전달이란 부모 가운데 한 사람이 동일한 사안에 대해서 서로 다른 시기에 상반된 의사를 전달하거나 동일한 사안에 대해 부모가 서로 상반된 지시나 설명을 하는 경우를 말한다. 이러한 소통방식은 정상적이고 합리적인 사고나 의사소통을 방해함으로써 정신분열증 환자의 발병이나 경과에 영향을 미칠 수 있다는 것이다(Bateson et al., 1956).

과장되게 표현된 정서이론에 의하면 정신분열증 환자 가족 내에 분노의 과도한 표현과 과도한 간섭이 나타난다고 주장되었다. 퇴원한 정신분열증 환자가 재발하여 재입원하는 비율은 분노표현이 높은 가정에서 그렇지 않은 가정보다 5배나 높다는 연구결과가 이 주장을 뒷받침한다.

또한 사회경제적 어려움이나 폭력 등의 스트레스가 지속되는 환경에서는 정신분열증 환자가 비교적 많이 발생한다.

(4) 취약성 스트레스 모델

주빈과 스프링(Zubin & Spring, 1977)은 정신분열증의 발병과정과 임상적 경과를 설명하기 위해 취약성 스트레스 모델을 제안하였다. 이들에 따르면, 정신분열증은 장애 자체가 만성화되는 것이 아니라 장애에 대한 취약성이 지속되는 장애이다. 정신분열증의 취약성을 지닌 사람에게 스트레스 사건이 발생하여 그 적응부담이 일정한 수준을 넘게 되면 정신분열증이 발병한다는 것이다. 정신분열증의 취약성 요인은 다음과 같다(권석만, 2013).

- 유전적 요인(부모나 가족의 병력)
- 신경생리학적 요인(뇌의 구조적 결함이나 기능적 이상)
- 출생 시의 문제(산소 결핍, 출산 시 외상, 감염, 출혈, 출생 직후의 영양부족, 질병, 사고 등)
- 출생 전후의 생물학적 요인(태내 조건, 어머니의 임신 중 외상, 영양실조, 감염, 중독)
- 발달적 요인(출생 후 3세까지 어머니와의 밀접한 관계 부족)
- 입양 가정이나 보호시설에서 성장
- 가족적 요인(부모-자녀 의사소통에서 혼란과 적대감)
- 인지행동적 요인(아동기의 산만성과 주의집중의 문제, 언어성 지능의 상대적 저하, 영아기의 운동 협응 부족 등)

즉, 유전적 요인과 같은 취약성이 정신분열증의 발병에 중요한 영향을 미치지만, 과중한 환경적 스트레스가 없다면 정신분열증이 발병하지 않을 수도 있다. 그러므로 취약성을 가진 사람이라도 환경적 스트레스를 감소시키고 스트레스에 대한 대처능력을 향상시킨다면 정신분열증의 치료 및 예방이 가능하다.

3) 치료

예로부터 정신분열증은 치료가 어려운 장애로 평가되어 왔다. 하지만 현대에 들어서면서 많은 연구가 진행됨에 따라 많은 정신분열증 치료 방법이 개발되었다. 정신분열증 치료방법에는 크게 약물치료, 인지행동치료, 정신재활, 직업재활 4가지로 나눌 수 있다. 정신분열증 환자가 현실검증력에 손상을 나타내며 망상이나 환각과 같은 양성 증상을 현저하게 드러내는 경우에는 우선적으로 약물치료를 통해 이러한 증상을 완화시키는 것이 필요하다. 그러나 정신분열증의 좀 더 근본적인 치료와 사회적 재적을 위해서는 심리치료가 필수적이라고 할 수 있다.

(1) 약물치료

정신분열증 환자가 환청, 환시 같은 환각이나 망상 등의 양성증상을 심하게 보이는 경우는 약물치료가 필수적이다. 양성증상의 완화를 위해서는 항정신병 약물이 흔히 처방되며, 최근에는 음성증상의 개선에 도움이 되는 약물이 개발되어 사용되고 있다. 그동안 60개 이상의 항정신병 약물이 개발되었고 대부분의 약물은 도파민 D2 수용체를 차단하는 기능을 가지고 있다. 1세대 항정신병 약물인 클로르프로마진(chlorpromazine)과 할로페리돌(haloperidol)은 망상과 환청 같은 정신병적 증상을 목표로 개발되었다. 1세대 항정신병 약물은 정신분열증의 양성증상에 효과적인 것으로 보고되고 있다.

그러나 환청과 망상 같은 양성증상이 개선되는 효과가 있지만 입마름, 졸림, 체중 증가와 같은 부작용도 적지 않다.

2세대 항정신병 약물은 1980년대 이후에 개발된 비정형 약물(atypical antipsychotics)로 클로자핀(clozapine), 아리피프라졸(aripiprazole), 리스페리돈(risperidone), 올리자핀(olanzapine), 쿠에타핀(quetiapine) 등이 있다. 이 중 클로자핀이 가장 널리 사용되고 있고, 다른 약물에 잘 반응하지 않던 환자에게도 효과가 입증되고 있다. 2세대 약물은 추체외로 부작용 같은 것이 기존 1세대 약물에 비해 적고 운동장애 등도 적게 나타나지만 졸림과 체중 증가가 공통으로 나타나고 있다. 클로자핀 같은 약물의 경우 드물게 백혈구 수치를 떨어뜨려 생명을 위협할 수 있기 때문에 장기 복용 시 주의하여야 한다.

(2) 인지행동치료

인지행동치료가 정신분열증 외래환자를 대상으로 환각, 망상 등과 같은 양성증상을 완화하는 데 효과가 있다. 인지치료에서는 정신분열증 환자가 가진 망상이나 환청의 주관적인 특성을 탐색하고 그것이 사실인지 증거를 찾게 하며, 왜곡된 망상적 신념에 대한 현실 검증력을 강화시킨다. 그러나 사고능력이 떨어지는 심한 정신분열증 환자에게는 인지치료가 적합하지 않다. 정신분열증 환자가 만성화되어 음성증상이 심한 경우에는 인지왜곡을 다루는 인지치료보다 인지 결함을 다루어 주는 인지재활 기법이 더 효과적일 수 있다. 그리고 가족심리교육은 정신분열증 환자의 가족까지 치료 장면에 포함하여 환자의 증상에 대한 교육을 실시하고 중재자 역할을 부여하며 이러한 과정을 통해 큰 치료 효과를 얻는다.

(3) 정신재활

만성 정신분열증 환자가 사회에 잘 적응하도록 돕기 위해서는 정신재활의 개입이 필수적이다. 정신재활에는 사회기술훈련, 가족교육, 약물교육, 직업재활 등이 포함된다. 환자는 오랜 기간 입원 생활 등으로 사회와 떨어져 있어 대인관계 기술이 부족하기 때문에 사회기술을 훈련해야 한다. 사회기술 훈련은 환자의 손상된 대인관계를 회복하고 독립적 생활기능을 향상시켜 정신분열증을 비롯한 기타 정신증적 증상을 치료하는 데 도움이 된다. 정신분열증 환자들이 사회적 적응에 어려움을 겪는 가장 큰 이유는 사회적 기술이 부족하여 타인에게 혐오적인 인상을 주고 거부당하기 때문에 사회기술 훈련을 통해 다양한 사회적 상황에 대처하는 기술을 가르치고 이러한 상황에서 발생하는 불안을 극복하도록 도움으로써 타인과의 상호작용을 증진시킬 수 있다(Dickerson, 2004; Dixon, Adams, & Lucksted, 2000; Kopelowicz, Liverman, & Zarate, 2006). 가족교육은 환자 가족의 스트레스 관리나 증상의 이해, 환자 돌보는 기술 등을 가르치는 것이다. 가족과 환자를 대상으로 한 약물 교육도 도움이 된다. 정신재활의 궁극적 목적은 환자가 직업을 가지게 하는 것이다.

(4) 직업재활

직업재활을 위해서 환자에게 직업기술을 가르쳐 주고 취업 후에 사후 관리를 하는 등의 방법으로 환자가 사회에서 나름대로 잘 적응할 수 있도록 도와주어야 한다. 치료자와 가족이 희망을 잃지 않고 적극적으로 개입한다면 많은 경우 환자는 호전되어 직업을 가지고 행복한 삶을 살 수가 있다. 환자가 직업을 가지게 되면 자부심도 가지게 되며, 정신과적 증상도 호전된다. 최근에는 정신분열증 환자를 지역사회 안에서 보호하고 치료해야 한다는 주장이 강력하게 제기되고 있다. 과거에는 만성 정신분열증 환자들을 사회로부터 격리된 수용소 형태의 정신병원에 장기간 입원하게 함으로써 이들이 사회적 적응능력을 완전히 상실하여 사회적 복귀가 불가능한 경우가 많았다. 따라서 최근에는 정신분열증 환자들이 지역사회 안에서 생활하면서 치료와 재활교육을 받을 수 있는 지역사회 정신건강센터가 개설되고 있다(권석만, 2013).

2. 기타 정신증적 장애

DSM-5에서는 기타 정신분열 스펙트럼 장애로 분열형 정동장애, 분열형 장애, 단기 정신증적 장애, 망상장애, 약화된 정신증 증후군, 분열형 성격장애 등을 포함하고 있다.

1) 분열형 정동장애

분열형 정동장애(Schizoaffective Disorder)는 정신분열증과 기분장애가 함께 공존하는 특징을 가지며, 최소 2주간의 망상이나 환각이 있으며, 우울증이나 조증 삽화가 나타난다. 분열형 정동장애는 동반하는 기분 삽화에 따라 우울형과 양극형으로 구분된다. 이 장애는 정신분열 스펙트럼 중에서 정신분열증과 함께 증상의 심각도와 부적응 정도가 가장 심한 장애에 속한다. 분열형 정동장애는 발병시기가 빠르고 비교적 갑작스럽게 일어나는 편이며, 여자에게 더 흔하게 나타난다. 예후는 정신분열증에 비하여 좋은 편이다. 분열형 정동장애의 진단은 보통 정신병적 질환의 활성 또는 잔류 증상들을 계속 나타내는 연속된 질병 기간의 평가를 바탕으로 내려질 수 있다. 아래의 표는 분열형 정동장애의 진단기준을 보여 준다(이우경, 2016).

분열형 정동장애의 진단기준(DSM-5)
A. 정신분열증의 연속 기간 동안 정신분열증의 진단 기준 A와 동시에 주요 기분(주요우울증 또는 조증) 삽화가 있다.
B. 평생의 유병 기간 동안 주요 기분(주요우울증 또는 조증) 삽화 없이 망상이나 환각이 2주 이상 존재한다.
C. 주요 기분(주요우울증 또는 조증) 삽화의 기분에 맞는 증상이 병의 활성기 및 잔류기 부분의 전체 지속 기간 대부분 동안 존재한다.
※ 다음 중 하나를 명시할 것 • 양극형: 조증 삽화로 발현될 경우 적용됨. 주요우울 삽화도 일어날 수 있음 • 우울형: 주요우울 삽화로 발현될 경우 적용됨

2) 분열형 장애

분열형 장애(Schizopreniform disorder)는 정신분열증과 비슷한 임상 증상을 나타내지만 지속 기간이 1개월 이상 6개월 이하인 경우를 말한다. 정신분열증의 증상이 나타나서 6개월 이전에 회복된 경우는 분열형 장애로 진단된다. 즉, 분열형 장애는 기간적인 면에서는 단기 정신병적 장애(증상이 1일 이상 그리고 1개월 이내에 사라짐)와 정신분열증(증상이 적어도 6개월 동안 지속)의 중간에 속한다. 정신분열형 장애의 또 다른 특징은 사회적 기능이나 직업적 기능의 손상은 잠재적으로 존재할 수 있으나, 분열형 장애의 진단에는 필요하지 않다는 것이다(APA, 2013). 분열형 장애 환자는 정서적 반응이 활발하고 병전의 기능상태로 급격하게 회복되는 경향이 있으며, 가족 중에 정신분열증의 병력을 지닌 사람이 드물다는 점에서 정신분열증과는 구별되는 장애라는 인식이 확대되었다. 아래의 표는 분열형 장애의 진단기준을 보여 준다.

분열형 장애의 진단기준(DSM-5)
A. 다음 증상 중 2가지 이상이 상당한 시간 동안 존재하고 이들 중 최소한 한 가지는 1 또는 2 또는 3이어야 한다. 1. 망상 2. 환각 3. 와해된 언어(예: 빈번한 탈선 또는 지리멸렬) 4. 극도로 와해된 행동 또는 긴장증적 행동 B. 장애 삽화의 지속 기간이 최소 1개월 이상, 6개월 이내로 지속된다.

산후정신증

2001년 미국의 36세 여성인 안드레아 예츠는 5명의 자녀를 모두 욕실에서 익사시켰다. 그녀의 병명은 산후정신증(postpartum psychosis)이었다. 우리나라에서도 이런 사례가 심심찮게 발생하고 있다. 32세의 한 여성은 아이를 낳자마자 자신이 살고 있던 농가 앞에 있는 웅덩이에 아이를 빠뜨려 죽였다. 산후정신증은 1,000명의 여성 중에 2명꼴로 영향을 미친다고 알려져 있고 출산 후 거대한 호르몬 변화로 일어난다고 알려져 있다. 아이를 낳은 후 며칠 혹은 몇 달 동안 자신의 아이가 악마라고 믿는 망상을 보이기도 하고 환청을 호소하며, 극도의 불안, 혼란과 지남력 상실, 수면 곤란, 비논리적 사고 등의 현실감을 상실한 모습을 보인다. 산후우울증을 치료하지 않을 경우 산후정신증으로 발전할 수 있다. 산후정신증은 드문 질환이지만 출산 후 나타날 경우 현실과 단절감을 느끼고 영아살해와 자살 충동이 동반될 수 있다. 조울증, 조현병, 우울증 병력이 있는 여성은 산후우울증이나 산후정신병으로 발전할 위험이 높다. 대부분의 산모는 '산후우울감'에서 오는 약간 멍한 것 같은 느낌과 급작스러운 감정 변화에서 회복되지만, 증상을 가볍게 볼 경우 영아살해 등 매우 비극적인 문제로 발전될 수 있다.

(출처: 이우경, 2016)

3) 단기 정신증적 장애

단기 정신증적 장애(brief psychotic disorder)는 망상이나 환각, 혼란스러운 언어, 전반적으로 혼란스럽거나 긴장증적 행동 등 정신분열증의 주요 증상 중 한 가지 이상이 하루 이상 1개월 이내로 짧게 나타났다가 병전의 상태로 완전히 회복되는 것을 말한다. 단지 정신증적 장애는 주로 연극성이나 경계선, 편집성, 분열성 등의 성격장애가 있을 경우에 일시적으로 일어나는 경향이 있다. 비록 증상이 짧은 기간 동안 나타나지만, 이 기간 동안에 개인의 적응기능이 심하게 손상될 수 있으며 잘못된 판단이나 망상에 의해 위험한 행동을 할 수 있기 때문에 철저한 보호와 감독이 필요하다. 자살의 위험이 높으며 특히 젊은 연령층에서 더욱 그러하다. 다음의 표는 단기 정신증적 장애의 진단기준을 보여 준다.

단기 정신증적 장애의 진단기준(DSM-5)
A. 다음 증상 중 하나 혹은 그 이상이 존재하고 이들 중 최소한 한 가지는 1 내지 2 또는 3이어야 한다. 1. 망상 2. 환각 3. 와해된 언어(예: 빈번한 탈선 또는 지리멸렬) 4. 극도로 와해된 행동 또는 긴장증적 행동 B. 장애의 삽화가 최소 1일 이상 1개월 이내이며 증상이 사라지면 병전 수준으로 기능이 완전히 회복된다.

4) 망상장애

망상장애 사례

"내 몸을 지배한다."는 망상에 빠져 길을 가던 마을 이장에게 둔기를 휘둘러 살해한 60대 남성에게 중형이 확정됐다. 대법원 1부(주심 오경미 대법관)는 살인죄로 기소된 A 씨(65)에게 징역 13년을 선고하고 치료감호를 명령한 원심을 확정했다고 9일 밝혔다. A 씨는 지난해 6월 12일 오전 9시쯤 충남 논산시의 한 도로를 지나던 이장 B 씨(68)를 철제 쇠파이프로 때려 살해한 혐의로 재판에 넘겨졌다. A 씨는 편집성 정신분열증을 앓는 정신장애 2급 장애인으로 평소 B 씨가 자신의 몸을 지배하고 정신을 조종하거나 '죽인다.'는 환청이 들리게 한다는 망상에 사로잡혀 있었던 것으로 조사됐다. A 씨는 B 씨가 삽을 집어 들어 자신을 때리려 해 방어하다 벌어진 일이라고 주장했지만 받아들여지지 않았다. 1심은 "정당방위를 주장하나 이를 인정할 아무런 자료가 없고 피해자의 가해행위로 어떠한 피해를 입었음이 확인되지 않았으며, A 씨 주장이 사실이더라도 쇠파이프로 수 회 강하게 내리쳐 사망하게 한 것은 부당한 공격에 대한 방위가 아닌 적극적 공격행위에 해당한다."고 했다. 이어 "B 씨를 살해한 뒤 아무런 구호 조치 없이 현장을 떠났고 유족이 엄벌을 탄원하고 있다"며 징역 13년을 선고했다. 또 정신감정 결과 피해망상적 환청 증상과 와해된 언어 등 정신병적 증상이 뚜렷한 조현병 환자로 진단된 점, 재범 위험이 '높음'으로 측정된 점을 감안해 치료감호도 명령했다. 2심 재판부도 "증인 진술에 따르면 삽은 B 씨의 오토바이에 묶여 있었다." "피고인이 정당방위가 가능한 상황으로 오인하였다거나 그와 같이 오인한 데에 정당한 이유가 있다고 보기도 어렵다"며 1심 판단을 유지했다. 대법원은 원심 판단에 잘못이 없다며 확정했다.

(출처: 전현진, 2021. 12. 09.)

망상장애(delusional disorder)는 일반 사람과 다르거나 비현실적 생각을 하는 것을 말한다. 망상장애를 나타내는 사람들은 망상과 관련된 생활 영역 이외에는 기능적인 손상이 없으며 뚜렷하게 이상하거나 기괴한 행동을 나타내지 않는다. 그러나 망상장애를 가진 사람은 자신의 생각에 대한 확고한 신념과 믿음을 가지고 있기 때문에 전문가나 다른 사람의 설득에도 생각이나 신념이 변하지 않는다. 개인이 속한 문화에 따라 믿음과 생각이 다를 수 있기 때문에 망상적 내용은 환자가 살고 있는 사회문화적 특성을 고려해서 진단되어야 한다.

망상장애는 망상의 내용에 따라 피해형, 과대형, 지시형, 색정형, 신체형, 허무형으로 구분된다. 자세한 망상의 하위구분 내용은 '3부-09-1-1)-(1)'에서 확인이 가능하다. 정신분석적 입장에서는 망상을 혼란스러운 감정의 결과라고 본다. 무의식적으로 동성애적 충동을 지닌 남자는 "나는 그를 사랑한다."는 명제를 수용할 수 없기 때문에 억압하는 대신 역전의 방어기제를 통해 "나는 그를 사랑하지 않는다."로 전환하고, 나아가서 "나는 그를 미워한다."로 발전하며, 이 명제는 투사를 통해 "나는 그를 미워한다."는 피해의식적 망상으로 발전한다는 주장이다. 인지적 입장에서는 망상을 논리적 추론의 결함, 비정상적인 경험의 의미추론, 정보처리의 편향 등의 관점에서 설명하려고 한다. 망상은 인지적 결함에 기인하며 경험적 자료에 대한 논리적 추론의 오류에 의해 발생한다는 주장이 제기되었다. 생물학적 입장에서는 망상이 뇌의 구조적 손상이나 신경전달물질과 관련되어 있다고 가정한다. 망상장애는 다른 정신장애에 비해서 치료가 어렵다. 정신분열증의 증상은 항정신병 약물에 의해 신속하게 완화되는 경향이 있는 데 비해, 망상은 환자의 현실적 생활과 밀접하게 연결되어 있기 때문에 지속되는 경향이 강하다. 특히 피해형 망상장애 환자는 치료진을 믿지 못하고 약물사용에 의심을 품기 때문에 약물치료가 쉽지 않다. 따라서 망상장애 환자의 치료를 위해서는 서로 믿을 수 있는 치료관계를 형성하는 것이 가장 중요하고, 이러한 관계가 형성된 후에 약물치료나 심리치료를 하는 것이 바람직하다. 다음의 표는 망상장애의 진단기준을 보여 준다.

망상장애의 진단기준(DSM-5)
A. 한 가지 이상의 망상이 1개월 이상 지속된다. B. 정신분열증의 진단 기준 A에 맞지 않는다. C. 망상의 영향이나 파생 결과를 제외한다면 기능이 현저하게 손상되지 않고 행동이 뚜렷하게 이상하거나 괴이하지 않다. D. 조증이나 주요우울 삽화가 일어난다면, 망상 지속 기간에 비해 상대적으로 짧다. ※ 다음 중 하나를 명시할 것 • 색정형: 망상의 중심 주제가 또 다른 사람이 자신을 사랑하고 있다는 것일 경우 적용 • 과대형: 망상의 중심 주제가 어떤 굉장한(확인되지 않은) 재능이나 통찰력을 갖고 있다거나 어떤 중요한 발견을 하였다는 확신일 경우 적용

- 질투형: 망상의 중심 주제가 자신의 배우자나 연인이 외도를 하고 있다는 것일 경우 적용
- 피해형: 망상의 중심 주제가 자신이 음모, 속임수, 염탐, 추적, 독극물이나 약물주입, 악의적 비방, 희롱, 장기 목표 추구에 대한 방해 등을 당하고 있다는 믿음을 수반한 경우 적용
- 신체형: 망상의 중심주제가 신체적 기능이나 감각을 수반한 경우 적용
- 혼합형: 어느 한 가지 망상적 주제도 두드러지지 않은 경우 적용

5) 약화된 정신증 증후군

약화된 정신증 증후군(attenuated psychosis syndrome)은 정신증과 비슷한 증상을 나타내지만 정도가 약하고 지속기간이 짧다. DSM-5에 따르면 망상이나 환각, 혼란스러운 언어 등의 증상이 한 가지 이상 약화된 상태로 나타나고 현실 검증력이 비교적 유지되는 장애다. 이 증후군은 정신분열증으로 발전할 가능성이 있는 초기의 증후군에 대한 조기개입의 필요성이 대두되면서 DSM-5에 새롭게 포함되었다. 약화된 정신증 증후군은 정신분열증이 발병하기 전에 미약하게 나타내는 사람들 중에는 정신분열증으로 발전하는 경우도 있지만 그렇지 않은 경우도 흔하다. 이러한 이유로 DSM-5에서는 약화된 정신증 증후군을 앞으로 좀 더 연구가 필요한 장애의 하나로 부록에서 자세하게 소개하고 있다.

6) 분열형 성격장애

분열형 성격장애(schizotypal personality disorder)는 성격장애의 하나이지만 정신분열 스펙트럼에 포함되어 있다. 이 장애는 친밀한 인간관계를 불편해하고 인지적

또는 지각적 왜곡과 더불어 기이한 행동을 나타내는 성격장애이다. 이러한 성격장애를 지닌 사람은 심한 사회적 불안을 느끼고, 마술적 사고나 기이한 신념에 집착하며, 언어적 표현이 상당히 비논리적이고 비현실적일 뿐만 아니라 기이한 외모나 행동을 나타내는 경향이 있다.

CHAPTER 10

기분장애 및 신경증적 장애

1. 기분장애

우리는 매일 기쁨, 슬픔, 분노, 즐거움과 같은 희로애락의 감정을 느끼며 살아간다. 취업의 실패, 사랑하는 사람의 죽음 혹은 이별, 시험에서의 낙제와 같은 부정적인 경험을 통해 슬픔 또는 분노와 같은 감정을 느낄 수도 있고, 취업 성공, 자녀의 출생과 같이 긍정적인 경험을 통해 기쁨 혹은 즐거움을 느낄 수도 있다. 사람은 정도의 차이가 있으나 살아가면서 언제나 기분의 변화를 겪게 된다. 그런데 개인의 기분 변화가 심한 경우를 기분장애라 한다. DSM-5에서는 연구의 축적 결과 우울장애(depressive disorder)와 양극성 및 관련 장애(bipolar and related disorders)가 원인과 치료법이 구분되므로 따로 구분하였다. 우울장애는 주요 우울장애, 지속성 우울장애, 월경전기 불쾌장애, 파괴적 기분조절 장애로 나뉜다. 양극성 장애는 I형 양극성 장애, II형 양극성 장애로 나뉜다.

1) 우울장애

우울장애는 심리적 독감이라 할 수 있을 만큼 현대에 와서 많은 사람이 경험하는 기분의 장애다. 가족 간의 문제나 학교에서 학업의 문제, 직장에서 대인관계의 문제, 노인으로서 소외감 등도 우울장애를 유발하는 요인이 된다. 한 조사자료(Lopez & Murray, 1998)에 따르면 우울장애는 전 세계적으로 직업적 부적응을 초래하는 가장 중요한 요인으로 보고되고 있다. 뿐만 아니라 우울장애는 흔히 자살에 이르게 한다는 점에서 치명적인 심리적 장애이기도 하다. 우울장애는 우울 증상의 심한 정도나 지속 기간 등에 다라 다양하게 구분된다. DSM-5에서는 우울장애의 하위유형으로 주요 우울장애, 지속성 우울장애, 월경전기 불쾌장애, 파괴적 기분조절곤란 장애를 제시하고 있다. 우울장애의 하위 장애와 특징은 아래의 표와 같다.

하위 장애	특징
주요 우울장애	2주 정도 거의 매일 우울한 기분을 느끼고 거의 모든 활동에 있어 흥미나 즐거움의 상실을 보임
지속성 우울장애	2년(아동 · 청소년의 경우 1년) 동안 우울한 기분이 없는 날보다 있는 날이 더 많으며 우울감이 지속됨
파괴적 기분조절 부전장애	만성적이면서 지속적으로 과민성을 특징적으로 보임
월경전 불쾌감장애	불안정한 기분, 과민함, 불쾌감, 불안 증상을 특징적으로 보이며 월경 주기 전에 시작되어 월경 시작 시 혹은 직후에 사라짐

(1) 주요 우울장애

우울장애 사례

신종 코로나바이러스 감염증(코로나19) 여파로 실직한 어머니가 우울증으로 46년 동안 정성껏 키워 온 지체 장애인 딸을 우발적으로 살해해 징역 4년을 선고받았다. 부산지방법원 형사6부(류승우 부장판사)는 살인 혐의로 기소된 A 씨에게 징역 4년을 선고했다고 22일 밝혔다. A 씨는 46년 동안 지체 · 시각 장애인 딸 B 씨를 부양하며 정성을 다해 보살폈다. B 씨가 재활원에 다니는 것을 힘들어하자 21년간 A 씨는 매일 딸을 데리고 등원하고, 재활원 생활에 적응할 수 있도록 모정을 쏟았다. 지난 2015년에는 B 씨가 회사에 취업했는데, 시각 장애까지 있어 대부분 업무를 A 씨가 대신해 주기까지 했다. 세상에 둘도 없던 모녀에게 불행이 닥친 건 지난해 팬데믹을 몰고 온 코로나19 상황. 이 여파로 모녀는 실직할 수밖에 없었고 외출도 하지 못한 채 24시간 집에서만 보내야 했다. A 씨는 원래 우울증으로 정신과 치료를 받아 왔다. 그는 평소 가족들에게 "사는 게 희망이 없다"고 말할 정도로 극심한 스트레스를 호소했다. 여기에다 실직과 격리 생활까지 겹치자 우울증은 더욱 심각해졌고, 점점 사물을 변별하고 의사를 결정할 수 있는 능력도 약해졌다. 지난해 7월 31일 오후, 두 모녀가 집에서 격리 생활을 하고 있던 도중 '죽는다'는 의미를 알지 못했던 B 씨가 갑자기 "죽자"라는 말을 불쑥 내뱉었다. 순간 A 씨는 극도의 우울감을 참지 못하고 결국 딸을 살해한 후 자살을 시도했다. A 씨는 누워 있던 딸의 목을 졸라 살해했다.

〈중략〉

재판부는 "부모는 자녀에게 생명을 주지만 자녀의 생사를 결정할 권리까지 가지는 것은 아니다"며 "자녀에게 신체 · 정신장애가 있더라도 생명을 침해하는 행위는 정당화될 수 없고, 범행에 취약한 피해자를 상대로 한 것이어서 비난 가능성이 더욱 크다"고 판시했다. 또 "지체 · 시각장애를 가진 피해자가 순탄하지 못한 삶을 살아왔을 것으로 예상되고, 피고인을 비롯한 가족들이 육체적 · 정신적 어려움을 겪었을 것"이라면서도 "피고인과 비슷한 처지에 있는 사람이 모두 같은 선택을 하는 것은 아니다"고 말했다. 그러면서 "피고인은 우울증으로 인해 정신적으로 불안정한 상태에서 합리적 판단을 제대로 하지 못하고 범행을 저지른 것으로 보인다"며 "스스로 잘못을 깊이 뉘우치고 있으며 범행 이전에 아무런 범죄 전력이 없다"고 밝혔다.

(출처: 노경민, 2021. 12. 22.)

① 증상

주요 우울장애는 심한 우울장애가 2주 이상 지속되는 것을 말한다. 우울장애 환자의 사고의 특징은 부정적이다. 자신에 대해서 부정적 사고를 가지고 있으며, 미래에 대해서도 절망적으로 보고, 세상을 비관적으로 본다. 이를 우울장애의 인지 삼제라 한다. 주의집중이 어렵고 사고의 흐름도 느리게 진행되고, 사고의 내용도 빈약하다. 사고가 느린 점과 관련하여 말과 행동도 지체되어 있고 힘이 없다(권석만, 2013). 또한 우울장애 상태에서는 우울하고 슬픈 감정을 비롯하여 좌절감, 죄책감, 고독감, 무가치감, 허무감, 절망감 등과 같은 고통스러운 정서상태가 지속된다. 우울하고 슬픈 감정이 강해지면 자주 눈물을 흘리며 울기도 한다. 심한 우울장애 상태에서는 무표정하고 무감각한 정서상태를 나타낼 수도 있다. 또한 아동이나 청소년의 경우에는 우울장애 상태에서 분노감이나 불안정하고 짜증스러운 감정을 나타내기도 한다. 이러한 우울한 기분과 더불어 일상생활에 대한 흥미와 즐거움이 저하되어 매사가 재미없고 무의미하게 느껴진다. 또한 어떤 일을 하고자 하는 의욕이 현저하게 저하되어 생활이 침체되고 위축된다. 또한 성적 관심과 흥미가 상당히 줄어든다. 식욕의 감퇴 혹은 증가를 보이고 이에 따라 체중 감소 혹은 증가가 뒤따른다. 수면 곤란 등의 증상이 있고 과다수면이 발생하기도 한다. 우울장애가 심한 경우에는 자학적인 행동이나 자살시도를 할 수 있다. 다음의 표는 주요 우울장애의 진단기준을 보여 준다.

주요 우울장애의 진단기준(DSM-5)
A. 다음의 증상 중 5가지 이상이 거의 매일 적어도 2주 이상 지속된다. 1. 하루 중 대부분 거의 매일 우울한 기분이 지속(아동 혹은 청소년의 경우 과민한 기분으로 나타남) 2. 대부분의 일상 활동에 대한 흥미나 즐거움이 현저히 감소 3. 다이어트를 하지 않아도 체중이 현저히 감소(1개월 동안 5% 이상의 체중변화)하거나 증가, 거의 매일 식욕의 감소나 증가가 나타남 4. 거의 매일 불면증이나 과다수면 5. 거의 매일 정신운동성 초조나 지체 6. 거의 매일 피로나 에너지 상실 7. 거의 매일 무가치감과 부적절하거나 지나친 죄책감 8. 거의 매일 사고력 혹은 집중력의 감소 또는 우유부단함 9. 반복적으로 죽음에 대한 생각을 하거나 구체적인 계획 없이 반복적인 자살 사고 또는 자살 시도나 자살 수행에 대한 구체적인 계획 B. 증상이 사회적, 직업적 또는 다른 중요한 기능 영역에서 임상적으로 유의한 고통이나 손상을 초래한다.

② 특징

2019년 COVID-19가 전 세계적으로 퍼지면서 전 세계는 팬데믹에 빠지게 되었다. 이러한 상황에서 '코로나'와 '우울감(blue)'를 합쳐 '코로나 블루'라는 신조어가 만들어졌다. 장기간의 사회적 거리두기로 인해 많은 사람들이 불안과 심리적 압박 속에서 우울장애의 증상을 호소하고 있다. 우울장애는 가장 많은 사람이 고통받는 정신장애로 알려져 있다. 주요 우울장애의 경우, 평생 유병률이 여성은 10~25%이며 남성은 5~12%로 보고되고 있다. 우울장애는 남성보다 여성에게 더 흔한 장애이며, 우울장애를 한 번 경험한 사람은 그렇지 않은 사람에 비해서 우울장애를 경험할 가능성이 높다(Simons, Murphy, Levine, & Wetzel, 1985). 우울장애를 반복적으로 경험할수록 우울장애에 걸리게 될 가능성 또한 높아진다. 한 번 우울장애를 경험한 사람 중에 약 50~60%는 두 번째 우울장애를 경험한다. 두 번의 우울장애를 경험한 사람이 세 번째 우울장애를 경험할 가능성은 70%, 세 번째 우울장애를 경험한 사람이 네 번째 우울장애를 경험할 가능성은 90%에 이른다. 가족 중에 심각한 우울장애를 경험한 사람이 있는 경우는 그렇지 않은 사람에 비해 1.5~3배 정도 발병가능성이 높다. 그러나 우울장애의 발병률은 인종, 교육, 수입, 결혼 상태와는 관련이 없는 것으로 나타나고 있다.

③ 원인

가. 생물학적 원인

우울장애는 노르에피네프린과 도파민 등의 신경전달물질의 이상과도 관련된다. 노르에피네프린과 도파민 등 신경전달물질의 양이 많으면 조증이 될 가능성이 있으며, 노르에피네프린이나 세로토닌의 양이 적을 경우에 우울장애가 될 가능성이 있다.

또한 신체의 내분비체계가 우울증에 역할을 하는 것으로 알려져 있는데, 코르티솔 수준이 우울하지 않은 사람보다 우울한 사람에서 비정상적으로 높다. 코르티솔은 스트레스 기간 동안 부신에 의해 방출되는 호르몬이다. 코르티솔 외에 멜라토닌이라는 호르몬은 어두울 때 방출된다고 하여 드라큘라 호르몬으로 알려져 있는데, 겨울마다 재발하는 우울증을 경험하는 사람은 긴 겨울에 멜라토닌을 더 많이 분비하는 것으로 알려져 있다. 이런 호르몬의 문제에는 광치료(light Therapy)가 효과적이다.

우울장애가 시상하부(hypothalamus)의 기능장애로 인해 생긴다는 주장도 제기되고 있다. 우울장애 환자들이 뇌하수체 호르몬이나 부신선 또는 갑상선의 기능장애를 보이는데 이런 호르몬은 모두 시상하부의 영향을 받고 있다. 시상하부는 기분을 조절하는 기능을 지니고 있을 뿐만 아니라 우울장애에서 흔히 나타나는 식욕이나 성기능의 장애에도 영향을 미친다.

생체리듬의 이상이 우울장애를 유발할 수 있다는 주장도 있다. 특히 특정한 계절에 주기적으로 나타나는 계절성 우울장애는 생체리듬과 밀접한 관계가 있는 것으로 여겨지고 있다. 예를 들어, 가을과 겨울에 우울장애를 보이고 봄과 여름에는 정상적으로 기능하는 계절성 우울장애 환자의 경우 이들에게 1년 주기의 생체리듬에 이상이 있을 가능성이 제기되고 있다. 일반적으로 생물학적 리듬은 일상적인 생활과제의 진행에 맞춰지는데, 만약 여러 가지 생활사건(예: 대인관계의 손상, 업무의 과중, 생활 패턴의 변화 등)으로 정규적인 사회적 리듬이 깨어지게 되면, 생물학적 리듬이 불안정해지게 되고 그 결과 취약한 사람들에게 우울장애가 유발될 수도 있다는 주장이다.

나. 심리학적 원인

많은 경우 우울장애는 인지적 문제와 관련된다. 인간의 사고와 정서는 밀접한 관련이 있는데, 부정적 사고는 부정적 감정을 가지게 한다. 우울장애를 가진 사람은 부정적 사고를 하는 경향이 많다. 벡(Beck)은 우울장애 환자가 자신과 세상 그리고 미래를 부정적으로 해석하는 인지삼제를 가지고 있다고 보았다(권석만, 2013). 첫째, 우울한 사람들은 자기 자신에 대해서 부정적인 생각을 많이 지니고 있다. '나는 열등하다', '나는 무능하다', '나는 무가치하다' 등의 부정적인 생각을 지닌다. 둘째, 우울한 사람들은 자신의 미래에 대한 부정적 생각들을 지니고 있다. '나의 미래는 비관적이다', '내가 어떤 노력을 하더라도 이 어려운 상황은 개선될 수 없다' 등의 생각이다. 마지막으로 우울한 사람들은 주변 환경에 대한 부정적 생각들을 지니고 있다. '내가 처한 상황은 너무 열악하다', '이 세상은 살아가기에 너무 힘들다' 등의 생각을 하게 된다. 세상에 대한 부정적 생각은 우울한 사람들이 타인에게 적극적인 도움을 요청하지 않고 사회적으로 위축되어 고립되는 결과를 초래하게 된다.

우울장애를 가진 사람은 자신이 무능력하다고 보며 세상은 사악하고 자기를 해친다고 본다. 그리고 미래는 암울하고 희망이 없다고 생각한다. 벡에 따르면, 우울장애를 가진 사람은 증거가 불충분하거나 근거 없는 사고를 하거나, 어떤 사건 중에서 부정적 내용만 선택하거나, 좋지 않은 사실을 과잉일반화하거나 확대하며, 장점을 과소평가하는 등의 인지적 오류를 가지고 있다. 이러한 부정적인 생각이 기분을 우울하게 할 뿐만 아니라 부적응적 행동을 초래한다. 우울한 사람들이 지니는 부정적인 사고과정은 흔히 자신에게 잘 자각되지 않는 경우가 많다. 왜냐하면 부정적 생각들이 재빨리 순간적으로 스쳐 지나가기 때문이다. 따라서 사고내용보다는 그 결과로 나타나는 우울한 기분만이 느껴지게 된다. 물론 자신의 사고과정에 의식적으로 주의를 기울이면 사고내용이 자각될 수 있다. 그러나 복잡한 행동도 자꾸 반복하면 습관화되어 의식 없이 행해지는 것처럼 사고과정도 마찬가지이다. 어떤 생각을 자꾸 반복하게 되면 습관화되어 의식적 자각 없이 자동적으로 진행되어 흘러가게 된다. 벡은 이러한 사고과정을 매우 중요하게 여겨 자동적 사고(automatic thoughts)라고 지칭했다.

또한 우울한 사람들이 지니는 인지도식의 내용은 역기능적 신념(dysfuntional belief)의 형태로 나타난다. 벡에 따르면, 우울한 사람들은 자신과 세상에 대해서 완벽주의적이고 당위적이며 융통성이 없는 경직된 신념을 지니고 있다. 이러한 신념은 '~해야 한다.' 또는 '~해서는 안 된다.'라는 당위적 명제의 형태를 지니며 현실적인 삶 속에서 실현되기 어려운 것으로서 흔히 좌절과 실패를 초래하기 때문에 역기능적 신념이라고 불린다.

이러한 자동적 사고와 역기능적 신념을 통해 우울장애를 가지고 있는 환자는 일상생활에서 경험할 수 있는 부정적인 사건들을 통해 부정적인 자동적 사고를 하게 되고 우울장애가 유발될 수 있다. 즉, 우울장애는 역기능적 신념이라는 취약성과 부정적인 생활사건이라는 스트레스가 함께 존재해야 유발된다고 본다. 이를 특수 상호작용 모델(specific interaction model)이라고 한다.

행동주의자 마틴 셀리그만(Martin Seligman)은 개가 통제할 수 없는 상황에서 흥미로운 정서적 반응을 하는 것을 보았다. 개가 전기충격을 간헐적으로 받으면 지렛대를 누르는 등의 행동을 통해 쇼크를 피할 수 있다. 그럼에도 불구하고 아무것도 할 수 없다는 것을 학습하게 되면 궁극적으로는 무기력해지고, 포기하고 우울한 징후를 보인다. 셀리그만은 인간 역시 우울하고 불안할 때 이런 무력감을 학습하는 것을 보고 학습된 무기력 이론(learned helplessness theory)을 만들어 냈다. 우울하게 되면 힘든 사건을 통제할 수 없다는 절망감이 뒤따른다(Seligman, 1971).

귀인양식도 우울증과 관련이 있다. 귀인양식은 부정적인 사건을 내적, 안정적 또는 전반적 원인에 돌림으로써 우울증에 더 취약하게 만든다. 그러나 우울증에 적용되던 귀인이론은 불안장애나 다른 장애에서도 발견되었고 연구자들은 이 귀인이론을 수정하여 부정적인 귀인의 영향을 덜 강조하게 되었고, 우울증을 발현하는 절망감이 오히려 더 중요하다고 보았다. 우울증 환자는 통제력을 회복하기 어렵다고 느끼고 절망하는 것이 큰 차이점이라는 것이다.

다. 사회적 원인

주요한 생활사건은 커다란 좌절감을 안겨 주는 충격적인 사건들을 말한다. 이러한 주요 생활사건에는 사랑하는 가족의 사망이나 심각한 질병, 자신의 심각한 질병, 가정불화, 가족관계나 이성관계의 악화, 친구와의 심각한 갈등이나 다툼 등 다양한 사건이 포함된다. 물론 개인마다 충격적으로 받아들이는 사건의 내용과 강도가 다를 수 있으나 이러한 주요 생활사건이 우울장애를 유발시킬 뿐만 아니라 악화시키는 계기가 될 수 있다.

우울장애는 천천히 작은 부정적 사건들이 누적되어 생겨날 수도 있다. 우울장애를 유발할 수 있는 충격적인 사건은 없었지만, 일상생활 속에서 자주 경험하게 되는 여러 가지 사소한 부정적인 생활사건들이 오랜 기간 누적되면 우울장애가 유발될 수 있다. 이러한 사소한 생활스트레스를 경미한 생활사건이라고 부른다.

사회적 지지가 부족하거나 결여되면 개인의 정서적 안정감과 자존감을 서서히 잠식하여 우울장애를 촉발시킬 수 있다. 사회적 지지는 개인으로 하여금 삶을 지탱하도록 돕는 심리적 또는 물질적 지원을 의미한다.

우울장애의 사회적 요인에서 행동주의 입장의 이론가들은 주로 스키너(Skinner)의 조작적 조건형성이론에 기초하여 우울장애를 설명하고 있다. 조작적 조건형성의 기본원리는 여러 가지 행동 중에서 강화를 받은 행동은 지속되는 반면 강화를 받지 못한 행동은 소거된다는 것이다. 우울증상은 인간의 다른 행동과 마찬가지로, 이러한 조건형성의 원리에 의해서 학습된다는 것이 행동주의 이론가의 설명이다.

우울한 사람은 사회기술의 부족 때문에 타인으로부터 적절한 강화를 받지 못하게 되어 우울한 것을 볼 수 있다. 일반적으로 행동주의 이론에서는 우울장애가 이러한 긍정적 강화의 상실, 강화유발 행동의 감소, 우울행동의 강화에 의해서 발생하고 유지된다고 본다. 우울장애를 유발하는 사건들은 긍정적 강화의 원천을 상실하는 것이기 때문에 즐거운 경험이 감소하고 불쾌한 경험이 증가한다. 이러한 경우 개인이 다른 사람으로부터 강화를 얻을 수 있는 사회적 기술이 부족하거나 불쾌한 상황에 대처하는 기술이 부족하면, 긍정적 강화의 결핍상태가 지속되고 그 결과 우울증상이 나타난다. 슬픔, 무기력, 사회적 고립과 같은 우울 증상이 때로는 다른 사람으로부터 강화를 얻어 내는 기능을 할 수도 있다. 하지만 이러한 강화는 우울증상을 지속시키는 역효과를 나타낼 수도 있다. 또한 우울장애가 지속되면 다른 사람들에게 혐오감을 주기 때문에 결국에는 우울한 사람을 피하게 되고 긍정적 강화가 사라지게 되어 우울장애가 악화되는 결과를 초래하게 된다.

우울증상의 문화적 차이

우리나라의 우울증 환자는 우울감, 슬픔, 낙담, 공허감 등의 정서적 우울을 호소하기보다는 신체증상, 호흡곤란, 각종 통증, 특히 두통을 많이 호소한다. 한국인이 서양인에 비해 우울증을 보일 때 유난히 신체증상을 더 많이 호소하는 이유는 우선 우리나라 특유의 유교 문화의 영향과, 감정을 인식하고 자유롭게 표현하는 것을 권장하지 않는 사회문화적 요인을 꼽을 수 있다. 특히 지금의 중년 이상 중 노년기의 사람들은 감정을 억압하고 표현하지 않는 것이 일상화되다 보니 정서적으로 우울하고 슬프다는 기분을 인식하지 못하고 감정을 신체적 채널, 즉 몸을 통해 간접적으로 표현하는 경향이 강하다. 이러한 경향성은 나이가 많고 학력이 낮은 노인은 여성으로 갈수록 더 심하고, 중년 이후의 남성 역시 감정을 제대로 인식하고 표현하는 것이 익숙하지 않아 음주, 흡연에 몰두하거나 우울 증상을 몸으로 표현하는 경향이 있다.

(출처: 이우경, 2016)

④ 치료

우울장애의 치료는 심한 경우 약물치료가 필요하지만 인지행동치료와 같은 심리치료를 함께 사용하는 것이 효과적이다. 위생관리나 자기관리가 어려울 정도면 입원치료를 하는 것이 좋다.

가. 약물치료

우울장애를 위한 약물치료로는 선택적 세로토닌 재흡수 억제제(SSRIs)와 삼환계 항우울약물(TCAs)이 보편적으로 사용되며, 항정신병 약물을 같이 투여하기도 한다. 그러나 증상이 완화된 후 약을 끊으면 1년 이내에 재발할 확률이 높아진다. 그래서 우울 증상이 사라진 후에도 적어도 5개월 정도는 약을 복용하게 하는 것이 치료효과 유지에 중요하다. 전기경련요법은 우울증에 효과적인 치료법의 하나로서 효과가 매우 빠르며 반응률도 높다. 증상이 심해서 자살의 위험성이 크거나 신체쇠약이 염려되는데 약물의 효과가 나올 때까지 기다릴 수 없는 경우, 약물을 복용할 수 없을 경우, 그리고 약물치료가 실패하였을 경우에 보통 약물치료와 병행하여 실시한다.

하지만 약물치료에는 많은 부작용과 약 복용을 멈췄을 때 우울증이 재발할 가능성을 배제할 수는 없다. 따라서 약물치료는 심리치료와 병행되는 경우가 많으며, 이 경우 우울장애의 재발률을 유의미하게 감소시킬 수 있었다는 연구보고가 있다.

나. 심리치료

심리치료의 대표적인 2가지 방법은 인지치료와 정신역동적치료이다. 인지치료는 내담자를 우울하게 만드는 부정적인 자동적 사고와 역기능적 신념을 찾아내고 변화시키기 위해 다양한 구체적 기법(A-B-C기법, 소크라테스식 대화법, 일일기록표방법, 설문지 검사기법, 일기쓰기, 행동실험법, 하향화살표법 등)들을 갖추고 있다. 아울러 인지의 변화뿐만 아니라 내담자의 부적응적 행동을 변화시키기 위한 여러 가지 행동치료 기법이 적용되기도 한다. 우울장애의 경우에 적용되는 행동치료기법에는 자기생활 관찰표 작성하기, 시간계획표를 만들어 생활하기, 점진적인 과제수행표를 만들어 실행하기, 긍정적 경험을 체험하고 평가하기, 대처기술 훈련하기, 의사소통기술

훈련하기, 문제해결법 훈련하기 등이 있다. 이렇게 인지의 변화뿐만 아니라 행동의 변화를 유도하기 위해 행동치료기법을 사용하기 때문에 인지치료를 인지행동치료라고 부르기도 한다. 특히 인지치료는 약물치료와 달리 부작용이 없으며 치료효과가 지속적이어서 재발률이 낮다는 장점을 지니고 있다.

정신역동적 치료에서는 내담자의 무의식적 갈등을 잘 파악하여 내담자에게 적절한 방법으로 직면시키고 해석해 준다. 내담자 자신의 무의식적 좌절과 대인관계방식을 이해하게 할 뿐만 아니라 중요한 타인에 대해 억압하고 있었던 분노감정을 자각하게 한다. 치료자는 이를 잘 수용하고 해소하도록 도와주어야 한다. 정신역동적 치료는 내담자의 우울증상을 삶의 전반적 맥락에서 이해하고 우울장애에 대해서 심층적이고 포괄적인 치료적 접근을 하는 장점을 지니고 있다. 그러나 우울장애에 대한 정신역동적 치료의 효과에 대해서는 논란이 많다. 정신역동적 치료의 효과는 대부분 임상적 치료사례를 통해 보고되었을 뿐이며 객관적이고 체계적인 실험적 연구를 통해 검증되지 못했다.

(2) 지속성 우울장애

DSM-5에서 지속성 우울장애는 만성적인 우울장애로서 우울 증상이 2년 이상 지속되는 것을 말한다. 식욕부진이나 과식, 불면이나 과다수면, 활력의 저하나 피로감, 자존감의 저하, 집중력의 감소, 결정의 어려움, 절망감 중에서 두 가지 이상 해당될 때 지속성 우울장애로 진단한다. 지속성 우울장애는 비만성적 우울장애에 비해서 만성적인 경과를 보이기 때문에 실업, 재정적 곤란, 운동능력의 약화, 사회적 위축, 일상생활의 부적응이 더욱 심각하게 나타날 수 있다.

지속성 우울장애 환자는 주요 우울장애 환자에 비해 10년 후에도 우울장애를 앓고 있을 확률이 14배나 높은 것으로 나타났다. 지속성 우울장애 환자들은 주요 우울장애 환자들에 비해 치료에 대한 효과가 더 나쁘고 우울 삽화를 더 자주 나타내며 자살사고도 더 많이 하는 경향이 있다(Klein et al., 2006). 아래의 표는 지속성 우울장애의 진단기준을 보여 준다.

지속성 우울장애의 진단기준(DSM-5)
A. 적어도 2년 동안 하루의 대부분 우울한 기분이 있고, 우울 기분이 없는 날보다 있는 날이 더 많고 이러한 증상을 주관적으로 보고하거나 객관적으로 관찰할 수 있다(아동 혹은 청소년은 기분이 과민한 상태로 나타나며 기간은 1년 정도).
B. 다음 중 2가지 이상의 증상이 나타난다. 1. 식욕부진이나 과식 2. 불면증이나 과다수면 3. 기력 저하나 피로감 4. 자존감의 저하 5. 집중력의 감소나 우유부단 6. 절망감
C. 2년 동안 2개월 연속 진단 기준 A와 B의 증상이 존재하지 않았던 경우가 없었다.
D. 주요 우울장애 진단 기준을 만족하는 증상이 2년간 지속적으로 나타날 수 있다.

(3) 월경전기 불쾌장애

월경전기 불쾌장애는 여성의 경우 월경이 시작되기 전주에 정서적으로 불안하고 예민하며 짜증이 나고 우울하고 무력감이 나타나면서 주의집중이 잘되지 않고 일상적인 활동에 어려움이 있는 것을 말한다.

가임기 여성의 70~80%는 월경이 시작되기 직전에 유방 압통, 더부룩함, 정서적인 불안정감, 짜증스러움과 같은 다양한 징후를 경험한다. 대부분의 경우, 이러한 징후는 경미한 것이어서 특별한 치료가 필요하지 않다. 그러나 20~40%의 여성들은 이러한 월경전기의 징후가 심하여 일상생활에 어려움을 겪게 된다. 월경전기 불쾌장애의 유병률은 여성의 3~9%로 보고되고 있다. 또한 월경전기 불쾌장애를 나타내는 여성들은 과거에 성적, 신체적 학대를 당한 경험이 많은 것으로 나타났다. 이러한 결과는 외상 경험이나 외상후 스트레스 장애가 독립적으로 월경전기 불쾌장애와 관련되어 있음을 시사한다. 아래의 표는 월경전기 불쾌장애의 진단기준을 보여 준다.

월경전기 불쾌장애의 진단기준(DSM-5)
A. 대부분의 월경 주기에서 월경 시작 일주일 전에 다음 B와 C 진단 준거 5가지 이상이 시작되어 월경이 시작되고 수일 안에 증상이 좋아지며, 끝나면 증상이 약화되거나 없어진다. B. 다음 중 적어도 한 가지 이상은 포함되어야 한다. 1. 매우 불안정한 기분(갑자기 울고 싶거나 슬퍼지거나 거절에 대해 민감해짐) 2. 뚜렷한 과민성, 분노, 대인 갈등이 증가 3. 뚜렷한 우울 기분, 절망감 자기 비난적인 사고 4. 뚜렷한 불안, 긴장, 신경이 곤두서는 느낌, 과도한 긴장감 C. 다음 중 한 가지 이상이 추가적으로 있어야 하며 진단 기준 B 증상과 더불어 총 5가지 증상이 있어야 한다. 1. 일상활동 시 흥미 저하(직업, 학교, 또래집단, 취미) 2. 집중이 어렵다는 주관적인 느낌 3. 기면, 쉽게 피곤함, 무기력감 4. 식욕 변화, 과식이나 특정 음식의 탐닉 5. 과다수면 또는 불면 6. 압도되거나 통제력을 잃을 것 같은 주관적 느낌 7. 유방의 압박감, 부종, 두통, 관절통, 근육통, 체중이 증가된 느낌 등의 신체적 증상 ※ 주의점: 진단 기준 A~C에 해당하는 증상이 전년도 대부분의 월경 주기에 존재 D. 증상이 직업이나 학교, 일상적인 사회활동과 대인관계를 유의하게 저해한다.

산후우울증

미국의 한 여성이 산후우울증을 겪다 자신의 5개월 된 아기를 흉기로 찔러 살해해 이웃들이 충격에 빠졌다. 2021년 12월 5일(현지시간) 데일리메일에 따르면 지난 3일 미국 뉴저지에 거주하는 여성 크리스티 알카자르(26)가 5개월 된 딸을 흉기로 찔러 살해한 혐의로 기소됐다. 현지 경찰은 지난 3일 밤 알카자르가 거주하는 집 쪽에서 이상한 소리가 들린다는 이웃의 신고를 받고 출동했다. 현장에 도착했을 당시 이미 알카자르의 아기는 사망한 상태였다. 알카자르는 현장에서 체포됐고 현재 살렘 카운티 교도소에 수감된 상태다. 경찰에 따르면 아기의 아버지는 사건 당시 집에 없었으며 사망한 아기 외에 또 다른 희생자는 없는 것으로 전해졌다. 경찰은 알카자르의 자택에서 범행에 쓰인 여러 개의 칼과 살해 증거들을 확보했다. 이웃들은 이 같은 범행 소식이 충격적이라며 알카자르가 그동안 '좋은 엄마'로 보였다고 밝혔다. 그러면서 최근 알카자르가 '산후우울증'을 앓고 있다는 소문이 돌았다고 말했다. 산후우울증은 산모가 출산 후에 겪는 우울한 기분 · 감정을 의미한다. 이웃 중 한 명인 엣지는 현지 언론과의 인터뷰에서 "손자 · 손녀가 있다 보니 이 사건이 피부로 와닿는다"고 밝혔다. 또 다른 이웃 호세 콰일스는 "슬픈 소식이다"며 "특히 아기를 생각하면 마음이 너무 아프다"고 말했다. 현재 알카자르의 자택 현관에는 사망한 아기를 추모하기 위해 인형과 촛불 등이 놓여진 것으로 알려졌다.

(출처: 이지현, 2021. 12. 07.)

(4) 파괴적 기분조절 부전장애

파괴적 기분조절 부전장애는 반복적으로 심한 분노를 폭발하는 행동을 나타내는 경우를 말한다. 주로 아동기나 청소년기에 나타나는 장애로서 자신의 불쾌한 기분을 조절하지 못하고 분노행동으로 표출하는 것이 주된 특징이다. 파괴적 기분조절 부전장애의 핵심증상은 만성적인 짜증과 간헐적인 분노 폭발이다. 아동기의 만성적인 짜증은 성인기에 다른 우울장애로 진전되는 경향이 있다. 예전에는 극도로 심한 비삽화성 과민 기분을 보이는 아동에게 아동기 양극성 장애 진단이 남발되어, 이에 따라 전형적인 삽화성 양극성 장애와 비삽화성 과민한 기분 양상을 구분할 필요성이 대두되면서 파괴적 기분조절 부전장애가 DSM-5에 추가되었다.

파괴적 기분조절 부전장애의 진단기준(DSM-5)

A. 분노 발작이 언어, 행동으로 나타나며, 상황이나 촉발 자극에 비해 강도나 지속 시간이 매우 비정상적이다.

B. 분노 발작이 발달수준에 맞지 않는다.

C. 분노 발작이 보통 일주일에 3번 이상 발생한다.

D. 분노 발작 사이에 기분이 지속적으로 과민하거나 거의 매일, 하루 중 대부분 화가 나 있으며 부모나 교사, 또래집단이 객관적으로 관찰할 수 있다.

E. 위의 증상이 12개월 이상 지속되며 증상이 없는 기간이 연속 3개월 이상 되지 않는다.

F. 위의 증상 중 A와 B가 가정, 학교, 또래집단 중 최소 2가지 이상에서 나타나며 최소 한 가지 이상에서 증상이 매우 심하다.

G. 6세 이전 또는 18세 이후에 처음으로 진단될 수 없다.

※ 이 진단은 적대적 반항장애, 간헐적 폭발장애, 양극성장애와 동반이환 될 수 없으나 주요 우울장애, 주의력결핍 과잉행동장애, 품행장애, 물질사용장애와는 동반이환 될 수 있다. 만일 적대적 반항장애 진단 기준을 모두 만족시킨다면 파괴적 기분조절 부전장애만 진단내린다. 조증, 또는 경조증 삽화를 경험했다면 파괴적 기분조절 부전장애 진단을 내릴 수 없다.

2) 양극성 장애

양극성 장애(bipolar disorders)는 우울한 기분 상태와 조증 상태가 번갈아 나타나는 것을 말한다. 과거에는 조울증으로 부르기도 하였다. 양극성 장애는 I형과 II형으로 구분된다.

양극성 장애는 보통 젊은 나이에 발병한다. 양극성 장애는 치료하지 않을 경우 평균 3~6개월 정도 증상이 지속된다. 한 해에도 여러 번 재발하기도 한다. 해마다 재발하는 사람도 있으며, 몇 년이 지난 후에 재발하는 사람도 있다. 양극성 장애는 불안장애를 동반하는 경우가 많으며 자살의 위험성도 높다. 아래의 표는 양극성 장애의 하위 장애와 특징을 보여 준다.

하위 장애	특징
I형 양극성 장애	조증 삽화 기준 충족
II형 양극성 장애	1회 이상의 주요우울 삽화와 경조증 삽화가 번갈아 나타남
순환성 장애	2년간 경조증 기간과 경미한 우울증 기간이 혼재함

▦ 양극성 장애 사례

양극성 장애를 앓고 있는 아버지를 둔 7살 여아 c가 어머니와 병원에 왔다. 어릴 때 지나치게 잘 놀래고, 잠을 자지 않고, 예민하여 조그마한 자극에도 금방 깨서 울어 키우기가 매우 어려웠다고 하며, 여자 아이인데도 부산하고 늘 기분이 들떠 있는 것 같다가 사소한 일에 분노 폭발을 하였다고 하였다. 유치원에서도 친구들과 어울려 놀다가도 기분 변화가 너무 심해서 깔깔거리며 웃다가도 다른 아이가 조금만 건드려도 짜증을 부리거나 화를 내어 아이들이 같이 놀기를 싫어하고 선생님이 보기에도 기분을 예측하기가 힘들다고 하였다고 한다. 어머니도 아이를 키우기가 너무 힘들어 병원에 데리고 왔으며, 아버지와 비슷한 모습을 가끔 보여서 걱정이 된다고 하였다. 놀이치료실에서 여러 가지 장난감을 보고 기분이 좋아 어쩔 줄 몰라 하며, 자신이 좋아하는 인형을 모두 꺼내 놓고도 제대로 가지고 놀지 않고 금방 싫증을 내었으며, 그만 가자는 어머니 말에 짜증과 화를 내며 소리를 지르고 어머니 얼굴을 주먹으로 때리는 모습을 보였다.

(출처: 정성훈, 2007. 05. 10.)

(1) I형 양극성 장애

I형 양극성 장애는 주요 우울장애 삽화와 조증 삽화가 번갈아 나타나는 증상을 보인다. 조증 상태에서는 기분이 매우 고양되어 있다. I형 양극성 장애는 남성보다 여성에게 많고, 재발이 잦은 편이다. I형 양극성 장애는 가장 심한 형태의 양극성 장애로서 한 번 이상의 조증 삽화가 나타나는 모든 경우를 말한다.

기분의 불안정성은 너무 들떠서 비정상적으로 보이고, 기분이 매우 과민하며 '정상에 올라간 느낌'과 '고양되고 즐거운 상태'를 경험한 뒤 심하게 우울해하는 극단적인 모습으로 나타난다. 기분이 고조된 상태에서 성적인 면과 직업적인 면에서 과도하게 의욕적으로 행동할 수 있다. 공공장소에서 낯선 사람에게 쉽게 접근하여 말을 하거나 짧은 기간 동안 기분이 급변해서 다행감과 행복한 기분을 느끼다가도 곧 과민한 반응을 보여 주변 사람도 이런 기분의 변화를 쉽게 눈치챌 수 있다. 증상이 심한 환자의 경우 자신의 증상에 대한 통찰 능력이 떨어져 치료에 저항적이다. 여성 환자는 화장을 요란하게 하고 외모를 유혹적이고 화려한 스타일로 꾸미며 치료자를 성적으로 유혹하려고 하는 등 충동 통제가 어렵다. 타인에게 적대적이고 신체적 위협을 가하며 망상이 동반될 경우 공격적으로 행동하거나 자살 시도를 하기도 한다. 흔히 I형 양극성 장애를 지닌 사람들은 한 번 이상의 주요 우울 삽화를 경험한다. 주요 우울 삽화는 주요 우울장애의 증상이 2주일 이상 지속되는 경우를 뜻한다. 양극성 장애로 진단하기 위해서는 현재의 증상뿐만 아니라 과거의 병력을 자세하게 탐색해야 한다. 아래의 표는 I형 양극성 장애의 진단기준을 보여 준다.

I형 양극성 장애의 진단기준(DSM-5)
I형 양극성 장애 진단을 위해서는 다음과 같이 조증 삽화의 진단 기준을 만족시켜야 한다. 조증 삽화는 경조증 혹은 주요우울증 삽화에 선행하거나 혹은 뒤에 나타날 수 있다. 〈조증 삽화〉 A. 비정상적으로 들떠 있거나, 의기양양하거나, 기분 과민, 목표 지향적 활동, 에너지 증가가 최소한 7일간 거의 매일 나타난다. B. 다음 중 3가지 이상을 보이며 평소에 비해 변화가 뚜렷하고 심각한 양상으로 나타난다. 1. 자존감이 증가하거나 과대감을 느낌 2. 수면 욕구 감소 3. 말이 많아지거나 끊을 수 없을 정도로 말을 계속 함 4. 사고비약, 사고가 빠른 속도로 꼬리에 꼬리를 무는 듯한 경험 5. 주의산만이 지나쳐 주관적으로 보고하거나 객관적으로 관찰 가능 6. 목표지향적 활동 증가, 정신운동 초조 7. 과도한 쇼핑, 과소비, 무분별한 성행위, 어리석은 사업투자 등 지나친 활동 C. 기분장애가 사회적 혹은 직업적 기능의 뚜렷한 손상을 초래할 정도로 심각하거나, 자해나 타해를 예방하기 위해 입원이 필요하다. 또는 정신병적 양상이 동반된다.

(2) II형 양극성 장애

II형 양극성 장애는 주요 우울장애의 삽화와 조증의 삽화가 나타나지만 양극성 장애 I형보다는 조증 삽화의 정도가 약한 경조증의 삽화가 4일 이상 지속된다. 경조증 삽화는 조증 삽화에 비하여 직업이나 일상생활에 지장이 적은 편이다. 아울러 II형 양극성 장애로 진단되려면, 과거에 한 번 이상의 경조증 삽화와 한 번 이상의 주요 우울 삽화를 경험한 적이 있어야 한다. 아울러 조증 삽화를 한 번도 경험한 적이 없어야 한다. 즉, II형 양극성 장애는 과거에 주요 우울장애를 경험한 적이 있으며 동시에 기분이 고양되는 비정상적인 기분상태를 나타내지만 조증 삽화보다 그 심각도가 미약한 경조증 삽화를 나타내는 경우를 말한다. I형 양극성 장애와 II형 양극성 장애는 증상적 측면에서는 매우 유사하지만 역학적 양상이나 원인에 있어서 차이가 있다는 연구 결과가 누적됨으로써 진단적인 구분이 이루어지고 있다. 다음의 표는 II형 양극성 장애의 진단기준을 보여 준다.

II형 양극성 장애의 진단기준(DSM-5)
II형 양극성 장애 진단을 위해서는 다음과 같이 경조증 삽화의 진단 기준을 만족시켜야 한다. 동시에 현재 또는 과거의 주요우울 삽화 진단 기준을 만족해야 한다. 〈경조증 삽화〉 A. 비정상적으로 들떠 있거나, 의기양양하거나, 기분 과민, 목표 지향적 활동, 에너지 증가가 최소한 4일간 거의 매일 나타난다. B. 다음 중 3가지 이상을 보이며 평소에 비해 변화가 뚜렷하고 심각한 양상으로 나타난다. 1. 자존감이 증가하거나 과대감을 느낌 2. 수면 욕구 감소

3. 말이 많아지거나 끊을 수 없을 정도로 말을 계속 함
4. 사고비약, 사고가 빠른 속도로 꼬리에 꼬리를 무는 듯한 경험
5. 주의산만이 지나쳐 주관적으로 보고하거나 객관적으로 관찰 가능
6. 목표지향적 활동 증가, 정신운동 초조
7. 과도한 쇼핑, 과소비, 무분별한 성행위, 어리석은 사업투자 등 지나친 활동

C. 삽화는 증상이 없을 때와 다른 명백한 기능 변화를 동반한다.

D. 기분장애와 기능 변화가 타인에 의해 관찰된다.

E. 사회적 또는 직업적 기능의 현저한 손상을 일으키거나 입원을 요할 정도로 심각하지는 않다.

(3) 원인

20세기 중반까지만 해도 양극성 장애의 원인에 대해서는 알려진 바가 없었다. 최근 들어 정신생물학과 약물학이 발달하면서 몇 가지 원인이 제기되고 있는데, 신경전달물질의 활동, 이오 활동, 뇌 구조 및 유전적 요인에 대한 연구가 활발하다. 우울증과 양극성 장애 모두 세로토닌과 관련이 있는데, 세로토닌의 낮은 활동과 노르에피네프린의 활동 수준이 기분장애의 형태를 결정할 수 있다. 노르에피네프린의 낮은 활동에 수반되는 세로토닌의 낮은 활동은 우울증을, 세로토닌의 낮은 활동과 노르에피네프린의 높은 활동은 조증을 야기할 수 있다(Comer, 2011).

양극성 장애는 또한 유전되는 경향이 강한 장애로 알려져 있다. 양극성 장애로 진단받은 환자들의 대다수는 가족 중에 동일한 장애 또는 주요 우울장애를 지녔던 사람들이 있다. 한 연구조사에 따르면, 양극성 장애를 지닌 가족 중에서 기분장애를 나타낼 비율이 12~22%인 데 비해, 단극성 우울장애의 경우는 7%이다. 양극성 장애가 발병할 위험도는 한쪽 부모가 양극성 장애를 가진 자녀의 경우 약 12%라고 보고되고

있다. 특히 I형 양극성 장애의 경우, 환자의 약 50%가 그들의 가족 중 적어도 한 사람은 기분장애를 겪은 병력이 있었다.

양극성 장애의 심리적 원인 중에는 단연 심리적 스트레스가 발병 원인으로 꼽힌다. 흔히 부정적인 생활 사건은 우울증을 일으키지만 긍정적인 스트레스는 조증을 불러일으킬 수 있다 어떤 사람은 조증 상태가 수면부족과 관련이 있고, 또 어떤 사람은 산후 기간과 관련이 있다. 또는 비행기 시차 때문에 조증이 발생할 수도 있다. 대부분 조울증은 재발이나 회복에 스트레스 사건이 영향을 미친다. 때론 스트레스를 경험한다고 해서 모든 사람이 우울증이나 조증을 보이는 건 아니기 때문에 조울증의 발현에는 스트레스와 유전적인 취약성이 상호작용한다는 것이 정설이다(Alloy et al., 2012).

(4) 치료

① 약물 치료

I형 양극성 장애 특히 조증 삽화가 나타날 때는 입원치료와 약물치료를 우선적으로 고려해야 한다. 조증 삽화로 인해 자신과 타인에게 커다란 피해를 줄 우려가 있을 경우에는 입원치료가 필요하며, 이러한 경우 항조증 약물이 처방된다. 대표적인 양극성 장애의 처방약은 리튬이 있다. 리튬은 자연계에 존재하는 순수 천연 소금에서 발견되는 은색의 약 성분이다. 양극성 장애 환자의 경우 항간질약물인 카르바마제핀, 벨프로에이트와 같은 다른 기분 안정제를 혼합하여 먹을 때 더 효과적이다. 조증환자의 약 60% 이상은 리튬 복용으로 증상이 호전되지만 기분 안정제 복용을 중지하면 재발 위험이 약 28배 더 높은 것으로 보고되고 있다. 이처럼 양극성 장애의 약물치료는 양극성 장애를 조절하는 데에 현저한 한계가 있다. 따라서 양극성 장애의 치료와 재발 방지를 위해서는 약물치료와 심리치료를 병행하는 것이 필수적이다.

② 심리치료

양극성 장애는 흔히 만성적인 경과를 나타내며 재발하는 경향이 높기 때문에 환자는 자신의 증상을 주시하면서 생활을 조절하는 것이 중요하다. 양극성 장애 환자는 우울장애와 조증 증세를 반복하는 경향이 있기 때문에 이러한 증세가 시작되는 초기의 변화를 자각하여 증세가 악화되지 않도록 스스로 심리적 안정을 취하거나 전문가의 치료를 받아야 한다. 심리교육을 통해서 양극성 장애에 대한 지식을 증가시키고 약물치료의 중요성을 인식시킴으로써 약물치료에 순응하도록 돕는다. 또한 조증 삽화의 예방을 위해서 수면을 비롯한 규칙적인 일상생활을 유지하고 감정조절 및 의사소통 기술을 습득시키며 조증 삽화의 전구기 증상을 알아차리고 효과적으로 대처하도록 돕는다.

양극성 장애의 심리치료에는 인지행동치료와 대인관계 및 사회기술 훈련이 효과적인 것으로 알려져 있다. 양극성 장애 환자를 위한 인지행동 치료는 정신건강 교육적인 측면과 인지치료적인 측면 등 2가지로 이루어진다. 정신건강 교육에서는 장애의 특성에 대한 내용과 전구 증상과 위험을 감지하는 방법을 훈련시킬 수 있다. 불안통제 기법으로 이완 연습, 호흡 훈련이 도움이 될 수 있다. 전통적인 인지행동치료에서는 생각, 감정, 해동의 관계에 대한 교육과 초기 경고 신호를 감지하고 모니터링하는 방법을 가르쳐 줄 수 있다. 자기감찰, 인지재구성, 수면 위생, 왜곡된 생각을 바꿔 주는 인지행동 치료 기법이 특히 효과적이다. 이밖에 사회기술훈련(자기주장훈련, 비언어적 소통, 의사소통 기술, 대화 기술, 칭찬 주고받기, 부탁하기 등)도 도움이 될 수 있다.

2. 신경증적 장애

신경증적 장애는 크게 불안장애, 해리성장애 신체증상 및 관련 장애 3가지로 나누어져 있다. 신경증적 장애는 정신적 장애와는 달리 일상생활은 대부분 가능한 형태로 나타나며, 정신건강에 있어서 가장 유병률이 높은 장애 중 하나로 알려져 있다.

1) 불안장애

불안이라는 감정은 사람이 살아가면서 자주 느끼는 감정이다. 새로운 환경에 적응하거나 큰일을 앞두고 있을 때, 뚜렷한 원인이 없는 불쾌감과 모호한 긴장감을 느낄 수 있다. 많은 스트레스 요인들이 존재하는 현대 사회에서 불안을 느끼는 것은 어쩌면 당연한 얘기가 될 수도 있다. 이러한 불안은 어느 정도 느끼는 것이 오히려 정신건강에도 좋을 수가 있다. 예를 들어, 운전을 할 때 사고에 대한 불안감을 어느 정도 가짐으로써 사고를 미연에 방지할 수 있는 효과도 있을 수 있다. 하지만, 지속적으로 심한 불안을 느끼거나 일상생활에 지장이 갈 정도의 불안이 일어나는 것을 불안장애(anxiety disorder)라 한다. 어떤 사람이 길을 가는데 갑자기 차가 자기 쪽으로 달려와서 불안함을 느끼는 것은 정상적인 불안이다. 그러나 병적 불안은 그 정도가 훨씬 심하고, 불안이 더 오래 지속되며, 다양한 신체 증상을 수반하며, 불안과 관련된 상황을 회피하려는 특성이 있다. 현실적으로 위험을 내포한 위협적인 상황에서 불안을 느끼는 것은 자연스럽고 적응적인 심리적 반응이며 정상적인 불안(normal anxiety)이라고 할 수 있다.

불안은 마치 위험한 일이 발생하면 울리는 경고경보와 같은 것이다. 실제적인 위험이 발생할 경우 그에 대비하도록 울리는 경계경보는 우리의 안정을 위해 도움이 된다. 그러나 만약 경계경보 장치가 너무 민감하거나 잘못되어 수시로 경계음을 낸다면 우리는 불필요한 경계태세를 취하게 되고 과도하게 긴장하게 되며 혼란상태에 빠지게 될 수 있다. 이처럼 불안반응이 부적응적인 양상으로 작동하는 경우를 병적인 불안(pathological anxiety)이라고 할 수 있다. 병적인 불안으로 인하여 과도한 심리적 고통을 느끼거나 현실적인 적응에 심각한 어려움을 겪는 경우를 불안장애(Anxiety disorders)라고 한다.

DSM-5에서는 불안장애의 범주에 분리불안장애, 선택적 무언증, 특정 공포증, 사회불안장애, 공황장애, 광장공포증, 범불안장애 등을 포함하고 있다. 아래의 표는 불안장애의 하위 장애와 특징을 보여 준다.

하위 장애	특징
분리불안장애	집이나 애착 대상과 분리되는 것에 대해 과도하게 공포와 불안을 느낌
선택적 무언증	대부분 정상적인 언어 능력을 갖추고 있지만 먼저 말을 꺼내지 못하거나 사람들이 질문해도 답하지 않음
특정 공포증	공포와 불안이 특정 상황과 대상에만 국한됨
사회불안장애	한두 가지 특정 사회적 상황을 두려워하는 것이 특징적임
공황장애	반복적으로 예기치 못한 공황발작이 일어나는 것
광장공포증	다양한 상황에 실제로 노출되거나 노출이 예상되는 상황에서 현저한, 극도의 공포와 불안이 유발되는 것
범불안장애	많은 사건이나 활동에 대해 과도하게 불안해하고 걱정함

(1) 범불안장애

▦ 범불안장애 사례

26세의 여자 대학원생인 화영 씨는 거의 모든 생활에서 불안감을 느낀다. 지방의 한 고등학교를 졸업하고 혼자 대학에 다니기 위해 서울에 올라온 이후로 모든 것을 혼자 결정해야 하는 상황을 겪은 이후 점차 모든 것이 불안해져서 지난 학기에는 수업 진도를 따라가기가 힘들었다. 몇 개월 전에 평소보다 심장이 불규칙적으로 뛰는 느낌이 들었고 가슴 쪽에 압박감이 느껴지면서 혹시 죽을 병에 걸린 것은 아닌가 걱정이 되기도 했다. 고향에 있는 부모님이 전화를 빨리 받지 않으면 부모님에게 나쁜 일이 생긴 것은 아닌지 걱정이 되어 전화연결이 될 때까지 안절부절못하는 증상도 생겼다. 불안 증상이 심해져서 석사 논문을 쓰지 못했는데, 이대로 졸업을 못하면 폐인이 되는 것은 아닌지 걱정이 되기도 하였고, 대학원 수업 때 발표를 잘하지 못할까 봐 두렵기도 했다. 자주 긴장하고 불안해하다 보니 부쩍 피로감이 심해졌고 수업이나 아르바이트로 하는 조교 일에도 집중하기가 힘들어졌다. 어떤 날은 이런저런 일로 걱정을 하다가 잠을 설치기도 하고, 그러다 보니 낮에 졸리기도 하고 늘 기운이 없고 멍한 느낌이 들었다.

(출처: 이우경, 2016)

① 증상 및 특징

범불안장애(generalized anxiety disorder)는 심한 불안이 광범위하게 나타나는 것으로서 자율신경계를 위주로 발한, 심계항진, 얼굴 화끈거림 등의 다양한 신체 증상을 보인다. 이들은 대인관계나 직업 적응에 어려움이 있다. 범불안장애는 불안과 걱정의 정도와 기간, 빈도가 예상되는 사건이 미치는 실제 영향에 비해 너무 심하다. 걱정과 걱정스러운 생각을 조절하기 힘들어서 실제 해야 할 일에 주의를 집중하기 어렵다.

이들은 직업적 책임이나 건강, 재정 상태, 가족의 건강, 자녀의 불행, 집안일이나 약속에 늦는 것 등 사소하고 작은 일에 대해 끊임없이 걱정한다.

범불안장애가 정상적인 불안과 다른 점은 우선 불안의 정도가 심하고, 정신사회적 기능을 현저하게 방해한다는 점이다. 정상적인 불안은 기능을 방해하지 않고 걱정의 정도가 과도하지 않으며, 걱정을 잠시 미루어 놓고 다른 일을 할 수 있다. 그러나 범불안장애는 걱정이 전반적이고, 극심하고, 고통을 주며, 기간이 더 길게 지속되고, 유발요인이 없이도 발생한다. 아래의 표는 범불안장애의 진단기준을 보여 준다.

범불안장애의 진단기준(DSM-5)
A. 직장이나 학교와 같이 일상 활동에서 과도하게 불안하거나 걱정을 하고 적어도 6개월 이상, 최소한 한 번에 며칠 이상 발생한다. B. 이런 걱정을 통제하는 것이 어렵다고 느낀다. C. 불안과 걱정은 다음의 6가지 증상(증상들이 적어도 6개월 이내에 며칠 이상 존재해야 함) 중 3가지 이상의 증상을 동반한다(아동은 한 가지 항목만 필요). 1. 안절부절못하거나 가장자리에 선 느낌 2. 쉽게 피로해짐 3. 집중하기 힘들거나 머릿속이 하얗게 되는 느낌 4. 과민성 5. 근육의 긴장 6. 수면 장애 D. 불안, 걱정 또는 신체증상이 사회적, 직업적 또는 다른 중요한 기능 영역에서 임상적으로 유의한 고통이나 손상을 초래한다.

② 원인

범불안장애는 현재 여러 이론적 입장에서 다양한 원인적 요인에 대한 연구가 이루어지고 있다. 범불안장애가 직계가족 간에 많이 보고되고 일란성 쌍둥이가 이란성 쌍둥이보다 공병률이 높다는 일부의 조사결과에 근거하여 유전적 요인이 관여한다는 주장이 제기되었다. 그러나 이러한 연구결과는 범불안장애 자체가 유전되기보다는 일반적인 불안 특질이 유전되는 것으로 해석되어야 한다는 주장이 우세하다(Kendler et al., 1995).

최근 수십 년 동안 뇌 연구자들은 범불안장애의 생물학적 요인에 대해 중요한 발견을 하였다. 1950년대에 개발된 벤조다이아제핀은 알프라졸람, 디아제팜, 로라제팜을 포함하는 약물군으로 일반화된 불안장애를 가진 환자의 불안 증상을 경감시켜 주는 효과를 보였다. 뇌의 일부 뉴런은 신경전달물질인 GABA를 방출하는데, GABA는 특정 뉴런의 GABA 수용기에 결합되어 이 뉴런들이 점화를 멈추게 한다. 이 피드백 체계의 오작동이 공포나 불안 반응이 억제되지 않고 지속되게 만든다(Burijon, 2007). GABA 수용기가 너무 작거나, 수용기가 신경전달물질을 빨리 결합하지 못해 불안 증상이 발생할 수 있다.

정신분석적 입장에서는 성격구조 간의 역동적 불균형에 의해 경험되는 부동 불안이 범불안장애의 핵심적 증상이라고 본다. 부동불안은 무의식적으로 억압된 원초아의 충동이 강해져서 자아가 이를 통제하기 어려운 상태에서 흔히 나타나는 심리적 현상이다. 과거에 처벌받은 적이 있었던 충동들이 자아의 통제를 넘어 계속적으로 표출되고자 하기 때문에 불안을 경험하게 되는데, 이러한 불안을 감소시키기 위해 특정한 방어기제를 사용하게 되면 다른 형태의 장애로 발전될 수 있다. 이런 점에서 범불안장애는 무의식적 갈등이 방어기제에 의해 변형되지 않은 비교적 순수한 형태의 불안을 반영하는 것으로 여겨지고 있다.

인지이론에서는 역기능적인 사고방식이 불안과 같은 심리 문제를 유발한다고 가정한다. 인지 증상 중의 하나인 과도한 걱정이 범불안장애의 핵심 특징이다. 범불안장애 환자는 비합리적 가정을 가지고 있다. 이들은 '안전하다고 증명될 때까지는 전혀 안전하지 않다.' 또는 '항상 최악을 염두에 두는 것이 최선의 방어책이다.' 등의 비합리적 신념을 가지고 있다. 초인지이론에 따르면 범불안장애를 가진 사람이 하는 걱정은 긍정적 또는 부정적 신념 모두를 포함하고 있다. 긍정적인 측면에서는 걱정이 인생의 위협적인 면을 평가하는 유용한 수단이라고 믿기 때문에 모든 가능한 위험 신호를 찾아내고 조사하고 끊임없이 걱정하게 만든다. 동시에 걱정은 부정적인 신념에 의해 활성화되는데, 부정적 태도는 나쁜 것이라고 배워 왔기 때문에 범불안장애를 가진 사람은 자신이 항상 걱정하고 있다는 사실을 걱정하기도 한다. 이것은 초걱정(meta-worry)이라고 하며, 반복되는 초걱정은 범불안장애의 발생을 예측해 준다.

③ 치료

범불안장애는 매우 흔한 문제이지만 다른 장애에 비해 그 치료방법이 잘 개발되어 있지 않았다. 그러나 최근에 여러 가지 치료방법이 제시되고 있다. 그 하나는 약물치료로서 가장 흔히 처방되는 약물은 벤조디아제핀 계열의 약물이다. 이러한 약물은 자극에 대한 과민성을 저하시키고 사고와 행동을 감소시키는 진정 효과를 나타내지만 몇 가지 문제점을 지니고 있다. 우선 일부 환자에게는 진정효과가 잘 나타나지 않으며 다량으로 복용하면 인지적, 행동적 기능을 저하시켜 직업적 활동, 공부, 운전 등과 같은 일상적 활동을 곤란하게 만든다. 또한 장기간 복용하는 경우에는 내성이 나타날 뿐만 아니라 신체적, 심리적 의존이 생겨 약물을 중단하기 어려우며 복용을 중단하면 여러 가지 금단현상이 나타난다.

심리적인 개입방법으로는 이완훈련(relaxation training)이 효과적이다. 이완훈련은 신체를 이완시키면 심리적인 불안 반응도 줄어들 것이라는 가정에서 시도된 것이다. 명상처럼 사람의 몸을 이완시키는 것으로 알려진 기법들도 효과적이다. 바이오피드백은 몸에서 오는 전기 신호를 사용해서 심장박동, 근육긴장과 같은 생리과정을 조절할 수 있게 하는 기법이다. 바이오피드백에서는 근전도계(EMG)라는 장치를 사용해 신체활동에 대해 컴퓨터로 정보를 제공해 주면서 불안장애 환자로 하여금 자신의 신체 반응에 주의를 기울여 불수의적인 생리 과정을 조절하게 한다.

인지적 치료 방법으로는 인지행동적 치료방법이 개발되어 적용되고 있다. 일반적으로 인지행동치료자는 환자에게 걱정과 관련된 인지적 요인들을 이해시킨 후 걱정이라는 내면적인 사고과정을 자각하여 관찰하도록 격려한다. 즉, 자신이 언제 어떤 내용의 걱정을 얼마나 오랫동안 하는지를 관찰하여 '걱정사고기록지'에 기록하게 한다. 흔히 경험하는 주된 걱정의 내용을 치료시간에 떠올리게 하여 이러한 걱정이 과연 현실적이며 효율적인지에 대해 구체적인 논의를 한다. 이 과정에서 환자가 걱정의 비현실성과 비효율성을 인식하게 하는 동시에 걱정에 대한 긍정적 신념 역시 수정하게 한다. 아울러 걱정이 떠오를 경우에 이를 조절하고 대처하는 방법을 습득시킨다.

(2) 특정 공포증

▦ 특정공포증 사례

30대의 여성이 엘리베이터를 못 타겠다고 정신건강의학과에 왔다. 어느 날 저녁 그녀는 자신의 12층 아파트를 가기 위해 혼자 엘리베이터를 탔는데, 갑자기 엘리베이터가 멈추고 깜깜해졌다. 이렇게 갇혀서 죽겠구나 하는 생각이 들면서 가슴이 터질 듯이 심장박동이 빨라졌고 호흡이 가빠져서 멎을 것 같았다. 다행히 수분이 지난 후 엘리베이터가 다시 작동되어 큰일은 없었다. 그러나 이때부터 엘리베이터 타기가 무서워서 12층까지 걸어서 올라가야 했다. 최근에는 머리가 자주 아파서 MRI 검사를 받으려고 어두운 원통형 MRI 기계안에 들어갔다가 비슷한 증상이 다시 새겨 검사 도중 뛰쳐나와 버렸다. 그녀의 진단은 폐쇄공포증이다. 다행히 몇 차례의 인지행동치료를 받은 후 완치되었다.

(출처: 정신의학신문, 양종철)

① 증상 및 특징

특정 공포증은 어떤 특정한 대상이나 상황에 대하여 심한 두려움을 느끼고 두려운 대상이나 상황을 회피하는 것을 말한다. 공포증은 개인이 과거에 경험한 것과 관련된다. 특정 공포증으로 진단받기 위해서는 일반적으로 사람에게서 일어나는 정상적인 불안 반응이나 일시적인 공포와는 달리 공포와 불안이 극심해야 한다. 심할 경우 공포나 불안이 공황발작 형태를 취하기도 한다. 공포 자극에 맞닥뜨리면 거의 언제나 불안 반응이 발생하며, 어쩌다 가끔씩 느껴진다면 공포증이라고 하기 어렵다.

DSM-5에서는 특정 공포증을 공포대상의 종류에 따라 크게 4가지 하위유형으로 구분하고 있다. 첫째는 동물형(animal type)으로서 뱀, 개, 거미, 바퀴벌레 등가 같은 동물이나 곤충을 두려워하는 경우이다. 둘째는 자연환경형(natural environment type)으로서 천둥, 번개, 높은 장소, 물이 있는 강이나 바다 등과 같은 자연에 대한 공포이다. 셋째, 피를 보거나 주사를 맞거나 상처를 입는 등의 신체적 상해나 고통을 두려워하는 혈액-주사-상처형이 있다. 마지막 유형은 상황형으로서 비행기, 엘리베이터, 폐쇄된 공간 등과 같은 상황을 두려워하고 피하는 경우이다. 임상적 장면에 찾아오는 성인들이 호소하는 공포증은 상황형이 가장 많고 다음으로 자연환경형, 혈액-주사-상처형, 동물형의 순서로 흔하다. 아래의 표는 특정 공포증의 진단기준을 보여 준다(이우경, 2016).

특정 공포증의 진단기준(DSM-5)
A. 특정 대상, 상황에 대하여 극심한 공포나 불안이 유발된다(예: 비행기 타는 것, 높은 곳, 동물, 주사 맞기, 피를 보는 것)
B. 공포 대상과 상황은 대부분 직감적으로 공포나 불안을 유발한다.
C. 공포 대상 혹은 상황을 회피하거나 매우 극심한 불안과 공포를 지니면서 참는다.
D. 공포나 불안이 특정 대상이나 상황의 실제적인 위험에 비해 극심하며 사회문화적으로 흔히 받아들여지는 것보다 심하다.
E. 공포나 불안, 회피 반응이 대체로 6개월 이상 지속된다.
F. 공포, 불안, 회피로 인해 사회적, 직업적 또는 다른 중요한 기능 영역에서 임상적으로 유의한 고통이나 손상을 초래한다.
※ 동물형(거미, 곤충, 개), 자연환경형(고소, 폭풍, 물), 혈액-주사-상처(바늘, 침투적인 의료시술), 상황형(비행기, 엘리베이터, 폐쇄된 장소), 기타(질식, 구토를 유발하는 상황)

② 원인과 치료

특정공포증의 생물학적 원인으로는 기질적 요인과 유전적 요인이 특정공포증의 발현에 영향을 미친다. 어떤 사람은 다른 사람에 비해 두려움과 공포증을 더 쉽게 획득한다. 에스대립유전자라고 알려진 세로토닌–운반 유전자의 2개 변형 중의 하나가 있는 사람이 특정공포증에 더 취약하다. 한 연구에 따르면 21개월 때 행동적으로 억제되어 있는 걸음마기 유아는 7~8세에 그렇지 않은 아이들에 비해 겁이 많고 수줍어하고 사소한 자극에 쉽게 공포를 느낀다.

특정공포증의 심리적인 원인으로는 정신분석과 같은 심층심리학부터 공포 반응의 외상적 조건형성에 이르기까지 다양하다. 정신분석에서는 이드의 억압된 충동에서 나오는 불안에 대한 방어로 공포증이 일어난다고 보고 있다. 억압된 원초아 충동을 인식하는 것이 너무 위험해서 불안의 실제 대상과 상징적으로 관련이 있는 외부 대상이나 상황으로 불안이 대치되는 것이다.

특정공포증의 약물치료는 그다지 효과적이지 않은 것으로 알려져 있고, 행동치료가 주된 치료방법으로 쓰이고 있다. 특히 체계적 둔감법은 긴장을 이완시킨 상태에서 약한 공포자극부터 시작하여 점차 강한 공포자극에 노출시키는 방법이다. 이 행동치료법은 공포증에 가장 효과적인 치료법으로 알려져 있다. 또한 반복적인 노출을 통해 공포자극에 적응하도록 유도하는 노출치료도 특정공포증의 치료에 흔히 사용되고 있다. 노출치료에는 실제로 공포자극을 상상하게 하여 노출시키는 심상적 노출법이 있다. 또한 공포자극에 조금씩 점진적으로 노출시키는 점진적 노출법과 단번에 강한 공포자극에 직면시키는 홍수법도 있다.

(3) 광장공포증

① 특징 및 증상

광장공포증(agoraphobia)은 집 밖이나 군중 속에 있는 것, 대중교통을 이용하는 것, 개방된 공간이나 차 안과 같은 폐쇄된 공간에 있는 등의 상황에서 불안을 느끼는 것을 말한다. 광장공포증은 자신에게 공황장애와 같은 증상이 다시 일어날까 봐 두려워하고 심장박동이 빨라지고 땀이 많이 나는 등의 신체 증상을 보인다.

광장공포증은 특정공포증의 상황형과 유사하지만 구분되어야 한다. 특정공포증의 상황형을 지닌 사람들도 광장공포를 유발하는 상황에 대한 공포를 지닐 수 있다. 하지만 중요한 구별점은 그러한 상황을 두려워하는 심리적 이유이다. 광장공포증을 지닌 사람은 특정한 상황에서 공황과 유사한 증상이나 당혹스러운 증상이 나타나는 것을 두려워하는 반면, 특정공포증을 지닌 사람은 상황 자체에 의한 손상을 두려워한다.

광장공포증은 갑작스럽게 강렬한 불안이 엄습하는 공황발작과 함께 나타나는 경우가 흔하다. 공황발작은 어지러움, 흉부통증, 질식할 것 같음, 토할 것 같음, 죽거나 미칠 것 같음 등과 같은 신체적, 심리적 증상을 보인다. 다음의 표는 광장공포증의 진단기준을 보여준다.

광장공포증의 진단기준(DSM-5)
A. 다음의 5가지 상황 중 2가지 이상의 상황에서 현저한 공포와 불안을 느낀다. 1. 대중교통 수단을 이용하는 것(예: 자동차, 버스, 배, 비행기, 기차) 2. 열려 있는 공간에 있는 것(예: 주차장, 시장, 다리) 3. 밀폐된 공간에 있는 것(예: 상점, 영화관, 공연장) 4. 줄을 서 있거나 많은 군중 속에 서 있는 것

5. 집 밖에 혼자 있는 것

B. 공황발작과 유사한 증상 혹은 무능력하거나 당혹스럽게 되는 다른 증상(예: 노인의 경우 낙상에 대한 공포, 실금에 대한 공포)이 생겼을 때, 도움을 받을 수 없거나 그 상황에서 벗어나기 어려울 것이라는 불안 때문에 이러한 상황을 두려워하거나 회피한다.

C. 광장공포 상황은 항상 불안과 공포를 일으킨다.

D. 광장공포 상황을 적극적으로 회피하고, 다른 사람이 옆에 있어 줄 것을 요구하거나 극도의 공포와 불안 속에서 견딘다.

E. 공포, 불안, 회피 반응이 대개 6개월 이상 지속된다.

F. 공포, 불안, 회피로 인해, 사회적, 직업적 또는 다른 중요한 기능 영역에서 임상적으로 유의한 고통이나 손상을 초래한다.

② 원인과 치료

다른 불안장애와 마찬가지로 기질적인 요인으로는 행동억제, 부정적 정서성, 특히 신경증적 경향성과 불안민감도가 연관이 있는 것으로 알려져 있다. 환경적 요인으로는 아동기의 부정적 사건(분리, 부모의 죽음)과 공격을 받거나 강도를 당하는 것 같은 스트레스 사건이 영향을 미친다. 집안 분위기나 양육 방식이 건강하지 못하고 과잉보호적일 경우 광장공포증이 발생할 가능성이 높다.

광장공포증은 인지행동치료를 통해서 가장 효과적으로 치료될 수 있는 것으로 알려져 있다. 광장공포증의 인지행동치료는 크게 신체감각에 대한 민감성을 둔화시키고 회피행동을 완화시키는 행동 치료적 요소와 공포를 강화하는 잘못된 인지과정을 수정하는 인지 치료적 요소로 구성된다. 우선, 치료자는 교육을 통해 불안반응의 신체적, 심리적, 행동적 요소를 알려 주고 광장공포증의 심리적 원인들을 설명해 준다.

아울러 환자들에게 불안에 대처할 수 있도록 긴장이완법과 복식호흡법을 훈련하는 동시에 불안을 느끼는 상황에 점진적으로 노출시킨다. 이러한 노출 경험에 근거하여 광장공포를 유발하는 인지적 요인들, 즉 신체감각에 대한 파국적 해석과 잘못된 귀인을 수정하고 대처행동과 대안적 사고를 제시한다. 두려워하는 공포유발 상황에 대한 위계를 작성한 후 점진적인 노출을 통해서 광장공포증은 현저하게 완화될 수 있다.

(4) 사회불안 공포증

▦ 사회불안 공포증 사례

젊은 층일수록 전화 통화를 선호하지 않는 경향이 있다. 그런데 통화하기 싫은 수준을 넘어 불안감과 공포감을 느낀다면 이는 '사회불안장애'의 일종으로 볼 수 있다. 인터넷과 휴대전화 사용에 친숙한 MZ세대는 직접 통화하는 것보다 메시지 주고받기를 선호한다. 이는 '콜포비아(call phobia)' 현상으로 불리는데, 남과 통화하는 것을 불편해하거나 어색해하는 세대에서 두드러지게 나타난다. 그런데 전화벨 소리만 들어도 심장이 뛰고 불안해진다면 이는 사회공포증으로 볼 수 있다. 단순 혐오부터 심각한 불안장애까지 다양한 스펙트럼으로 나타난다. 전화 통화와 관련한 사회불안장애는 전화 통화를 할 때 자신이 능숙하게 대처하지 못할까 봐, 혹은 하지 말아야 할 말을 하게 될까 봐 걱정이 돼 나타나는 경향이 있다. 또한, 심리학자들은 전화 통화가 커뮤니케이션의 본질과 차이가 있기 때문에 불안감을 일으킨다고 설명한다. 다른 사람과 대화를 할 때 우리는 시각적 요인에 많이 의지한다. 의사소통의 90%가 '비언어적 요소'에 의해 일어난다는 분석이 있을 만큼, 시각에 크게 의존한다는 것은 표정이나 제스처 등을 통해 상대의 감정까지 유추할 수 있기 때문이다. 그런데 유감스럽게도 전화는 100% 구두로 이루어진다. 미국 립스콤대 분쟁관리연구소의 제프 톰슨 박사에 따르면 대화를 나눌 땐 동작, 표정, 눈의 움직임 등을 통해 비언어적인 의사소통을 하고, 이러한 비언어적 요소와 언어적 메시지가 서로 일치하는지를 살핀다. 하지만 전화상으로는 이러한 문맥들을 읽을 수 없기 때문에 불안이 치솟게 된다는 것이다.

(출처: 문세영, 2021. 08. 12.)

① 특징과 증상

사회불안 장애는 낯선 사람이 있거나 다른 사람이 자기를 지켜보거나 평가받는다고 생각하는 상황 등에서 남에게 창피당하지 않을까 두려워하는 것이다. 사회불안 장애를 가진 사람은 사람들이 많은 곳이나 공공장소에 가면 불안해하고 불편한 신체 증상을 보인다. 다른 사람이 자신을 부정적으로 볼 것이라고 생각하고 불안해하기 때문에 사람들을 만나는 것을 피하게 된다. 이들은 다른 사람이 자신의 행동이나 외모 등을 어떻게 평가할까 걱정하고, 사람들 앞에서 말해야 할 때 불안해한다. 다른 사람을 의식하기 때문에 사람들이 보는 곳에서 식사하거나 걸어가는 것도 어색해하고 불안해한다.

한국과 일본에서는 '대인공포'라는 독특한 사회불안장애가 나타나는 것으로 보고되고 있다(APA, 2013). 사회불안장애에 속하는 대인공포는 다른 사람들을 불편하게 만드는 것에 대한 두려움이 주된 특징이다. 다른 사람을 불편하게 만드는 이유로는 외모의 특성, 몸 냄새, 강렬한 눈빛, 표정이나 말투인 것으로 보고되고 있다. 예컨대, 자신의 강렬한 시선이 다른 사람을 불편하게 만들어서 그들이 자신을 피하거나 다른 곳을 쳐다본다고 믿는 경우이다. 이러한 두려움이 망상수준의 강렬한 믿음으로 발전하는 경우도 있다. 다음의 표는 사회불안 공포증의 진단기준을 보여 준다.

사회불안 공포증의 진단기준(DSM-5)
A. 대화를 하거나 낯선 사람을 만나는 것과 같이 타인에게서 관찰될 수 있는 하나 이상의 사회적 상황에 노출되는 것을 극심하게 두려워하거나 불안해한다.
B. 수치스럽거나 당황한 것으로 보이거나 다른 사람을 거부 혹은 공격하는 것으로 보이는 등 다른 사람에게 부정적으로 평가되는 쪽으로 행동하거나 불안 증상을 보일까 봐 두려워한다.
C. 이러한 사회적 상황이 거의 항상 공포나 불안을 불러일으킨다.
D. 이러한 사회적 상황을 회피하거나 극심한 공포와 불안을 견딘다.
E. 불안과 공포가 실제 상황 혹은 사회문화적 맥락에서 볼 때 실제 위험에 비해 비정상적으로 극심하다.
F. 공포, 불안, 회피 반응이 대개 6개월 이상 지속된다.
G. 공포, 불안, 회피로 인해 사회적, 직업적 또는 다른 중요한 기능 영역에서 임상적으로 유의한 고통이나 손상을 초래한다.

② 원인 및 치료

사회공포증을 일으키는 기질적 특성으로는 행동억제가 있고 신경증과 내향성 같은 성격 특성도 영향을 미친다. 사회공포증은 학습된 행동이다. 특정공포증처럼 사회불안장애도 사회적 상황에서 실패를 경험하거나 창피를 당할 때 직접적 혹은 대리적 고전적 조건형성을 통해 학습이 된다. 예컨대, 사회적 좌절이나 굴욕감을 경험 혹은 목격하는 것, 분노와 비난의 대상이 되거나 목격하는 것과 같은 직접적 혹은 대리적 고전적 조건형성에서 비롯될 수 있다. 사회불안 장애로 진단받은 상당수의 사람이 어렸을 적에 놀림을 당하거나 사회적으로 외상경험을 했다고 보고한다(Townsley et al., 1995).

인지적 입장의 연구자들은 사회공포증을 지닌 사람들이 공통적으로 나타내는 인지적 특성을 제시하고 있다(김은정, 1999). 첫째, 사회공포증을 지닌 사람들은 자신이 다른 사람에게 호감을 주지 못하는 사람이라는 뿌리 깊은 믿음을 지니고 있다. 즉, 사회적 자기에 대한 부정적 개념을 가지고 있다. 둘째, 다른 사람에게 자신에 관한 좋은 인상을 심어 주어야 한다는 강한 동기가 있다. 이들은 다른 사람의 평가를 중요하게 여기며 그들로부터 호감과 인정을 받기 위해 완벽한 모습을 보여 주려고 하는 동시에 부정적 평가를 받는 것을 매우 심각하게 여기는 경향이 있다. 셋째, 이들은 다른 사람들이 비판적이어서 자신이 사소한 실수라도 하면 자신을 싫어하거나 멀리할 것이라고 믿는다. 넷째, 이들은 사회적 상황에서 자신이 한 행동을 부정적으로 평가하는 경향이 있다. 따라서 사회적 상황에서 반복적으로 불안과 좌절감을 경험하게 되며 결국 사회적 상황을 회피하는 것이 최선이라는 회피적 대처방식을 선택하게 된다.

최근의 연구에 따르면(Weels et al., 2008) 사회불안이 높은 사람들은 다른 사람들로부터 긍정적 평가를 받는 것에 대해서도 두려움을 지닌 것으로 보고되었다. 이들은 사회적인 상황에서 자신의 긍정적인 능력이 드러나거나 다른 사람들의 주목을 끌게 될까 봐 걱정하며 긍정적인 평가를 받는 것을 불편해하는 경향을 지니는 것으로 나타났다. 또한 긍정적 사건에 대해서도 부정적으로 해석하는 편향성을 지닌 것으로 보고되었다.

사회공포증은 인지행동적 집단치료가 가장 효과적인 것으로 알려지고 있다. 인지행동치료는 사회적 상황에서 갖게 되는 부정적 사고와 신념을 수정하는 인지적 재구성, 여러 집단 구성원 앞에서 발표를 하는 등 두려운 사회적 상황에의 반복적 노출, 발표자와 청중의 역할을 번갈아 하는 역할 연습, 그리고 불안을 이완시키는 긴장이완

훈련 등으로 구성된다.

(5) 공황장애

▦ 공황장애 사례

45세 회사원 S 씨는 최근 사람들이 매우 붐비는 지하철역으로 연결되는 쇼핑 구역을 지나다가 갑자기 온몸에 식은땀이 나고 의식을 잃고 쓰러질 것 같은 느낌이 들었다. 이내 몸이 떨리면서 후들거렸고, 숨이 가빠 오르고 답답한 느낌에 이어 질식해서 죽을 것 같은 느낌이 들었다. 토할 것 같은 느낌도 들었고, 사지를 통제할 수 없다는 느낌이 들었으며, 다리를 움직여 보려고 했으나 잘 움직여지지 않았다. 어떤 강력한 힘이 자신을 사로잡고 있는 것 같았다. 심장이 쿵쾅거리기 시작했고, 이내 심장이 멈출 것 같은 생각이 들었다. 사람들이 지나가다가 다가와서 괜찮냐고 물어보는데 그 소리가 멀리서 들려오는 것 같았다. 죽을 것 같다는 생각이 엄습해 오면서 심장이 더 세차게 뛰는 것을 느꼈다. 밖으로 나가서 빨리 도망쳐야 한다는 생각밖에 들지 않았다.

(출처: 이우경, 2016)

① 특징과 증상

최근 유명 연예인들이 자신의 공황장애(panic disorder)를 방송에 보도한 후 공황장애에 대한 관심이 더 깊어지고 있다. 공황장애는 갑자기 심한 두려움이 일어나면서 자신이 곧 죽게 되는 것은 아닌지 염려하게 되며 호흡곤란, 심계항진, 흉부통증, 질식감, 구토감, 현기증, 땀 흘림, 신체의 마비감 등의 신체증상을 나타낸다(이정은, 이현수, 2009; APA, 2013).

공황장애는 갑자기 심하게 악화되어 주로 몇 분 이내로 끝나기도 하지만, 몇 시간

이상 혹은 상당한 기간 지속되기도 한다.

공황발작은 예상하지 못한 상황에서 갑작스럽게 밀려드는 극심한 공포, 곧 죽지 않을까 하는 강렬한 불안이다. 예상하지 못한 발작의 예는 밤에 공황 상태에서 잠에서 깨는 것이다. 이것은 아침에 잠에서 깨어난 후 나타나는 공황과 다르다. 공황발작은 대부분 낮에 일어나지만 야간에 일어날 수도 있어서 야간발작을 경험한 사람은 발작이 또 일어날 것과 그 결과에 대해 걱정하면서 지속적인 걱정과 불안감을 호소한다. 아래의 표는 공황장애의 진단기준을 보여 준다.

공황장애의 진단기준(DSM-5)
A. 예기치 못한 공황발작이 반복적으로 지속된다. 공황발작은 극심한 고통이 갑작스럽게 발생하여 몇 분 이내에 최고조로 이른다. 다음 중 4가지 이상의 증상이 있다. 1. 심계항진, 가슴 두근거림, 심박 수 증가 2. 발한 3. 몸이 떨리거나 후들거림 4. 숨이 가쁘거나 답답한 느낌 5. 질식할 듯한 느낌 6. 흉통, 가슴 불편감 7. 메스꺼움, 복부 불편감 8. 현기증, 불안정감, 멍한 느낌 또는 쓰러질 것 같음 9. 오한 또는 화끈거리는 느낌 10. 감각이상(감각이 둔해지고 따끔거리는 느낌) 11. 비현실감(현실이 아닌 것 같은 느낌) 또는 이인증(내가 내가 아닌 것 같은 느낌) 12. 스스로 통제할 수 없을 것 같은 두려움 13. 죽을 것 같은 공포 B. 적어도 1회 이상 발작 뒤에 1개월 이상 다음 중 한 가지 조건을 만족해야 한다. 1. 추가적인 공황발작이나 그 결과(심장발작, 미치는 것, 통제력 잃음)를 걱정 2. 부적응적인 변화, 즉 공황발작을 회피하기 위해 익숙한 환경을 피하는 것

② 원인과 치료

공황장애의 생물학적 원인으로는 과잉호흡 이론과 질식오경보 이론이 있다. 먼저 과잉호흡 이론은 공황장애 환자들은 호흡기능과 관련된 자율신경계의 생물학적 결함으로 인해 혈액 속의 이산화탄소 수준을 낮게 유지해야 하며 그 결과 깊은 호흡을 빨리 하는 경향이 있는데 이러한 과잉호흡이 공황발작의 유발에 영향을 미친다는 것이다. 질식오경보 이론은, 공황장애 환자는 혈액 속의 이상화탄소 수준에 과도하게 예민한 생화학적 취약성을 가지고 있으며 락테이트, 요힘빈, 카페인, 이산화탄소의 흡입, 과잉호흡 등과 같은 생화학적 변화가 공항장애를 일으킬 수 있다는 주장이다. 뇌 중추에는 혈액 내의 이산화탄소의 수준이 높아지면 질식할 수 있다는 경보를 내려 과잉호흡을 하게 만드는 생리적 기제인 질식 감찰기가 있는데, 이 질식 감찰기가 이산화탄소 수준의 변화에 대해서 잘못된 질식경보를 내림으로써 환자들이 순간적으로 호흡곤란을 느끼고 과잉호흡과 공황발작을 경험하게 된다는 것이다.

정신분석적 입장에서는 공황발작이 스트레스가 많은 시기에 발생한다는 점에 주목하며 그 원인에 대해서 크게 3가지의 견해를 제시하고 있다. 첫째, 공황발작은 불안을 야기하는 충동에 대한 방어기제가 성공하지 못했기 때문에 나타난다는 견해이다. 따라서 억압되어 있던 두려운 충동이 마구 방출될 것에 대한 극심한 불안을 경험하게 된다는 것이다. 둘째, 공황발작의 증상을 어린아이가 어머니와 이별할 때 나타내는 분리불안과 관련된 것으로 해석한 견해이다. 광장공포증과 함께 나타나는 공황장애는 사람이 많은 넓은 장소에 혼자 있는 상황이 부모로부터 버림받았다는 유아기의 분리불안을 재현하는 것이라는 설명이다.

청반과 공황 뇌 회로의 다른 영역에서 노르에피네프린의 활동을 적절하게 회복시켜 주는 일부 항우울제가 공황 증상의 감소에 효과적인 것으로 알려지고 있다. 최근

클루프트(Kluft, 1984)는 해리성 정체성 장애를 유발하는 네 가지 요인을 제시했다. 첫째는 해리능력으로서 외상에 직면했을 때 현실로부터 해리될 수 있는 내적 능력이 있어야 한다. 둘째는 외상경험으로서 신체적 혹은 성적 학대와 같이 아동의 일상적 방어능력을 넘어서는 압도적인 외상경험들이 있어야 한다. 셋째는 응집력이 있는 자아의 획득 실패이다. 해리에 의한 대체 인격의 증가와 발달로 인해서 하나의 응집력 있는 자아를 형성할 수 없을 때 해리성 정체성 장애로 발전하게 된다. 마지막으로, 진정 경험의 결핍이다. 외상 경험은 타인이 달래 주고 위로해 주고 진정시켜 줌으로써 그 충격으로부터 회복될 수 있다. 이러한 위로와 진정 기능을 해 줄 수 있는 타인의 부재는 해리방어를 강화시켜 해리성 정체성 장애를 유발하는 조건을 제공하게 된다.

클루푸트(1991)는 해리성 정체성 장애의 심리치료를 성공적으로 이끌기 위한 세 가지 지침을 다음과 같이 제시하고 있다. 첫째, 환자와 치료자 간의 견고한 치료적 관계가 형성되어야 한다. 환자의 주된 인격뿐 아니라 다른 인격들과도 긴밀한 관계를 형성해야 한다. 특히 각 인격을 해치지 않을 것이니 치료를 기피하거나 도망쳐 버리지 않을 것에 대한 동의가 이루어져야 한다. 인격 간의 통합을 이루기 위해서 치료자는 중립적이어야 하며 어떤 인격만을 편애해서는 안 된다. 둘째, 과거의 외상 경험을 드러내고 정화시킬 수 있도록 도와주어야 한다. 즉, 각 인격이 지니고 있는 과거의 고통스러운 경험을 그 인격이 견딜 수 있는 방법으로 드러내고 감정을 표현하도록 도와주어야 한다. 마지막으로, 인격들 간의 원활한 협동을 이루도록 유도한다. 인격들이 치료자와 안전한 관계를 체험하고 외상적 경험을 정화하게 되면 하나로 합쳐져 통합을 시도한다. 대부분의 해리성 정체성 장애 환자들은 아동기나 사춘기에 대한 장기간의 기억상실 때문에 통합된 자기의식을 갖지 못해 고통스러워한다. 효과적인 심리치료는 그동안 상상된 것을 회복시켜 주며 환자로 하여금 조각난 것을 모아서 새롭게 형성된 자기를 위해 기초가 되는 연대기적 이야기나 자서전을 만들어 낼 수 있도록 도와주어야 한다.

(2) 해리성 기억상실증

해리성 기억상실증 사례

42세의 이혼한 남성인 N 씨는 최근 10년 정도 되는 기간에 일어난 일을 전혀 기억하지 못하고 있다. 심지어 자신의 아들이 7세인데도 자기는 결혼한 적이 없다고 말하기까지 했다. CT 검사에서도 뇌의 이상이 발견되지 않았다. 정신 상태 검사에서 지적 기능은 평균 수준으로 유지되고 있는 것으로 나타났지만, 그가 기억하고 있는 자료는 10년 전의 자료이고 그 이후의 전체적인 개인력이나 현재 사건들을 기억하지 못했다. 그는 자신의 기억 능력과 현재 상황에 대해 매우 당황해하였다. 아주 어린 시절에 대해서 질문하자 그의 아버지는 화가 나면 혁대를 풀어서 잔인할 정도로 N 씨를 때렸다고 회상했다.

38세의 여성인 U 씨는 걸핏하면 런던 공항이나 마닐라 공항 등 외국 공항에서 발견되어 국제 경찰에 의해 한국으로 이송되었다. 그녀는 자신이 왜 그런 외국 공항에 가 있었는지 그전의 기억을 해 내지 못하였다. 과거에도 유사한 기억상실이 여러 번 있었는데 처음 발생한 것은 대학교 때 결혼을 약속했던 남자친구와 헤어진 이후였다. 그녀는 외국에서 발견될 때마다 자신이 누구인지, 어디로 가는지를 알지 못했고 몇 시간씩 넓은 국제공항을 헤매고 다녀야 했다. 여권을 통해 한국의 주소와 연락처를 확인한 경찰에 의해 빈번이 집으로 돌아오게 되자 부모는 U 씨를 정신병원에 입원시키게 되었다.

(출처: 이우경, 2016)

① 특징과 증상

해리성 기억상실은 스트레스를 받거나 불안할 때 자신의 정체성을 잊어버리고 행동하는 것이다. 기억상실은 주로 불안한 상황을 억압하는 것과 관련된다. 해리성 둔주는 자신의 정체성을 잊어버리고 자신의 집을 떠나 방황하는 것이며, 환자는 해리성 둔주 동안에 있었던 일을 잘 기억하지 못한다. DSM-5에서는 해리성 기억장애와 해리성 둔주가 함께 나타나는 유형과 함께 나타나지 않는 유형으로 구분한다.

기억하지 못하는 경험내용은 심리적 고통을 야기하는 정보이거나 충격적이었던 사건과 관련된 것일 경우가 많다. 이러한 기억상실은 단순한 건망증이나 망각으로 설명하기에는 그 정도가 심하거나 광범위하며, 일반적으로 충격적인 사건이나 내면적 고통을 경험한 후에 나타나는 경우가 많다. 이러한 기억상실은 뇌 손상이나 뇌 기능장애로 유발된 것이 아니어야 한다. 이러한 기억상실로 인해 개인의 적응에 현저한 고통과 장해를 초래할 경우에 해리성 기억상실증이라고 진단된다. 해리성 기억상실증은 기억장애가 특징적 증상이지만 의식의 혼란이나 현실감각의 장애 등이 수반될 수도 있다. 기억상실은 갑작스럽게 나타나고 대부분 일시적으로 지속되다가 역시 갑작스럽게 회복되는 경우가 많다. 다음의 표는 해리성 기억상실증의 진단기준이다.

해리성 기억상실증의 진단기준(DSM-5)
A. 일상적으로 일어나는 망각과는 다르며, 보통 외상 혹은 스트레스성의 중요한 자전적 정보를 회상하는 능력이 상실된다. 주로 특별한 사건에 대한 국소적 또는 선택적 기억상실이 있고, 정체성과 생활사에 대한 전반적 기억상실도 있다.
B. 증상은 사회적, 직업적 또는 다른 주요 기능 영역에서 임상적으로 유의한 고통이나 손상을 초래한다.

C. 장애가 물질의 생리적 효과나 신경학적 상태 또는 복합 부분발작, 일과성 기억 상실, 두부손상, 외상성 뇌손상, 다른 신경학적 상태와 같은 의학적 상태에 의한 것이 아니다.

D. 장애는 해리성 정체성 장애, 외상후 스트레스 장애, 급성스트레스 장애, 신체증상장애, 주요 또는 경도 신경인지장애에 의해 더 잘 설명되지 않는다.

※ 다음의 경우 명시할 것

- 해리성 둔주 동반: 정체성이나 다른 중요한 자전적 정보에 대한 기억상실과 관련된 목적이 있는 여행 또는 어리둥절한 방랑

② 원인과 치료

가정에서 일어나는 학대가 해리성 기억상실증을 일으키는 주요 촉발 요인이 된다고 알려져 있다. 배신외상(betrayal trauma)과 같이 믿었던 사람에 의해 배신을 당한 경우 촉발되기도 한다. 이 배신은 사건이 처리되고 기억되는 방식에 영향을 준다.

정신분석적 입장에서는 해리현상을 능동적인 정신과정으로 본다. 즉, 불안을 일으키는 심리적 내용을 능동적으로 방어하고 억압함으로써 이러한 심리적 내용이 의식되지 못하게 할 뿐 아니라 행동에 영향을 주지 못하게 한다. 해리성 기억상실증은 억압과 부인의 방어기제를 통해 경험내용이 의식에 이르지 못하게 된 상태이다.

행동주의적 입장에서는 기억상실 행동이 학습에 의해 습득된다고 본다. 해리성 기억상실증은 고통스러운 환경 자극을 회피하기 위한 것이다. 즉, 불안이나 죄책감을 유발하는 혼란스러운 행동이나 생각을 잊어버림으로써 스트레스를 주는 사건으로부터 자신을 보호할 수 있다는 점이 보상으로 작용하고, 불안이나 죄책감에서 벗어나는 것이 강화되어 해리 증상이 지속된다고 본다.

해리성 기억상실에는 인지행동치료가 효과적일 수 있다. 외상에 기저 하는 특정

인지 왜곡을 확인하게 되면 자서전적 기억으로 들어갈 수 있다. 환자가 이전 외상의 의미에 대해 가지고 있는 인지 왜곡을 교정하게 되면 외상 사건을 보다 상세하게 회상할 수 있다.

최면 역시 해리성 기억상실 치료에 도움이 된다. 특히 최면은 증상의 강도를 조절하고, 환자에게 정서적인 지지를 제공해 주면서 자아를 강화시킬 수 있게 해 주어 해리된 자료를 처리하고 통합할 수 있게 도와준다. 환자는 자기최면을 배워서 일상생활에서 자신을 안심시키는 기법으로 활용할 수 있다. 이렇게 되면 침습적인 증상과 기억상실 사이를 왔다 갔다 하는 것을 효율적으로 통제할 수 있다. 만성적이고 잘 회복되지 않는 해리성 기억상실증 환자에게는 벤조디아제핀과 암페타민류의 약물을 사용할 수 있다.

(3) 이인증/비현실감

▦ 이인증/비현실감 사례

22세의 여대생인 H 씨는 자신의 정신이 이상해진 것이 아닌지 걱정하고 있다. 언제부터인가 현실감이 느껴지지 않고 마치 꿈속에 있는 듯 느껴졌다. 꿈속에서 자기 몸으로부터 분리되어 나와 자신이 자신의 몸을 관찰하고 있고, 자기 몸과 생각이 마치 자기 것이 아닌 것 같았다. 심지어 눈에 비친 몸의 일부가 달라져 보이기도 하는데, 어느 날에는 손과 발이 마치 '걸리버여행기'의 소인국에 간 걸리버처럼 커져 보였다. 거리를 걷다 보면 주변 사람이 SF 영화에 나오는 로봇처럼 느껴졌다.

(출처: 이우경, 2016)

① 특징과 증상

이인증은 자신의 감정이나 행동, 인식 등에 대한 주체가 자기 자신이라는 자각이 상실되어 있는 상태이다. 이인증 기간 동안에 지각이 바뀌어 자신의 현실에 대한 감각을 일시적으로 잃고 마치 꿈속에 있거나 외부 관찰자가 되어 지켜보는 경험이 일어난다.

비현실감은 주변 환경이 비현실적인 것으로 느껴지거나 그것과 분리된 듯한 느낌을 말한다. 그러나 이인증/비현실감을 경험하는 동안에는 현실검증력은 손상되지 않은 채로 유지된다. 자신이 자아와 분리되고 생명력이 없으며 기이하고 친숙하지 못한 낯선 느낌을 가질 뿐만 아니라 기계적으로 행동하는 자동장치 같은 느낌을 자주 갖는다. 아래의 표는 이인증/비현실감의 진단기준을 보여 준다(이우경, 2016).

이인증/비현실감의 진단기준(DSM-5)
A. 이인증, 비현실감 또는 2가지 모두에 대한 지속적이고 반복적인 경험을 한다. 1. 이인증: 비현실감, 분리감 또는 사고, 느낌, 감각, 신체나 행동에 관해 외부 관찰자가 되는 경험(인지변화, 왜곡된 시간 감각, 비현실적이거나 결핍된 자기, 감정적 또는 신체적 마비) 2. 비현실감: 비현실적이거나 자신의 주변 환경과 분리된 것 같은 경험(개인 또는 사물이 비현실적이거나 꿈속에 있는 것 같거나 안개가 낀 것 같거나 죽을 것 같거나, 시각적으로 왜곡된 것 같은 경험)
B. 이인증이나 비현실감을 경험하는 동안 현실 검증력은 유지된다.
C. 증상은 사회적, 직업적 또는 다른 주요 기능 영역에서 임상적으로 유의한 고통이나 손상을 초래한다.
D. 장애는 물질의 생리적 효과나 다른 의학적 상태로 인한 것이 아니다.
E. 장애는 조현병, 공황장애, 주요 우울장애, 급성스트레스 장애, 외상후 스트레스 장애 또는 다른 해리장애와 같은 다른 정신질환에 의한 것으로 설명되지 않는다.

② 원인 및 치료

정신분석적 입장에서는 이인증/비현실감의 경험을 일종의 방어기제로 간주하고 있다. 꿈속에서 불안한 내용의 꿈을 꾸다가 "이건 꿈일 뿐이야"라고 생각하는 것이 실제가 아님을 지각하게 함으로써 꿈과 연합된 불안을 경감시킬 수 있듯이, 이인증/비현실감은 자신과 현실을 실제가 아닌 낯선 것으로 느낌으로써 불안을 유발하는 소망이 의식에 들어오는 넋을 막는 방어적 기능을 한다고 본다.

헌터(Hunter)와 그의 동료들(2003)은 이인증/비현실감 장애를 불안장애와 관련지어 설명하는 인지행동 모델을 제안하였다. 그에 따르면, 우울이나 불안, 스트레스, 피로감, 약물 등과 같은 다양한 원인에 의해서 누구나 정상적인 이인증/비현실감의 증상을 일시적으로 경험할 수 있다. 이러한 이인증/비현실감의 증상을 어떻게 평가하고 귀인 하느냐에 의해서 병리적 증상으로 발전할 수 있다.

정신역동적 심리치료는 이인증을 지닌 사람들이 이러한 증상에 대한 통제를 할 수 있도록 돕기 위해 외상적 기억들을 정화시키는 데에 중점을 둔다. 어떤 무의식적 갈등이 이인증을 일으키는지에 대한 이해가 증가되면 그에 대한 통제감과 통제능력의 과도한 요구를 충족시키지 못한 것일 수 있으므로 치료과정에서는 자존감의 문제를 우선적으로 다룬다. 아울러 낮은 자존감과 무능감을 지니게 만든 부모와의 아픈 경험을 재경험하는 동시에 그와 관련된 감정들을 표출하여 정화하도록 돕는다.

이인증의 증상은 대부분 간헐적으로 나타나며 주로 급성 기분장애와 관련되어 나타나는 경우가 많다. 따라서 우울증이나 불안 증상을 완화시키는 약물치료가 도움이 될 수 있다. 선택적 세로토닌 재흡수 억제제를 비롯한 항우울제나 벤조디아제핀 계열의 항불안제가 이인증/비현실감 증상을 완화하는 데 도움이 된다는 보고가 있다.

3) 신체증상 및 관련 장애

몸과 마음은 밀접한 관계를 맺고 있다. 몸이 아프면 마음이 아프고, 또한 마음이 아프면 몸이 아프게 된다. 신체증상 및 관련 장애(Somatic symptom and related disorders)는 심리적 원인에 의해서 다양한 신체적 증상을 나타내는 경우를 말한다. 이러한 장애를 지닌 사람들은 흔히 다양한 신체적 증상을 나타내지만 의학적 검사에서는 그러한 증상을 설명할 수 없는 신체적 이상이 발견되지 않는다. 따라서 이러한 신체적 증상의 발생과 유지에는 심리적 원인이 기여하는 것으로 추정되고 있다. 신체증상 및 관련 장애로는 신체증상장애, 질병불안장애, 전환장애 등의 하위유형으로 구분되어 있다. 아래의 표는 신체증상 및 관련 장애의 하위 장애와 특징을 보여 준다.

하위장애	특징
신체증상장애	신체증상을 지나치게 걱정하고, 고통을 받고, 장애를 경험함
전환장애	의학적으로 설명되지 않지만 수의적인 운동 및 감각 기능에 영향을 미침
질병불안장애	건강염려적인 현상으로 신체증상이 없음에도 불구하고 심한 병에 걸렸다고 집착함

(1) 신체증상장애

① 특징 및 증상

신체증상장애를 가진 사람은 신체증상을 심하게 호소하여 일상생활에서 중대한 지장을 겪는다. 신체증상은 국부 통증처럼 특이적이거나 피로와 같이 상대적으로 비특이적인 것도 있다. 이런 증상은 정상적인 신체 감각이기 때문에 일반적으로 심각한 질환을 의미하지는 않지만 주관적으로는 불편감을 느낄 수 있다. 의학적인 이유가 있든 없든 환자는 분명한 고통을 호소한다. 이들은 질병에 대한 높은 수준의 걱정을 보이며 신체증상을 과도하게 힘들다고 생각하고, 건강에 대해 최악을 상상하기도 한다.

신체증상장애는 일반적으로 사회경제적 지위와 교육수준이 낮으며 도시보다는 시골에 거주하는 사람에게 흔히 나타나는 경향이 있다. 초기 아동기나 청소년기에 시작하는 경향이 있고 증세의 기복을 나타내며 만성적인 경과를 보이는 경우가 많다. 신체증상장애는 잘 치료되지 않는 경향이 있어 예후가 나쁘며 스트레스가 많아지면 증세가 악화된다. 아래의 표는 신체증상장애의 진단기준을 보여 준다(이우경, 2016).

신체증상장애의 진단기준(DSM-5)
A. 고통스럽거나 일상생활에 지장이 될 정도로 한 가지 이상의 신체증상이 있다. B. 다음 중 적어도 하나 이상의 신체증상 혹은 건강염려와 관련된 지나친 생각과 감정 혹은 행동을 보인다. 1. 신체증상의 심각성에 대해 편향되어 지속적으로 몰두함 2. 건강이나 증상에 대한 지속적으로 높은 수준의 불안을 지님 3. 이러한 증상이나 건강 염려에 대해 지나친 시간과 에너지를 쏟음 C. 한 가지 증상을 지속적으로 보이지는 않아도 증상이 있는 상태가 대개 6개월 이상 지속된다. ※ 다음의 경우 명시할 것 • 통증이 우세한 경우(과거, 동통장애) • 지속성: 지속적인 경과가 극심한 증상, 뚜렷한 증상, 긴 기간(6개월 이상) 지속

② 원인과 치료

기질적 요인으로는 신경증이 가장 높은 위험 요인이며, 우울과 불안이 공존 병리로 나타나는 경우가 많다. 환경적인 요인으로는 사회경제적 수준과 교육수준이 낮고 스트레스와 생활 사건을 많이 경험한 사람에게서 발견될 확률이 높다. 경과에 영향을 미치는 요인으로는 실업상태, 낮은 교육수준, 노인, 여성, 낮은 사회 경제적 수준 등이다. 우울장애와 공황장애 등이 동반될 경우 항우울증 약이나 항불안제를 사용한다. 고통, 특히 신체 감각에 매우 예민하고, 신체증상에 대해 의학적 질병 탓으로 돌린다.

신체증상장애는 치료하기 매우 까다로운 장애로 알려져 있고, 효과가 잘 입증된 치료 방법도 없다. 특히 치료 시 자신의 신체적 증상이 심리적 요인에 의한 것일 수 있다는 점을 인정하려 하지 않으며, 저항적이고 비협조적인 태도를 나타내기 때문에 치료의 예후가 좋지 않다. 다각적인 심리치료적 노력을 통해 호전될 수는 있으나 장애의 속성을 교육시키고 질병 가능성에 대한 환자의 우려를 일관성 있게 안심시켜 주는 것이 필요하다. 또한 환자의 주변사람(가족, 친구)에게 협조를 구하는 것도 중요하며 환자가 증상을 호소할 때는 환자의 가족의 많은 관심이 필요하지만 의무나 책임을 면제해 주는 행동을 통해 환자의 증상을 악화시키지는 말아야 한다.

(2) 질병불안장애

① 특징과 증상

질병불안장애(illness anxiety disorder)는 자신의 심각한 질병에 걸렸다는 강박과 두려움을 나타내는 경우를 말한다. 일반인을 대상으로 한 질병불안장애의 유병률은 아직 잘 보고되지 않았지만 일반적인 병원 환자들 중 약 4~9%가 질병불안장애를 나타낸다고 알려져 있다. 질병불안장애는 어느 연령에서나 시작될 수 있으나 이른 청소년기에 가장 많이 나타난다. 경과는 대부분 만성적이며, 증상의 호전과 악화가 반복되는 경향을 보인다. 흔히 질병불안장애의 경과가 만성적이기 때문에 이 장애의 양상이 성격특성의 일부라는 주장도 제기되고 있다. 다음의 표는 질병불안장애의 진단기준

어려워 진단을 내릴 때 고려하지는 않지만, 명백하게 증상을 가장하고 있다면 인위성 장애 또는 꾀병 진단을 고려해 봐야 한다. 아래의 표는 전화장애의 진단기준을 보여 준다.

전환장애의 진단기준(DSM-5)
A. 한 가지 이상의 변화된 수의적 운동 또는 감각 기능 이상을 보인다.
B. 임상 검사 소견이 증상과 신경학적 혹은 의학적 상태와 불일치하는 증거를 보인다.
C. 증상이나 결함이 사회적 또는 직업적 기능을 손상시킨다.
※ 다음 중 하나를 명시할 것 • 쇠약감 혹은 마비 동반 • 비정상적 운동 동반(떨림, 근육긴장 이상, 근경련, 근육간대경련, 보행장애) • 삼키기 증상 동반 • 언어증상 동반(발성 곤란, 불분명한 말 등) • 발작 혹은 경련 동반 • 무감각증이나 감각 상실 동반 • 특정 감각 증상 동반(시각, 후각 또는 청각 장해) • 혼합 증상 동반

② 원인과 치료

프로이트는 2~5세의 남근기에 있는 여자아이의 경우 아버지에 대한 성적 감정을 경험하고, 동시에 아버지의 애정을 얻기 위해 어머니와 경쟁하다가 아버지에 대한 성적 감정을 억압하고 어머니와 동일시한다고 보았다. 이것을 엘렉트라 콤플렉스라고 하는데, 프로이트는 엘렉트라 갈등이 해결되지 못하면 이후에 성적 불안을 반복적으로 경험하고 이 감정을 감추고자 하는 무의식적 욕구에서 신체적인 증상으로 전환하여 표현할 수 있다고 보았다.

정신분석론에 의하면 무의식적 갈등이 불안을 야기해서 신체적 증상으로 전환된다고 주장한다(Brown, 2006). 또한 정신분석가들은 히스테리성 전환증상이나 신체증상은 내적 갈등이 의식화되는 것을 방해하여 일차적 이득을 얻게 한다고 보고 있다. 분노를 의식적으로 인식하고 표현하는 것을 어려워하는 사람이 전환성 팔 마비 증상을 보이게 되면 분노를 행동화하지 않을 수 있다.

행동주의 관점에서는 신체증상장애와 전환 증상이 일종의 보상 작용을 한다고 설명한다. 전환증상이 다른 사람을 조작하고 주의를 끌며 특권을 누리고 불쾌한 과제나 책임을 회피하는 수단으로 사용될 수 있다고 주장했다. 어린 시절에 나타난 경미한 신체적 마비 증상이 불안이나 사회적 부담을 덜게 하는 반복적 결과를 초래하게 되면 이러한 전환증상과 불안감소의 연합이 형성되어 불안이 생길 때마다 전환증상이 나타나게 된다고 주장하였다. 전환장애는 주로 극적인 충격적 사건 이후에 나타나는 경향이 있다는 점에서 구별된다.

전환장애를 나타내는 사람은 흔히 신체화 경향을 함께 나타내는 경우가 많기 때문에 신체화장애에 적용되는 치료방법이 적용된다. 특히 전환장애 환자를 치료할 때는 전환증상을 유발한 충격적인 스트레스 사건을 확인하고 이러한 부정적 상황이 지속될 경우에는 이를 제거하도록 노력해야 한다. 치료자는 또한 환자가 전환증상으로 인해 얻게 되는 이차적 이득을 세밀하게 확인하여 이를 제거하는 데에 초점을 맞춰야 한다. 이 밖에 전환장애에는 최면 치료가 적용되기도 하며 불안증상을 동반할 시 항불안제가 처방되기도 한다.

CHAPTER 11

섭식/성적 장애

1. 섭식장애

우리는 육체적 건강을 유지하고 활동에너지를 보충하기 위해 매일 적당한 양의 음식을 섭취하고 그 섭취한 음식의 양은 체형과 몸매에 영향을 미치게 된다. 지나치게 많은 음식을 먹게 되면 몸이 비대해질 뿐만 아니라 질병에도 직접적인 영향을 미치게 된다.

현대 사회에 들어서면서 각종 미인대회, 화장품 광고, 모델 등을 통해 여성의 날씬한 몸매를 선호하는 경향이 확산되었다. 이러한 사회적 풍토 속에서 어떤 사람은 의도적으로 음식섭취를 과도하게 제한하는 경우도 드물지 않다. 살찌는 것에 대한 불안과 공포 때문에 지나친 음식물 섭취 제한은 신체적, 심리적 문제를 야기하는 경우가 있다.

급식 및 섭식장애(Feeding and eating disorders)는 개인의 건강과 심리 사회적 기능을 현저하게 방해하는 부적응적인 섭식행동과 섭식-관련 행동을 의미한다. DSM-5에서는 급식 및 섭식 장애의 하위유형으로 신경성 식욕부진증, 신경성 폭식증, 폭식장애, 이식증, 반추장애를 제시하고 있다.

1) 신경성 식욕부진증

신경성 식욕부진증

SNS가 신경성 식욕부진증(거식증)을 동경하는 '프로아나(pro-ana)'를 확산시킨다는 우려가 제기되고 있는 가운데, 국내 거식증 환자의 가장 많은 비중을 10대 여성 청소년이 차지하고 있는 것으로 나타났다. 국회 보건복지위원회 더불어민주당 남인순 의원이 국민건강보험공단으로부터 제출받은 국정감사 자료에 따르면, 최근 5년간 거식증으로 진료를 받은 인원은 총 8417명으로 2015년 1590명에서 2019년 1845명으로 16% 증가했다. 같은 기간 남성은 2017명, 여성은 6346명으로 여성 환자가 3배 이상 많았다. 지난 5년간 진료인원이 가장 많은 성별 · 연령 집단은 10대 여성(1208명), 80세 이상 여성(1103명), 70대 여성(1093명), 20대 여성(957명)순으로 1020대 청소년과 젊은 여성, 7080대 노년 여성에 집중됐다. 남 의원은 "'개말라', '뼈말라'라는 말을 듣고 무척 놀랐으며, SNS에서 뼈가 도드라질 정도의 마른 몸이 동경의 대상이 되고, 체중 감량을 위한 위험한 방식이 공유되고 있다"며 "WHO는 거식증을 가장 우선적으로 치료해야 할 청소년 질환 중 하나로 보고한 바 있으며, 사망률도 높아 초기에 개입해 신속한 치료가 이뤄져야 한다"고 지적했다. 이어, "특히 프로아나족의 저연령화 현상이 심화되고 있어 10대는 신체적으로 건강하게 성장할 시기임에도 대중문화와 SNS가 부채질하는 '마른 몸 신화'에 엄청난 압력을 받으며 신체적 정신적 건강을 해치고 있다"고 강조했다. 또, 남인순 의원이 건강보험심사평가원으로부터 제출받은 국정감사 자료인 '최근 5년간 향정신성 식욕억제제 공급내역'에 따르면, 마약류인 향정신성 식욕억제제의 공급현황은 지속적으로 증가해 5년간 공급금액이 6129억 6471만 원, 공급량은 12억 1389만 개에 달하는 것으로 나타났다. 향정신성 식욕억제제는 2015년 1158억 8120만 원에서 2019년 1229억 3556만 원으로 6.1% 증가했으며, 공급량은 2억 2361만 개에서 2억 5296만 개로 13.1% 증가했다. 현재 유통 중인 향정신성 식욕억제제 성분은 디에틸프로피온, 마진돌, 펜디메트라진, 펜터민, 로카세린, 토피라메이트/펜터민 등 총 6종이다.

〈중략〉

남인순 의원은 "WHO뿐만 아니라 대부분의 OECD 국가를 비롯한 외국에서는 30㎏/㎡ 이하를 비만으로 보는데, 우리나라는 체질량지수 25㎏/㎡ 이상으로 분류해 차이가 있다"고 지적했다. 또 "국내에서도 건강검진 비만기준과 국가통계의 비만기준이 다르고, 국내와 WHO의 비만기준이 달라 국민들께 혼란을 주고 있다"며, "기준에 따라 비만유병율도 다르고, 비만유병율이 다르면 건강 정책도 달라지며, 이는 의약품 사용과도 관련 되는 것"이라고 지적했다. 남 의원은 "국제 기준보다 낮은 국내의 비만기준이 국민들의 마른 몸을 부추기는 것 아닌가 의구심이 들기 때문에 관련 전문가 및 학회 등과 논의해 합리적인 기준 마련을 검토할 것"을 주문했다.

(출처: 메디컬옵저버, 신형주)

(1) 특징과 증상

신경성 식욕부진증의 핵심 증상은 다음과 같다. 우선, 체중 증가와 비만에 대한 극심한 두려움을 지니고 있어서 음식 섭취를 현저하게 제한하거나 거부함으로써 체중이 비정상적으로 저하된다. 다음으로, 체중 증가에 대한 자가 인식의 장애가 나타나서 날씬한데도 불구하고 자신의 몸이 뚱뚱하다고 왜곡되게 생각하는 경향이 있다.

이 장애를 가진 사람은 체중 증가 혹은 비만을 두려워하며 음식을 거부해서 영양부족 상태가 나타나 심각할 경우 죽음에 이르는 등 치명적인 상태에 빠진다. 저체중인데도 뚱뚱하다고 걱정하며 반복적으로 체중을 재고, 강박적으로 신체 부위를 체크하고 거울을 보며 뚱뚱하게 생각되는 신체 부위를 확인한다. 이들의 자존감은 체중과 체형에 영향을 받아 체중이 줄면 성취감을 느끼고, 체중이 증가하면 자존감이 급격히 떨어진다. 이 장애를 가진 사람은 신체적 혹은 심리적 후유증에 따른 주관적 고통이 심해지지 않는 한 스스로 치료를 받으려고 하지 않는다. 문제에 대한 통찰이 부족해서 치명적인 의학적 상태를 야기한다. 특히 영양실조 상태가 되어 신체의 주요 장기가 망가지고 무월경, 비정상적 활성 징후 같은 생리학적 장애가 일어난다. 영양실조와 같은 생리적 장애는 영양학적 개입을 통해 회복되지만 골밀도 손실 등은 회복이 어렵다. 심한 저체중의 경우 우울 기분, 사회적 위축, 과민성, 불면증, 성행위에 대한 흥미 감소 등의 부수적 징후와 증상을 보인다. 다음의 표는 신경성 식욕부진증의 진단기준을 보여 준다.

신경성 식욕부진증의 진단기준(DSM-5)
A. 필요한 양에 비해 음식을 섭취하는 것을 지나치게 제한하여 연령, 성별, 발달 과정 및 신체 건강 수준에 비해 유의하게 저체중이 유발된다.
B. 저체중임에도 불구하고 체중 증가와 비만에 대한 극심한 두려움이 있다.
C. 기대되는 체중이나 체형을 경험하는 방식에 심각한 장해가 생기고, 체중이나 체형이 자기 평가에 미치는 영향이 지나치며, 현재 저체중의 심각성에 대한 인식이 지속적으로 결여되어 있다.
※ 다음 중 하나를 명시할 것 • 제한형: 지난 3개월 동안 폭식하거나 하제를 사용하지 않음(즉, 스스로 유도하는 구토 또

는 하제, 이뇨제, 관장제의 남용이 없음)
- 폭식 및 하제사용형: 지난 3개월 동안 폭식, 혹은 하제를 사용함(즉, 스스로 구토를 유도하거나 하제, 이뇨제, 관장제를 남용함)

※ 현재의 심각도를 명시할 것
- 경도: BMI 17이상
- 중등도: BMI 16~16.99
- 고도: BMI 15~15.99
- 극도: BMI 15미만

(2) 원인 및 치료

정신분석적 입장에서는 신경성 식욕부진증을 성적인 욕구에 대한 방어적 행동이라고 보았다. 프로이트는 먹는 행동을 성적인 표현의 대체행위라고 생각했으며 신경성 식욕부진증 환자는 성적 욕구를 부인하기 위해서 음식을 거부하는 것으로 해석했다. 즉, 청소년기에 육체적으로 성숙하며 성적 욕구가 증가하는 것에 대해서 무의식적인 공포를 느끼고 음식섭취를 거부함으로써 육체적 성숙과 성적 욕구를 억제하려는 시도가 신경성 식욕부진증으로 나타난다는 것이다. 신경성 식욕부진증으로 월경이 나타나지 않고 빈약한 몸매로 인해 자신의 여성적 매력을 상실함으로써 성적 유혹과 임신으로부터 자유로움을 얻기 위한 시도라는 주장이다.

행동주의적 입장에서는 신경성 식욕부진증을 일종의 체중공포증(weight phobia)이라고 본다. 현재 사회는 매스컴을 통해서 여성의 날씬한 몸매가 매력적이라는 메시지를 반복적으로 전달한다. 어린아이들이 즐겨 가지고 노는 바비 인형이나 인기 있는 여성 연예인들의 체형은 저체중에 해당될 만큼 날씬하고 마른 몸매이다. 이러한 사회에서는 날씬함에 대해서는 강화가 주어지는 반면, 뚱뚱함에 대해서는 처벌이 주어지게 된다. 따라서 여성들은 뚱뚱함에 대한 공포와 과도한 음식섭취에 대한 공포를 지니게 된다. 이러한 두 가지 공포를 확실하게 감소시키는 방법은 음식을 먹지 않는 것이다. 음식을 먹지 않으면 이러한 공포가 감소되므로 부적 강화가 되어 음식거부행동이 점점 더 극단적인 형태로 나타날 수 있다는 설명이다.

인지적 입장에서는 자신의 신체에 대한 왜곡된 지각이 핵심 요인이다. 날씬한 몸매가 성공과 애정을 얻는 가장 중요한 요인이며, 성취 또는 인간관계에서의 좌절을 불만족스러운 몸매로 귀인하고 자존감을 보호하려는 것이다. 이들은 자신의 내적 감각이나 욕구를 잘 인식하지 못하고 삶에 대한 통제감을 적게 느끼기 때문에 이에 대한 반작용으로 자신의 체형과 식습관을 과도하게 통제하려고 한다. 그 결과 체중을 감소하려는 반복적인 노력을 하게 되고, 체형, 체중, 섭식 행동에 지나치게 몰두한다.

신경성 식욕부진증의 치료목표는 잃었던 체중을 회복하고 영양 부족 상태를 벗어나게 하도록 정상적으로 음식을 먹게 하는 것에 있다. 신경성 식욕부진증을 보이는 사람의 경우 영양실조 상태에서 여러 합병증의 위험이 있어서 입원 치료를 하는 경우가 많다. 치료 상황에서 체중을 증가시키려는 행동은 긍정적인 강화를 받고, 음식섭취를 통해 체중을 늘려 나간다. 체중 회복 기법으로 가장 인기를 얻고 있는 것이 지지적 간호, 영양 상담, 고칼로리 식이요법을 종합한 것이며, 효과적인 치료를 위해서는 다학제적 접근이 필요하다. 임상심리 영역에서는 심리검사 및 심리치료, 가족치료를 혼합한 방법을 주로 사용한다. 신경성 식욕부진증 환자는 우울증 외에도 강박장애, 사회불안을 보이는 경우가 많아 이에 대한 약물치료를 병행하는 것이 필요하다.

2) 신경성 폭식증

신경성 폭식증 환자는 많은 양의 음식을 빠른 시간 안에 먹는 특징이 있다. 음식을 먹은 다음에 일부러 구토를 하거나 하제를 사용하곤 한다. 폭식증을 보이는 사람은 자신의 체형이나 외모에 관심이 많고, 음식을 줄이다가 실패한 다음에는 더 많은 음식을 먹고 다시 구토하는 등의 행동을 반복한다. 이들은 음식 섭취 문제를 부끄러워하고 증상을 숨긴다. 그래서 되도록 비밀리에 눈에 잘 띄지 않는 곳에서 폭식하고 고통스러울 정도로 배가 부를 때까지 먹는다. 폭식의 선행 사건으로는 부정적 정서가 압도적이며, 그 외에 대인관계 스트레스, 체중과 체형에 대한 부정적인 느낌, 지루함 등이 있다. 지나치게 폭식을 하고 나면 부정적인 자기 평가와 불쾌감이 뒤따른다. 다음의 표는 신경성 폭식증의 진단기준을 보여 준다.

신경성 폭식증의 진단기준(DSM-5)
A. 반복적인 폭식 삽화는 다음 2가지 특징이 있다. 1. 일정 시간 동안(예: 2시간 이내) 보통의 사람들이 비슷한 상황에서 같은 시간 동안 먹는 것보다 분명하게 많은 양의 음식을 먹는다. 2. 폭식 삽화 동안 먹는 것을 조절하는 능력이 상실된다(예: 먹는 것을 멈출 수 없으며, 무엇을 또는 얼마나 많이 먹어야 할지 조절할 수 없는 느낌).
B. 체중 증가를 막기 위해 반복적이고 부적절한 보상 행동으로 스스로 유도한 구토를 하고, 또는 하제나 이뇨제, 관장약 기타 약물을 남용하거나 금식 및 과도한 운동과 같은 행동을 보인다.
C. 폭식과 부적절한 보상 행동 모두 평균적으로 적어도 일주일에 1회씩 3개월 동안 일어난다.
D. 체중과 체형이 자기 평가에 지나치게 큰 영향을 미친다.

폭식장애의 진단기준(DSM-5)
A. 반복적인 폭식 삽화가 다음 2가지 특징으로 나타난다. 1. 일정한 시간 동안(예: 2시간 이내) 보통의 사람들이 비슷한 상황에서 동일한 시간 동안 먹는 것보다 분명하게 많은 양의 음식을 먹는다. 2. 폭식 삽화 동안 먹는 것을 조절하는 능력이 상실된다(예: 먹는 것을 멈출 수 없으며, 무엇을 또는 얼마나 많이 먹어야 할지 조절할 수 없다는 느낌). B. 폭식 삽화는 다음 중 3가지 이상이 관련된다. 1. 평소보다 많은 양을 급하게 먹음 2. 배가 불러서 불편하게 느껴질 때까지 먹음 3. 배고프지 않은데도 많은 음식을 먹음 4. 많이 먹는 것에 대한 불편감 때문에 혼자 먹음 5. 폭식 후 스스로에 대한 역겨움, 우울감, 큰 죄책감을 느낌 C. 폭식으로 인해 분명한 고통이 있다. D. 최소 3개월 동안 일주일에 1회 이상 발생한다. E. 신경성 폭식증에서 보이는 부적절한 보상 행동이 나타나지 않으며, 신경성 폭식증 혹은 신경성 식욕부진증 기간에만 발생하지 않는다.

■ 원인 및 치료

폭식의 원인은 여러 가지가 있지만, 특히 스트레스를 중요한 요인으로 꼽을 수 있다. 사람들은 스트레스를 받으면 위로 음식을 찾는데, 불안, 분노, 지루함, 우울 등이 과식을 일으킨다. 내적 감정이나 외부 단서에 대한 반응으로 음식을 먹는 것은 강화되고, 좋은 음식을 맛보게 되면 정서적인 긴장이 줄어들기 때문에 즐거운 활동이 되어 먹는 것이 지속된다.

폭식장애에는 인지행동치료, 대인관계 심리치료, 그리고 약물치료가 효과적인 것으로 알려져 있다. 인지행동치료는 환자로 하여금 자신의 섭식 행동을 지속해서 관찰하게 하면서 잘못된 섭식습관을 변화시킨다. 또한, 부정정서를 느낄 수 있는 스트레스 상황에서 폭식이 아닌 다른 방식으로 대처하도록 돕는다. 대인관계 심리치료는 가족이나 친구와의 관계에 초점을 맞추어 갈등영역을 찾아내고 대인행동을 변화시키도록 돕는다. 아울러 항우울제를 사용하는 약물치료도 폭식 행동을 감소시키는 데 도움이 될 수 있다.

4) 이식증

이식증(pica)은 영양분이 없고 음식이 아닌 하나 이상의 물질을 먹는 행동이 최소 1개월 이상 지속될 때 진단을 내린다. 나이에 따라 섭취하는 비음식 물질이 다양한데, 종이, 비누, 천, 머리카락, 실, 털, 흙, 분필, 화장품, 페인트, 껌, 금속, 자갈, 숯, 찰흙, 녹말, 얼음 등이 포함된다. 비음식이라고 하는 이유는 영양분이 전혀 없는 것을 먹기 때문이다. 비영양성, 비음식 섭취가 발달적인 연령에 비춰 볼 때 부적절하고 사회적 관습이나 문화적으로 받아들여질 만한 것이 아니다. 신생아 시기는 아무 물체든 손에 닿는 것을 입으로 가져가는 습성이 있어서 최소 2세 이상이 되어야 진단을 내릴 수 있다.

이식증은 기본적인 영양실조를 야기 할 수 있으며 중금속처럼 위험한 물질을 섭취 시 그에 따른 납 중독과 같은 합병증도 가질 수 있다. 환경적 방임이나 지도 감독의 부재, 발달 지연이 이식증 위험을 증가시킬 수 있으며 특히 비영양성, 비음식 물질

섭취는 자폐스펙트럼장애나 조현병과 같은 장애에서 나타날 수 있다.

5) 반추장애

반추장애(Rumination disorder)는 음식물을 반복적으로 토해 내거나 되씹는 행동을 1개월 이상 나타내는 경우를 말한다. 반추장애의 핵심 증상은 반복적인 음식 역류이며, 반추장애를 지닌 사람들은 작은 노력으로도 부분적으로 소화된 음식을 입 밖으로 뱉어 내거나 되씹은 후 삼키는 행동을 나타낸다.

반추장애가 있는 아동은 평소에 안절부절못하고 배고픔을 느낀다. 많은 양의 음식을 섭취하지만 먹은 후에는 즉시 토하므로 체중감소와 영양실조가 일어날 수 있고 심한 경우에는 사망에 이를 수도 있다. 이 장애의 사망률이 25%에 달한다는 보고도 있다. 반추장애는 부모의 무관심, 정서적 자극의 결핍, 스트레스가 많은 생활환경, 부모와 아동 관계의 갈등이 주요한 유발요인으로 알려져 있으며 정신분석적 입장에서는 반추장애를 엄마로부터 오는 과잉자극에 대처하려는 시도라고 본다. 행동주의적 입장에서는 반추장애를 정적 자극에 의해 지속되는 행동이라고 본다.

반추장애는 아동의 생명을 위협하는 장애가 될 수 있음으로 영양학적 개입과 행동치료로 신속하게 치료하는 것이 중요하다.

2. 성적 장애

성적 장애는 크게 성기능 장애, 성도착 장애로 나뉜다. 성기능 장애는 정상적 성행위가 되지 않는 다양한 기능장애를 말한다. 성기능 장애는 발기장애, 조루증, 지루증, 여성 성적 관심/흥분장애, 여성 절정감 장애, 생식기-골반 통증/삽입장애 등이 있다. 성기능 장애는 성과 관련된 여러 가지의 심리적 원인이 있거나 사회문화적 용인이나 종교적 특성과도 관련이 있다. 성기능 장애는 개인이 과거에 경험한 불편한 성적 경험과 관련이 있다.

1) 성기능 장애

성기능 장애는 매우 이질적이며 임상적으로 개인의 성적인 반응이나 성적 즐거움을 경험하는 능력에 현저한 장애를 초래한다. 이들 장애 중 한 가지만 있는 예도 있고 동시에 여러 가지 성기능 장애를 가질 수도 있다.

성기능 장애를 평가하려면 파트너의 문제, 즉 상대의 성적인 문제, 건강 상태와 같은 요인, 의사소통의 문제, 성적 활동의 욕구 차이와 같은 관계요인, 부정적인 신체상이나 성적 학대의 과거력 같은 개인적 취약성 요인, 성적 활동이나 즐거움을 금기시하는 문화적 요인, 종교적 요인, 의학적 요인 등을 종합적으로 고려해야 한다(APA, 2013). 다음의 표는 성기능 장애의 하위 장애와 그 특징을 보여 준다.

종류	특징
사정지연(지루증)	사정에 도달하지 못하거나, 사정에 도달하는 시간이 지연되어 사정에 어려움을 겪음. 그러나 지연의 시간적 정의는 명확한 경계가 없음
발기장애	다음 증상 3가지 중 하나가 있음. ①거의 대부분의 성적 활동 상황에서 심각한 수준으로 발기의 어려움을 겪고,② 발기를 유지하는 데 어려움을 겪거나, ③발기 후 단단함이 별로 없음. 증상은 최소한 6개월 이상 지속됨
여성 절정감 장애	절정감의 지연 또는 뚜렷한 부재, 절정감 각각의 강도가 현저히 감소함
여성 성적 관심/흥분장애	성적 활동이 결여되거나 관심이 감소함. 성적 사고나 환상의 결핍, 성적 활동 개시 욕구의 감소로 파트너의 성적 활동 시도에 반응하지 않음. 성적 흥분이나 쾌락의 결핍 및 감소, 내적 또는 외적 성적 단서에 대한 성적 관심과 흥분의 결핍 및 감소, 성적 활동 동안 성기 또는 성기 외적 감각의 결핍 및 감소가 나타남
성기–골반 통증/ 삽입 장애	성교 중 삽입통증, 성교 중이나 삽입 시도 중 현저한 음부나 질의 통증 혹은 골반통, 질 통증이나 골반통에 대한 분명한 두려움이나 불안, 질 내 삽입 시도 동안 골반저근의 현저한 긴장과 조임
조기사정(조루증)	질 내 삽입 이전 또는 직후에 대략 1분 안에 사정을 하는 것. 후천형은 40대 이후에 갑상선기능항진, 전립선염 등과 같은 의학적 상태로 주로 발생함

2) 성도착 장애

성도착 장애는 일반 사람과 다른 성 대상을 선호하거나 성행위 방법을 찾는 것을 말한다. 예를 들면, 동의하지 않는 상대와 성행위를 하거나, 성행위를 할 때 상대방에 고통을 주거나, 자신도 고통 받기를 원하는 것 등이다. 성도착 장애에는 관음장애, 노출장애, 접촉마찰 장애, 성적 피학장애, 성적 가학 장애, 아동성애, 물품음란장애,

의복전환장애 등이 포함된다. 성도착 장애는 일반 사람과 정상적인 성행위를 통해서 자신의 성적 욕구를 충분히 해소하지 못하기 때문에 나타난다. 아래의 표는 성도착장애의 하위 장애와 그 특징을 보여 준다.

하위 장애	특징
관음장애	다른 사람이 옷을 벗고 있는 모습을 몰래 훔쳐봄으로써 성적 흥분을 느낌
노출장애	눈치 채지 못한 사람에 대한 성기 노출 행위를 통한 반복적이고 강렬한 성적 흥분이 성적 공상, 성적 충동 또는 행동으로 표현됨
접촉마찰장애	동의하지 않은 사람에게 자신의 성기나 신체 일부를 접촉하거나 문지르는 행위를 하면서 반복적으로 강렬한 성적 흥분을 느끼고, 이것이 성적 공상, 성적 충동 또는 성적 행동으로 발현됨
성적피학장애	굴욕을 당하거나, 매질을 당하거나, 묶이거나, 숨이 막히거나 하는 등으로 고통을 당하는 행위를 통해 성적 흥분을 느끼거나 성적 행위를 반복함
성적가학장애	상대방이 고통이나 굴욕감을 느끼게 함으로써 성적 흥분을 느끼거나 성적 행위를 반복하는 것으로, 몸을 묶고 때리거나 찌르거나, 불로 지지기, 목조르기 등의 가학적 행동을 함
소아성애장애	사춘기 이전의 아동을 상대로 한 성적 활동을 통해 반복적이고 강렬한 성적 흥분이 성적 공상, 성적 충동 또는 성적 행동으로 발현됨
물품음란장애	무생물인 물건에 대해 성적 흥분을 느끼며 집착함
복장도착장애	이성의 옷으로 바꿔 입음으로써 성적 흥분을 함

(1) 관음장애

관음장애(Voyeuristic disorder)는 다른 사람이 옷을 벗고 있거나 성행위를 하고 있는 모습을 몰래 훔쳐봄으로써 성적 흥분을 느끼는 경우를 말한다. 관찰되는 상대방은 낯선 사람인 경우가 대부분이며, 관음증을 지닌 사람들은 관음행위의 도중이나 이러한 목격내용을 회상하면서 자위행위를 하는 경향이 있다. 관찰되는 상대방과의 성행위를 하는 장면을 상상하긴 하지만, 실제로 이런 일이 발생하는 경우는 매우 드물다. 관음행위는 타인의 사생활을 침범하는 범죄행위로 처벌될 수 있다.

(2) 노출장애

▦ 노출장애의 사례

길거리에서 마주친 여성들에게 신체 특정 부위를 노출한 일명 '바바리맨' 20대 공무원이 벌금형을 선고 받았다. 3일 법조계에 따르면 대구지법 형사8단독 박성준 부장판사는 공연음란 혐의로 기소된 공무원 A(29) 씨에게 벌금 200만 원을 선고하고 40시간의 성폭력 치료 프로그램 이수와 아동 · 청소년 · 장애인 관련 기관 1년 취업제한을 명령했다. A 씨는 지난 2월 대구 북구에서 길거리에서 여성 2명 앞에서 신체 부위를 보인 혐의로 기소됐다. 사건 당시 그는 속옷을 입지 않은 채 패딩 점퍼를 걸치고 나와 길에서 마주친 여성을 향해 패딩을 펼쳐 보인 것으로 드러났다. A 씨는 재판에서 "염증 때문에 속옷을 입지 못했으며 강풍에 패딩 옷자락이 벌어졌다"는 취지로 주장했지만 법원은 이를 받아들이지 않았다. 재판부는 "해당 범행은 일반인에게 성적 수치심을 불러일으키는 행위"라면서 "공무원에 대한 신뢰를 심각하게 훼손한 책임을 물어야 한다"고 지적했다.

(출처: 매일신문, 이혜진)

노출장애(Exhibitionistic disorder)란 눈치채지 못한 사람에게 성기를 노출하는 행위를 통해 반복적으로 강렬한 성적 흥분을 느끼고 성적 공상, 성적 충동 또는 행위 등으로 표현하는 것을 말하며, 적어도 6개월 이상 지속될 때 진단을 내린다. 이러한 성적 충동이나 공상이 사회적, 직업적 또는 다른 기능 영역에서 유의한 고통이나 손상을 초래한다. 반면에 고통을 표현하지 않고, 이런 성적 관심으로 인해 다른 중요한 기능에 손상이 없고 법적 또는 정신적 과거력으로 보았을 때 성적 충동에 의해 행동하는 것이 아니라면 노출증적 성적 관심은 있지만 노출장애는 아니다. 노출장애의 원인에 대해 정신분석에서는 낯선 여성에게 성기를 노출시키면서 성적 흥분을 느끼고 자신의 성기가 거세되지 않았다는 사실을 스스로 확인하는 행위라는 해석을 하고 있다. 또한, 이런 행위에는 보는 사람을 놀라게 하거나 충격을 주고, 상대 여성을 굴복시켰다는 느낌을 갖게 하고, 여성에게 당한 모욕감을 복수하려는 의미도 내포되어 있다(권석만, 2013).

(3) 접촉마찰장애

접촉마찰장애(Frotteuristic disorder)는 동의하지 않는 사람에게 자신의 성기나 신체 일부를 접촉하거나 문지르는 행위를 반복적으로 나타내는 경우이다. 이러한 행위는 체포될 염려가 없는 밀집된 지역에서 행해진다. 상대방의 허벅지나 엉덩이에 자신의 성기를 문지르거나, 손으로 상대방의 성기나 유방을 건드린다. 보통 이러한 행위를 하는 중에는 피해자와 비밀스러운 애정 관계를 맺게 된다는 상상을 하곤 한다. 접촉마찰장애는 보통 청소년기에 발병하는데, 대부분의 경우 15~20세 사이에 발생하여 연령이 증가할수록 발생 빈도는 점차 줄어든다.

(4) 성적피학장애

자위중독, 자위질식사

성적 파트너 없이 혼자서 기구나 장치를 이용해서 성적 쾌감을 즐기다 실수로 죽는 경우가 있다. 자위질식사(autoerotic asphyxia) 혹은 자기색정사(autoerotic death)라고 하며, 일종의 사고사다. 미국과 캐나다에서는 한 해 최대 1,000건 이상이 발생하는 것으로 보도되고 있고, 관련 연구 역시 활발히 진행 중이다. 반면, 우리나라에서는 잘 알려져 있지 않고 자살로 혼동하거나 타살로 오해하기도 한다. 이런 자기색정사는 기본적으로 '이상 성행동'의 일종이다. 최근연쇄 성폭행을 저지르는 범인들 역시 이와 같은 이상 성행동을 보인다. 이상 성행동이 자신을 향하면 자기색정사로, 그리고 외부 대상으로 향할 때 강간, 살인으로까지 이어진다. 혼자 사는 남성에게서 주로 발생하며 부인이 있는 남성에서도 나타날 수 있다. 외국의 경우 여성의 사례도 보고되고 있다. 선진국은 이미 자기색정사에 대한 대책 마련을 촉구하며 위험을 경고하는 동영상도 제작되고 있다. 우리나라에서도 최근 외국의 서적이나 동영상을 보고 이상 성행동을 따라 하다가 사고로 사망하는 젊은 남성들이 늘고 있다. 뉴스로 보도되지 않은 사람들도 있다는 것을 감안하면 자기색정사 같은 이상행동으로 죽는 이들도 꽤 있을 것으로 보여 이에 대한 연구가 필요하다. 자기색정사로 죽음을 맞은 사람의 사례를 살펴보면, 대부분이 스카프나 밧줄로 목을 매거나 박스테이프 등으로 목을 압박하는 경우가 많다. 비닐봉지나 방독면 등을 쓰고 무호흡 상태를 유지하다 질식사 하는 경우도 있고, 부탄가스나 약물 등 유해물질 중독으로 생을 마감하는 경우도 있다. 성의학 전문가들은 자위를 할 때 성적 쾌감과 만족도를 높이기 위해 위험한 상황을 연출하다가 무호흡, 저산소증으로 인한 뇌의 허혈 상태를 즐기고 생명의 위협을 느끼면서 교감신경계의 흥분을 꾀한다고 본다. 이처럼 갖가지 변태적 음란물과 비상식적인 성행위가 인터넷을 통해 범람하는 상황에서 성의 극치를 맛보려다 이상 성행동을 보이고, 결국 자신과 타인의 목숨까지 위협하는 사람들에 대한 경고에 귀를 기울일 때다.

(출처: 이우경, 2016)

성적피학장애(Sexual masochism disorder)는 굴욕을 당하거나, 매질을 당하거나, 묶이거나, 숨이 막히거나 하는 등으로 고통을 당하는 행위를 통해 성적 흥분을 느끼거나 성적 행위를 반복하는 경우를 말한다. 가장 심한 형태는 저산소기호증인데, 가슴을 압박하고 플라스틱 주머니, 마스크 등을 사용하여 산소 부족 상태에서 성적 쾌감을 느낀다는 특징이 있다. 이런 행동으로 인해 신체적 상해를 입어 심하면 자가성애적 질식에 의한 죽음에 이를 수 있다. 만일 이들이 굴욕을 당하거나, 맞거나, 묶이거나, 여타의 방식으로 고통을 당하는 행위를 선호해서 정신사회적 어려움이 발생한다면 성적피학장애 진단을 내리지만, 강박감, 불안감, 죄책감, 수치심과 같은 고통을 호소하지 않고, 이와 같은 충동이 다른 개인적 목표를 이루는 데 방해가 되지 않는다면 성적피학장애로 진단을 내리지는 않는다. 최소한 이러한 행위가 6개월 이상 지속되어야 진단을 내릴 수 있다.

(5) 성적가학장애

성적가학장애(Sexual sadism disorder)는 성적피학장애와 반대되는 경우로서, 상대방으로 하여금 고통이나 굴욕감을 느끼게 함으로써 성적 흥분을 즐기거나 그러한 성적 행위를 반복하는 경우이다. 성적가학행동의 초점은 상대방에게 가하는 심리적 또는 육체적 고통을 통하여 성적 흥분을 얻는 것이다. 가학적 상상이나 행위는 상대방에 대한 가해자의 우월성을 상징하는 행동들로서 상대방을 묶거나 기어 다니도록 하거나 구타하기, 채찍질하기, 불로 태우기, 담뱃불로 지지기, 목조르기 등의 다양한 행동을 포함한다. 가학적인 성적 공상은 아동기부터 시작되는 경향이 있지만, 가학적 행위가 시작되는 연령은 대부분 초기 성인기이다. 성적가학장애는 보통 만성적이며 동의하지 않는 상대에게 가학적 성행위를 행하여 체포될 때까지 반복되는 경향이 있다. 성적가학장애는 심한 육체적 손상을 일으키지 않은 채로 지속되기도 하지만, 대부분 시간이 경과함에 따라 강도가 높아지며 상대방에게 심한 손상을 입히거나 죽음에 이르게 하는 경우도 있다.

(6) 소아성애장애

소아성애장애(Pedophilic disorder)는 사춘기 이전의 아동을 상대로 한 성적 활동을 통해 반복적이고 강렬한 성적 흥분이 성적 공상, 성적 충동 또는 성적 행동으로 발현되는 것이며, 적어도 6개월 이상 지속될 경우 진단을 내린다. 성적행동으로는 소아를 만지거나, 옷을 벗기고 바라보거나, 자신의 성기를 접촉하는 경우까지 포함한다.

소아성애장애를 가진 성인 남성은 자신이 아동에게 강한 성적 선호도가 있다는 것을 사춘기 전후에 알게 되는데, 이때는 신체적으로 성숙한 사람이 남성이나 여성에게 성적 관심을 느낀다는 것을 알게 되는 시기다. 발달 중에 있는 청소년기에는 또래에 대한 애착이 강한 시기라 동년배에게 느끼는 성적 관심이나 호기심이 그 연령에 적절한 수준일 수 있기 때문에 적어도 16세 이상일 때 진단을 내린다. 소아성애증 자체는 일생 동안 지속될 수 있다. 죄책감, 수치심, 성적 좌절감, 고립감과 같은 주관적 고통, 정신사회 기능의 손상, 아동에게 성적으로 행동화하는 경향성 등은 시간에 따라 변할 수 있으며, 연령에 따라 증가하거나 감소할 수 있다. 나이가 들면 다른 변태성욕적 행동과 마찬가지로 아동을 대상으로 하는 빈도는 줄어들기도 한다.

(7) 물품음란장애

물품음란장애(Fetishistic disorder)는 물건에 대해서 성적 흥분을 느끼며 집착하는 경우를 말한다. 성적 흥분을 느끼는 물건은 주로 여성의 내의, 브래지어, 스타킹, 신발, 부츠 또는 기타 착용물이다. 성애물 장애가 있는 사람은 물건을 만지거나 문지르거나 냄새 맡으면서 자위행위를 하거나, 성교 시 상대방에게 그런 물건을 착용하도록 요구한다. 보통 그런 물건들은 성적 흥분을 위해서 필요하며, 그런 물건이 없을 경우에는 발기 부전이 일어나기도 한다. 발병은 보통 청소년기에 시작되며 일단 발병하면 만성적 경과를 나타낸다.

(8) 복장도착장애

복장도착장애(Transvestic disorder)는 이성의 옷으로 바꿔 입음으로써 성적 흥분을 하는 경우를 말한다. 보통 의상전환 장애를 지닌 남자는 여자 옷을 수집하여 바꿔 입으며 자신을 성적 공상 속의 남자 주인공과 상대여성이라고 상상하면서 자위행위를 하는 경향이 있다. 이 장애는 이성애적인 남자에게서만 주로 보고되고 있으며, 성 불편증으로 인하여 이성의 옷을 입는 경우는 의상전환 장애로 진단되지 않는다. 의상전환 행동은 남성 복장에 여성 의복의 한 종류만 착용하는 경우부터 전체적으로 여장을 하고 화장을 하는 경우까지 다양하다.

▦ 과다성욕행동

투병 중인 여성이 이른바 '야동'(야한 동영상)에 병적으로 집착하는 남편에 대한 고민을 토로했다. 지난 21일 온라인 커뮤니티 보배드림에는 '남편이 야동을 봅니다'라는 글이 게재됐다. 글쓴이 A 씨는 지난해 3월 부부가 공용으로 사용하는 컴퓨터에서 남편이 저장해 둔 몇백 개의 불법 동영상을 봤다고 설명했다. 몰래 영상을 숨기려 한 남편의 노력이 가상해 '이런 폴더에 저장해 뒀네'라며 웃어넘겼다. 하지만 'BJ'라고 적힌 한 폴더가 신경이 쓰였다고 했다. 호기심을 참지 못한 A 씨는 다음 날 '금단의 폴더'를 열었다. 'BJ' 폴더는 한 스트리밍 사이트에서 방송하는 여성 BJ들의 '벗방'을 직접 녹화해 저장해 둔 곳이었다. 저장 시간을 보니 가관이었다. 야근을 좀 해야겠다며 방에 들어간 시간들에 주로 영상을 녹화했고 주말에는 새벽부터 일어나 영상을 보고 녹화를 한 것으로 추정됐다. A 씨는 "아침, 저녁으로 열심히도 방송을 봤더라. 내가 친정을 간 날은 BJ와 채팅도 하고 소액이지만 유료 아이템도 쐈더라"라며 분노했다. A 씨는 더 이상 웃고 넘길 수 없었다. 폴더에 있는 영상을 모두 삭제하고 남편에게 왜 이런 영상을 녹화하는지 물었다. 남편은 지난 2월 암 수술을 받은 A 씨 때문이라고 호소했다. A 씨와 남편은 암 수술을 이유로 부부 관계 횟수가 현저히 줄였다. A 씨 입장에선 당연한 것이었다. 이 기간 동안 남편은 성적 욕구를 달래기 위해 성인물을 시청하게 된 것이라고 했다. 암 수술 후 친정에서 A 씨가 몸을 추스르는 동안에도 남편은 '벗방'을 보며 밤을 지새웠다. A 씨는 "나 때문에 저런 영상을 본다는 남편의 말이 너무도 상처가 됐다. 그래서 남편이 원할 때마다 관계를 가지면 안 보겠지 싶어 원하는 대로 해 줬다. 그런데도 보더라"라고 털어놨다. 남편은 '벗방'을 못 보게 하자 핸드폰으로 불법 동영상을 다운 받아 보고 있었다. A 씨는 "내가 밥하는 동안 이어폰 들고 화장실 가는 남편은 100% 동영상 보러 가는 것"이라며 "화장실에 조금만 오래 있어도 '또 야동 보나'라고 의심하게 된다"고 속내를 털어놨다. 자존감이 떨어진 A 씨는 남편에게 "야동 보는 게 너무 싫으니 제발 보지 말라"고 울며 빌었다고 했다. 남편은 다시는 불법 동영상을 보지 않겠다고 각서까지 썼다. 그럼에도 남편은 여전히 불법 영상을 보고 있었다. A 씨는 "새벽 4시든, 5시든 시간에 상관없이 눈만 뜨면 야동을 본다. 죽고 싶을 정도로 스트레스 받아 이혼하자고 말했다. 또다시 안 보겠다고 맹세를 하더라"라고 했다. A 씨는 "결혼 후 남편 직장 때문에 타지에서 살고 있다. 남편만 믿고 왔는데 이런 모습에 배신감도 들고 너무나 밉다. 아무리 약속을 해도 남편은 여전히 야동을 보고 있다. 이걸로 스트레스 받는 내가 이상한 건지, 어떻게 해야 할지 모르겠다"고 토로했다. 네티즌들은 "암 수술 후 회복 중일 텐데 남편이 원하는 대로 관계를 가져야 한다고 생각하면 안 된다"며 "남편이 성인물 중독이라는 생각이 든다. 부부가 함께 상담을 받아보는 것이 좋겠다"고 조언했다. 전문가들은 성적 영상에 대한 과한 수준의 몰입이 있으면 성적 의존 혹은 성 중독에 해당한다고 입을 모은다. 음란물 중독에서 벗어나려면 당장 영상을 끊는 것이 중요하다. 대부분 이를 어려워한다. 성적 의존은 혼자서 해결하기 힘들기에 이른 시기에 정신건강의학과 전문의에게 방문해 치료를 받는 것이 매우 중요하다.

(출처: 김예랑, 2021. 07. 22.)

■ 성도착장애의 원인

성도착장애는 정신분석론 입장으로 보았을 때 억압된 성적 공상들의 변형이 신경증 증상으로 나타난다고 본다. 성도착장애는 이 공상이 의식화되면서 자아 동조적인 쾌락 행동으로 표현된 것이다. 성도착장애는 소아기 외상을 성인기의 승리로 전환하려는 시도이며, 어린 시절 부모가 모욕을 가한 것에 대한 복수의 방편으로 변태적 공상이나 행동을 하면서 상대를 인간 이하로 전락시키거나 모욕을 준다는 견해도 있다. 어머니에 대한 내적 표상으로부터 분리되지 못해 독립된 인간이라는 정체성을 갖지 못함으로써 그 대상들과 융합되거나 삼켜질 것 같은 위협 속에서 변태적 욕망이 행동화된다. 이런 행동을 통해 자신을 구속하고 통제하는 어머니를 극복했다는 느낌이 들게 된다는 해석도 있다. 또한, 변태적 행동의 핵심에는 정체성이나 자괴감 상실에 대한 심각한 두려움이 자리 잡고 있다. 성도착장애 행위는 내적으로 죽은 느낌과 자기 붕괴에 대한 두려움을 스스로 치유하려는 자가 치유의 한 방법으로 발생할 수 있다(권석만, 2013).

행동주의에서는 변태성욕을 잘못된 조건형성으로 이해하고 있다. 우연히 성적인 자극과 부적절한 대상이 연합되어 도착증적인 행동으로 발전한다는 것이다. 치료적으로는 혐오 조건형성을 통해 부적절한 행동을 제거하고, 성적 공상의 대상을 정상적인 대상으로 대치할 수 있게 도와주고, 부족한 대인관계 기술을 가르쳐 주는 것이 좋다. 특히 이들은 대인관계가 미숙하고 자기주장 훈련을 통해 정상적인 이성 관계를 통해 성적 욕구를 해소하도록 도와줄 필요가 있다.

CHAPTER

12 성격장애

우리는 사람마다 각각 다른 성격을 가지고 있다. 최근 MBTI가 소셜미디어에서 이슈가 되면서 사람들은 자신의 성격을 파악하고 성격의 다양성을 이해하는 데 관심이 부각되었다. 그러나 성격이 일상생활과 사회생활에 지장을 주거나 주변사람이나 본인에게 심각한 고충을 겪게 한다면, 이는 정신장애로 분류될 수 있다. 성격장애(personality disorder)는 지속되어 온 개인의 성격 특성으로 주변의 사람을 힘들게 하는 등 대인 관계에서 어려움이 있고 사회에 잘 적응하지 못하는 것을 말한다. 현재 DSM-5에서 성격장애는 유사성을 기준으로 3가지 군집으로 나눈다. A군은 기이하고 괴상한 특성을 보이는 성격장애로 구분되어 있는데, 조현성 성격장애, 분열형 성격상애, 편집성 성격장애가 들어간다. B군에는 반사회성 성격장애, 자기애성 성격장애, 경계선 성격장애, 연극성 성격장애가 포함되며, 이들의 특징은 극적이고 감정적이고 변덕스럽다. C군에는 의존성 성격장애, 회피성 성격장애, 강박성 성격장애가 있으며,

이들 성격장애는 불안하고 겁이 많은 특성을 공통적으로 갖고 있다. 아래의 표는 성격장애의 분류와 주요 특징에 대하여 보여 준다(이우경, 2016).

군집	군집 특성	성격장애	성격장애 특성	성차
군집 A	이상하고 기이한, 고립된	편집성	의심이 많고 타인을 믿지 못함. 자신은 잘못이 없고 타인이 공격을 가한다고 왜곡함	남성〉여성
		조현성	사회적 관계가 손상되어 있음. 타인과 애착을 형성할 수 있는 능력도 부족하고 욕구가 별로 없음	남성〉여성
		조현형	특이한 사고 패턴을 보이고 지각이 기괴하고 사회적 상호작용과 의사소통이 어려움	남성〉여성
군집B	극적, 감정적, 충동적이고, 변덕스러운	반사회성	도덕적 혹은 윤리적 발달이 이루어지지 않음. 타인을 조종하고 무책임감이 두드러짐. 죄책감, 공감 능력이 결여되어 있음	남성〉여성
		경계선	충동성, 부적절한 분노 표현, 극적인 기분 변화, 만성적인 공허감, 자해 시도를 많이 함	남성〈여성
		연극성	자기극화, 관심을 얻지 못하면 참을 수 없어하고 감정적 격발을 보임	남성〈여성
		자기애성	과대성, 타인으로부터 관심을 받는 것에 몰두함. 자기과시가 심하고 공감 능력이 결여되어 있음	남성〉여성
군집C	불안해하고, 두려워하는	회피성	거절이나 사회적으로 무시당하는 것에 대해 과민함. 수줍어하고 사회적 관계를 맺는 것을 불안해함	남성=여성
		강박성	질서, 규칙, 사소한 것에 지나치게 몰두함. 완벽주의적인 성향을 보이고 감정표현과 따뜻함이 부족함. 이완이 잘 안되고 즐기지 못함	남성〉여성
		의존성	혼자 있는 것을 어려워하고 타인에게 의존하고 우유부단함	남성〈여성

1. A군 성격장애

A군 성격장애는 크게 편집성 성격장애, 조현성 성격장애, 분열형 성격장애로 분류된다. A군 성격장애의 특징은 이상하고, 기이하며 고립된 성격을 나타내고 성비로는 남성이 여성보다 더 빈번하게 발견된다.

1) 편집성 성격장애

▦ 편집성 성격장애 사례

중소기업의 기술연구소에 근무하는 30대 중반의 연구원인 C 씨는 요즘 매우 우울하다. 이 세상에는 너무 부당한 일이 많으며 자신은 이런 세상을 살아가기에는 부적격자라는 생각이 들기 때문이다. 4남매 중 둘째 아들인 C 씨는 어린 시절 똑똑하고 당돌한 소년이었다. 아버지는 매우 가부장적이고 봉건적인 사람으로 장남인 C 씨의 형을 총애하고 동생들이 형에게 순종할 것을 강요했다고 한다. C 씨는 초등학교 시절부터 이러한 아버지에게 저항하여 자주 대들었으며 아버지가 매질을 하여도 절대 잘못했다고 빈 적이 없는 매우 고집 센 소년이었다. 초등학교에서 공부를 잘했으나, 담임교사가 부잣집 아이들에게 부당한 혜택을 준다고 불평을 하며 따지는 등 당돌한 행동을 하여 늘 교사로부터 미움을 사곤 했다. 중·고등학교에 진학한 후에는 교사를 비롯하여 학급동료들과 다투는 일이 많았다. 상대방이 한 말 중에서 C 군을 무시하는 듯 한 사소한 단서에 예민하게 반응하며 꼬치꼬치 따지고 들어 상대방을 기분 나쁘게 하거나 화나게 하는 일이 많았다.

대학에서 전자공학을 전공한 C 씨는 매우 냉정하고 무미건조한 사람으로 이성에 관심이 없었으며 공부에만 몰두하였다. 학문적 토론에서는 매우 유능하였으나 대인관계에서 지나치게 까다롭고 타산적이어서 친한 친구가 없었다. C 씨는 택시운전사, 음식점 주인, 상점판매원 등이 자신에게 부당한 요금을 청구한다고 다투는 일이 많았고 때로는 법적 소송을 제기하기도 하였다. 졸업 후 대기업에 입사하였으나 직장 상사나 동료들의 부당함을 제기하며 다투는 일이 많아 6개월 만에 퇴사하였으며 이와 비슷한 문제로 인하여 현재까지 직장을 네 번이나 바꾸었다. 현재 근무하는 연구소에서도 동료연구원들이 자신의 연구내용을 도용하거나 표절할 수 있다는 의심 때문에 논문 파일을 디스켓에 담아 항상 가지고 다니곤 한다. 얼마 전에는 자신이 발표한 연구내용에 대해서 비판을 한 상급 연구원에게 앙심을 품고 있다가 그가 발표할 때 신랄하게 약점을 들추어 여러 사람 앞에서 망신을 주었다. 이와 같은 일로 인해서 C 씨는 연구소 내에 여러 명의 적을 만들어 놓았으며 동료들로부터 따돌림을 당하고 있다. 요즘 C 씨는 자신이 해고당할 것에 대비하여 연구소의 비리사실을 모아 놓고 있으며 법적 소송에 대비할 준비를 하고 있으나, 살아가는 일이 너무 힘들다고 느끼고 있다.

(출처: 권석만, 2013)

(1) 특징 및 증상

편집성 성격장애(Paranoid personality disorder)는 타인에 대한 강한 불신과 의심을 지니고 적대적인 태도를 나타내어 사회적 부적응을 나타내는 성격특성을 말한다. 이러한 성격장애를 지닌 사람은 주변 사람들과 지속적인 갈등과 불화를 나타내게 된다. 이 장애는 성인기 초기에 시작해서 다양한 상황에서 발생한다. 충분한 근거 없이 다른 사람이 자신을 착취하고 위해를 가하고 속인다고 믿고, 이유 없이 자신을 공격할 것이라고 의심한다. 또한 친구나 동료의 충정과 신뢰에 대해 근거 없는 의심에 사로잡혀 미세하게 행동을 관찰하여 악의적 동기가 없는지 살핀다.

편집성 성격장애를 가진 사람은 자신에게 나쁘게 이용될까 봐 다른 사람에게 비밀을 털어 놓거나 다른 사람과 가까워지는 것을 꺼린다. 다른 사람이 악의 없이 던진

말이나 사건에 자신의 품위를 손상시키는 위협적인 의미가 들어 있는 것으로 해석한다.

편집성 성격장애를 지닌 사람은 친밀한 대인관계를 맺기가 어렵고 주변 사람들과 적대적인 관계를 형성하는 경우가 많다. 과도한 의심과 적대감을 인해 반복적인 불평, 격렬한 논쟁, 냉담하거나 공격적인 행동을 나타낸다.

편집성 성격장애를 지닌 사람은 주변 사람들과 지속적인 갈등을 경험하기 때문에 스트레스를 많이 경험하고 우울증, 공포증, 강박장애, 알코올 남용과 같은 정신장애를 나타낼 가능성이 높다. 아래의 표는 편집성 성격장애의 진단기준을 보여준다.

편집성 성격장애의 진단기준 DSM-5
A. 타인의 동기를 악의적인 것으로 해석하는 등 타인을 전반적으로 의심하고 불신하며 증상이 주로 초기 성인기에 시작되고 여러 상황에서 다음 중 4가지(또는 그 이상) 항목으로 나타난다. 1. 충분한 근거 없이 타인이 자신을 착취하거나, 해를 끼치거나, 속이려 한다고 의심한다. 2. 친구나 동료의 충정이나 신뢰에 대해 근거 없는 의심에 사로잡혀 있다. 3. 어떤 정보가 자신에게 나쁘게 이용될 것이라는 잘못된 두려움 때문에 타인이게 비밀 등을 털어놓기를 꺼린다. 4. 보통의 악의 없는 말이나 사건에 숨겨진 위협 또는 자신의 품위를 손상하는 의미가 있다고 해석한다. 5. 지속적으로 원한을 품는다. 즉, 모욕, 무례 또는 경멸을 용서하지 못한다. 6. 다른 사람이 볼 때는 분명하지 않은 자신의 성격이나 평판에 대한 공격을 지각하고, 즉시 화를 내거나 반격한다. 7. 정당한 이유 없이 배우자 또는 애인의 정절에 대해 반복적으로 의심한다. B. 조현병, 정신병적 양상을 동반한 양극성장애 또는 우울장애, 다른 정신병적 장애 경과 중 발생한 것은 편집성 성격장애로 진단하지 않으며, 다른 의학적 상태의 생리적 효과로 인한 것이 아니다.

(2) 원인 및 치료

정신분석적 입장에서는 편집성 성격장애의 원인을 망상장애와 비슷한 방식으로 설명하고 있다. 프로이트는 편집성 성격장애가 무의식적인 동성애적 욕구에 기인한다고 본다. 즉, 동성애적 욕구에 대한 불안을 제거하기 위해서 부인, 투사, 반동형성의 방어기제를 사용함으로써 편집성 성격특성이 나타난다는 것이다.

심리사회적 요인으로는 초기 부모와의 관계에서 기본 신뢰(basic trust)가 형성되지 않았기 때문이라고 볼 수 있다. 초기 양육 가정에서 돌봄이 결여되어 있고 혹독한 부모로부터 자신과 타인에 대해 좋지 못한 태도를 내재화하여 '사람들은 다 악의적이다', '사람들은 나에게 위협이 된다' 등과 같은 역기능적 신념을 뿌리 깊이 갖고 있어서 변화에 부정적이다.

일반적으로 대부분의 성격장애는 오랫동안 지속되어 온 성격적 문제이므로 수정과 변화가 쉽지 않다. 편집성 성격장애에 대한 치료는 매우 어려운 것으로 알려져 있으며 그에 관한 경험적 연구도 부족한 상태이다. 이들의 불신적이고 적대적인 경향 때문에 그렇다. 편집성 성격장애자는 치료자의 언행에서 적대적인 요소를 포착하여 치료자에게 의심과 분노와 적대감을 표현할 수 있는데, 치료자는 이러한 내담자의 감정을 잘 수용하는 것이 중요하다. 편집성 성격장애자에 대한 주요한 치료목표는 이들이 겪고 있는 문제와 갈등의 근본적인 원인이 자기 자신에게 있음을 자각하고 자신을 변화시키기 위한 실제적인 노력을 하게 하는 것이다.

2) 조현성 성격장애

▦ 조현성 성격장애 사례

경기도의 한 고시촌에서 10년째 사법고시 공부를 하고 있는 30대 중반의 K 씨는 요즘 어디론가 사라지고 싶다. 고시공부를 포기하고 취업하여 결혼하라는 부모의 성화가 극도에 달했기 때문이다. 부모가 보기에 K 씨는 고시공부를 한다고는 하지만 공부를 열심히 하는 것 같지도 않고 빈둥거리고 있다. 10년째 부모로부터 생활비를 지원받고 있지만 별로 미안한 마음을 지니는 것 같지도 않으며 대책 없이 고시촌 생활을 하고 있다. 이제 30대 중반의 나이이지만 여자나 결혼에 대해서도 전혀 관심이 없다. 고시촌 주인의 이야기로는, 어울리는 사람도 없이 식사만 하면 혼자 방에 들어가 생활하는 조용한 사람이라고 한다.

K 씨는 늘 혼자 지내는 편이며 또한 혼자 있는 것이 편하다. 다른 사람과 함께 있으면 왠지 신경이 쓰이고 불편하여 주로 혼자서 지내는 편이다. K 씨는 어린 시절부터 친구 없이 혼자서 지내는 것에 익숙했었다. K 씨의 부모는 모두 현재 대학교수로서 외국에서 유학 중일 때 K 씨를 낳았다. 유학공부를 하고 있던 부모는 도저히 K 군을 양육할 수 없어서 한국에 있는 친가에 보내어 주로 친할머니가 양육하였다. K 씨의 할머니는 매우 예민하고 짜증이 많은 사람으로서 무책임하게 아이를 낳아 자신에게 떠맡긴 며느리에 대해 불만이 많았다. K 씨가 만 3세가 되던 해에 부모는 유학에서 돌아오게 되었으며 그 해에 여동생이 생겨 네 식구가 같이 살게 되었다. 부모는 K 씨에게 잘해 주려고 노력했지만 왠지 K 씨는 부모에게 거리감을 느끼며 가까이 하지 않으려 했다고 한다. 그러나 K 씨는 항상 중상위권의 성적을 보였으며 조용하게 공부만 하는 학생으로 알려져 있었다. 대학생활을 하면서도 친한 친구 없이 혼자서 지내는 경우가 많았고 남들이 다하는 미팅 한 번 하지 않았다. 졸업한 후 K 군은 한 중소기업에 취업했으나 동료들과 어울리지 못하고 혼자 빙빙 돌았다. 외모에 신경을 쓰지 않아 빗질하지 않은 이상한 머리를 한 채 출근을 하곤 하였으며 다른 사람에 전혀 무관심하여 회사 사람들에게 '이상한 사람'으로 여겨졌다. 결국 회사에서 정리해고 된 이후 고시공부를 하겠다고 하여, 부모는 경제적인 지원을 하기 시작했으나 이렇게 10년째 대책 없이 고시촌 생활을 하게 될 줄은 몰랐다.

(출처: 권석만, 2013)

(1) 특징 및 증상

조현성 성격장애(schizoid personality disorder)를 가진 사람은 자기의 감정표현을 하지 않고 타인의 가정이나 태도에 대해서도 별 관심이 없다. 다른 사람과 떨어져 혼자 있는 것을 좋아하며 주로 고립되어 있다. 정서가 메말라 있으며 사랑과 같은 긍정적 감정이나 분노와 같은 부정적 감정을 표현하지 못한다. 이들은 흔히 직업적 적응에 어려움을 겪게 되는데, 특히 대인관계가 요구되는 업무는 잘 수행하지 못한다. 하지만 혼자서 하는 일에서는 능력을 발휘하기도 한다. 이들은 인생의 목표가 없는 듯이 무기력하거나 표류하는 삶을 살아간다. 망상장애나 조현병의 전구기(prodromal stage)에 나타나기도 한다. 아래의 표는 조현성 성격장애의 진단 기준을 보여 준다.

조현성 성격장애의 진단기준 DSM-5
A. 사회적 관계로부터 동떨어져 있고, 대인관계에서 감정 표현의 범위가 제한된 패턴이 전반적으로 나타나며, 이는 초기 성인기에 시작되고 여러 상황에서 다음 중 4가지 이상으로 나타난다. 1. 가족과의 관계를 포함해서 친밀한 관계를 바라지도 않고 즐기지도 않는다. 2. 항상 혼자서 하는 활동을 선택한다. 3. 다른 사람과의 성적 경험에 대한 관심이 거의 없다. 4. 거의 모든 분야에서 즐거움을 취하려 하지 않는다. 5. 일차 직계 가족 이외의 친밀한 친구가 없다. 6. 다른 사람의 칭찬이나 비난에 무관심해 보인다. 7. 감정적으로 냉담하고 유리되어 있고, 단조로운 정동의 표현을 보인다. B. 단, 조현병, 정신병적 양상을 동반한 양극성장애 또는 우울장애, 다른 정신병적 장애 혹은 자폐스펙트럼장애의 경과 중 발생한 것은 조현성 성격장애로 진단하지 않으며, 다른 의학적 상태의 생리적 효과로 인한 것이 아니다.

(2) 원인 및 치료

정신분석적 입장에서는 조현성 성격장애를 편집성 성격장애와 마찬가지로 기본적 신뢰의 결여에 기인한 것으로 본다(Cameron, 1963). 이런 성격장애를 지닌 사람은 어려서 부모로부터 충분히 수용되지 못하거나 거부당하는 경험을 지니는 경향이 있는데, 조용하고 수줍으며 순종적인 모습을 나타낸다. 발린트(Balint, 1979)는 분열성 성격장애자들이 기본적으로 타인과 관계를 맺는 능력에 결함이 있으며 이러한 결함은 유아기에 부모로부터 양육되는 과정에서 경험하는 부적절감에 기인한다고 주장한다. 인지적 입장에서는 부정적 자기개념과 대인관계 회피에 관한 사고가 분열성 성격장애의 특성을 초래한다고 본다. 이들의 주된 신념은 타인과 그들의 반응이 중요하지 않으며 무시해도 된다는 것인데, 적대적 형태가 아니라 "상관하지 마라, 내버려 두라"는 것으로서 다른 사람들과 거리를 유지하려는 행동으로 나타나게 된다(조성호, 2000: Beck & Freeman, 1990).

분열성 성격장애를 지닌 사람들이 자신의 성격적 문제로 인해 자발적으로 전문가의 도움을 요청하는 경우는 드물다. 대부분 주위 사람의 강한 권유나 다른 문제로 인해 치료를 받게 된다. 이들은 대인관계에 매우 소극적이기 때문에 치료자가 치료적 관계를 형성하는 데에 어려움을 겪게 된다. 치료자는 인내심을 지니고 내담자의 침묵이나 소극적 태도를 수용하면서 서서히 관계형성에 노력해야 한다. 아울러 내담자의 사소한 정서적 반응에도 주목하고 공감적으로 수용함으로써 내담자가 조금씩 마음의 문을 열고 치료자와의 관계형성에 흥미를 갖도록 유도해야 한다. 조현성 성격장애의 치료목표는 사회적 고립에서 벗어나고 사회적 상황에 효과적으로 적응하도록 돕는 것이다(조성호, 2000).

3) 분열형 성격장애

분열형 성격장애 사례

30대 중반의 여성인 Y 씨는 서울근교의 한 기도원에서 일을 하면서 숙식을 제공받고 있다. Y 씨는 기도원을 운영하는 서울의 한 대형교회에 5년 전부터 나가기 시작했다. 전도를 받은 후 교회를 매주 일요일 꼬박꼬박 참석했으나 모임에 어울리지 못하고 혼자 배회하는 일이 많았다. 수줍음이 많은 듯 사람을 피하는 것 같았고 말을 시켜도 제대로 대답을 하지 않았다. 교회의 한 전도사가 관심을 갖고 보살펴 주며 Y 씨에 대해 알아본 결과, Y 씨의 어머니는 오랜 기간 정신장애를 앓다가 몇 년 전에 세상을 떠났으며 노동자인 아버지가 막일로 생계를 유지하고 있었다. Y 씨는 오빠가 한 명 있었으나 어머니가 사망한 후 집을 나가 소식을 알 수 없는 상태였다. Y 씨는 중학교를 중퇴한 상태였으며, 그 후로 음식점 종업원으로 일 한 적이 있으나 대부분 한 달도 채우지 못하고 쫓겨나곤 했다. 나사가 하나 풀린 듯 지시에 잘 따르지 못하고 엉뚱한 실수를 많이 하였으며 손님에게 불친절하게 대하는 경우가 많았기 때문이다. 동사무소에서 약간의 생활비 보조를 받고 있으나 생계가 매우 어려운 상태였다. 이처럼 매우 딱한 처지를 알게 된 전도사는 목사님과 상의하여 마침 일손이 부족한 기도원의 식당 일을 도와주면서 생활하도록 주선하였다. 현재 3년째 기도원의 식당에서 설거지와 음식재료 준비를 돕고 있으며 평소에는 거의 말이 없이 조용하게 지내는데 가끔 엉뚱한 말과 행동을 하여 주변 사람들을 놀라게 하고 있다. 어울리지 않는 화장을 진하게 하고 예배에 참석하기도 하고, 하나님의 계시를 받았다며 횡설수설할 때도 있으며, 한밤중에 귀신이 나타났다고 사람을 깨우는 등 이상한 행동을 하곤 한다. 얼마 전에는 Y 씨가 기도원에 방문한 여자신도와 다투는 일이 벌어졌는데, Y 씨의 말에 따르면 자신은 천사와 사탄을 구분할 수 있으며 사탄의 기운이 느껴지는 그 여자신도를 쫓아내려고 싸웠다는 것이다.

(출처: 권석만, 2013)

(1) 특징 및 증상

분열형 성격장애(Schizotypal personality disorder)를 가진 사람은 친밀한 관계를 맺는 것을 불편해하고, 인지 및 지각의 왜곡과 기이한 행동을 특징적으로 보인다. 이로 인해 사회적, 대인관계 결함이 광범위하게 나타난다. 또한 망상 수준은 아닐지라도 관계사고(idea of reference)를 보여 자신과 관련이 없는 우연한 사건이나 외부 자극에 대해 자신에게 특별한 의미가 있다고 잘못 해석한다. 이들은 초자연적인 현상에 몰두하면서 자기에게 다른 사람과는 다른 특별한 능력이 있다고 믿고, 자신이 타인을 통제할 수 있는 마술적 힘을 갖고 있다고 생각한다. 또한 언어표현이 매우 모호하고 우회적이고 지나치게 추상적이며 단어 혹은 개념을 특이한 방식으로 사용한다. 의심을 하고 동료나 주변사람이 자신의 명예를 훼손시키려 한다고 믿는 등 편집성 사고를 보인다. 정서 표현이 매우 단조롭고, 대인관계에서 상황적인 단서를 파악하는 능력이 떨어지며, 부적절하고 제한된 방식으로 관계를 맺는 경향이 있다. 다음의 표는 분열형 성격장애의 진단 기준을 보여 준다.

분열형 성격장애의 진단기준 DSM-5
A. 친밀한 대인관계에 대한 뚜렷한 불안감, 인간관계를 맺는 능력의 결함, 인지 및 지각적 왜곡, 기이한 행동으로 인해 생활 전반에서 대인관계 및 사회적 적응에 손상이 나타나며, 이런 증상이 성인기 초기에 시작되고 여러 상황에서 다음 중 5가지(또는 그 이상) 항목으로 나타난다. 1. 관계사고(심한 관계망상은 제외) 2. 행동에 영향을 미치며 하위문화(subcultural)의 규범에 맞지 않는 이상한 믿음이나 마술적 사고(예: 미신, 천리안, 텔레파시 또는 '육감'에 대한 믿음, 아동 혹은 청소년은 기이한 공상이나 몰두) 3. 신체적 착각을 포함하는 이상한 지각 경험

4. 이상한 생각이나 말
5. 의심하거나 편집증적 사고
6. 부적절하거나 제한된 정동
7. 기이하거나 엉뚱한 괴짜 같은 행동이나 외모
8. 일차 친척 외에 친밀한 친구나 막역한 친구가 없음
9. 친숙해져도 불안이 감소하지 않고, 자기에 대한 부정적 판단보다는 편집증적 두려움과 관련된 과도한 사회불안을 보임

B. 조현병, 정신병적 양상을 동반한 양극성장애 또는 우울장애, 다른 정신병적 장애 혹은 자폐스펙트럼장애 경과 중 발생한 것은 여기에 해당되지 않는다.

(2) 원인 및 치료

분열형 성격장애는 유전적 요인과 관련되어 있다는 주장이 제기되고 있다. 이 장애는 정신분열증 환자의 직계가족에서 유병률이 높으며, 이 장애를 지닌 사람의 가족에는 정신분열증의 유병률이 높다. 따라서 이 성격장애는 정신분열증과 매우 밀접한 유전적 소인이 관여하는 것으로 추정되고 있다. 또한 분열형 성격장애는 유아기에 경험한 부모와의 불안정한 애착관계에 기인한다는 주장도 있다. 이 장애를 지닌 사람들은 어린 시절 부모로부터 무관심과 무시를 받으며 성장했다는 보고가 있다(조성호, 2000). 분열형 성격장애자는 기질적으로 수동적이어서 부모의 애정과 관심을 유인하지 못하고 그 결과 인간관계에 필요한 기본적인 애착행동을 학습하지 못했다는 주장이다. 또한 분열형 성격장애자가 성장한 가족의 분위기는 가족 간의 정서적 교류가 적고 냉담하여 타인과의 관계형성에 대한 강화를 받지 못하였을 뿐만 아니라 의사소통 기술도 제대로 학습하지 못했기 때문이라는 주장도 있다.

분열형 성격장애자의 치료결과에 대한 경험적 연구는 매우 드문 상태이나, 약물치

료와 인지 행동적 치료가 도움이 된다는 보고가 있다. 벡과 프리먼(Beck & Freeman, 1990)은 분열형 성격장애자를 치료하는 4가지의 주요한 전략을 제시하였다. 첫째, 사회적 고립을 줄이는 건전한 치료적 관계를 수립한다. 둘째, 사회적 기술 훈련과 적절한 언행의 모방학습을 통해 사회적으로 적절한 행동을 증가시킨다. 셋째, 내담자의 두서없는 사고양식에 의해 방해받지 않도록 치료회기를 구조화하여 체계적으로 진행한다. 마지막으로, 내담자가 정서적 느낌보다는 객관적 증거에 의거하여 자신의 사고를 평가하도록 가르친다. 이러한 치료적 접근을 통해 분열형 성격장애자들의 사회적 고립과 미신적 사고가 점진적으로 개선되었다고 한다.

2. B군 성격장애

B군 성격장애는 반사회성 성격장애, 경계선 성격장애, 연극성 성격장애, 자기애성 성격장애로 구분되며, 극적, 감정적, 충동적이고, 변덕스러운 특징을 가지고 있다.

1) 반사회성 성격장애

▦ 반사회성 성격장애

33세의 H 씨는 사기죄로 체포되었다. 그는 반복적으로 여자 은행원, 카페 여주인 등에게 접근하여 매력적인 용모와 언변을 통해 사업 자금 명목으로 돈을 빌려 가서 주지 않았고, 이로 인해 법적인 문제가 발생했지만 자신이 돈을 빌린 것이 아니라 그냥 그녀들이 자기에게 돈을 준 것이었다고 하면서 자신의 죄를 전혀 뉘우치지 않았다. 증거 불충분으로 풀려나자마자 다시 반복적으로 거짓말을 하고 이름을 바꾸어 다른 도시에 가서 여자들에게 돈을 빌리는 수법을 계속 사용하였다. 여자들 중 일부는 H 씨와 결혼할 목적으로 돈을 대 주기도 했다. H 씨는 고등학교 때도 수시로 가출하였고, 학교에 안 나가고 패싸움을 벌여 학교에서 퇴학을 당했으며, 이후 직장 생활을 3일 이상 하지 못하고 번번이 그만두곤 하였다. 일정한 직업이 없었지만 빌리거나 사기행각을 벌여서 얻은 돈으로 외제차를 타고 다니며 사냥감이 될 만한 여자를 물색하고 다녔고, 많은 여성이 그의 사기행각의 피해자가 되었다. 결국 피해자 중 한 명이 경찰에 고소하면서 H 씨의 사기 행각이 드러났다.

(출처: 이우경, 2016)

(1) 특징 및 증상

반사회성 성격장애(Antisocial personality disorder)는 다른 사람의 권리를 무시하거나 침해하는 행동 양식을 지속적으로 보이는 것으로 아동기나 성인 초기에 시작하여 지속된다. 반사회성 성격장애와 비슷한 개념으로 사용되는 용어는 사이코패스, 소시오패스, 비사회성 성격장애 등이다. 이들은 거짓말과 속임수를 사용하기 때문에 이들에 대해 정확한 정보를 얻으려면 주변 사람의 면담에서 얻은 정보와 통합하는 것이 필요하다. 반사회성 성격장애자는 사회구성원의 권리를 존중하는 규범이나 법을 무시하고 자신의 쾌락과 이익을 위해서 수단과 방법을 가리지 않는다. 그 결과 폭력, 절도, 사기와 같은 범죄행동을 반복하여 법적인 구속을 당하는 일이 흔하다. 충동적이고 호전적이어서 육체적인 싸움을 자주 하고 폭력을 휘두르며 배우자나 자녀를 구타하기도 한다. 또한 무책임하고 무모하여 위험한 일을 겁 없이 행하며 가족부양이나 채무이행을 등한시한다. 타인의 고통을 초래한 자신의 행동에 대해서 자책하거나 후회하는 일이 없으며 유사한 불법행동을 반복하는 경향이 있다(권석만, 2013). 아래의 표는 반사회성 성격장애의 진단 기준을 보여 준다.

반사회성 성격장애의 진단기준 DSM-5

A. 15세 이후에 시작되고 다른 사람의 권리를 무시하는 행동 양상을 보이고, 다음 중 3가지 이상을 충족한다.

1. 체포의 이유가 될 만한 행위를 반복하는 등 법적 행동과 관련된 사회적 규범을 따르지 못한다.
2. 반복적으로 거짓말을 하고, 가짜 이름을 사용하고 자기 이익이나 쾌락을 위해 타인을 기만하는 사기성이 있다.
3. 충동적이고 미리 계획을 세우지 못한다.
4. 신체적 싸움이나 폭력 등으로 나타나는 성마름과 공격성
5. 자신 혹은 타인의 안전을 무시하는 무모함
6. 일정한 직업을 유지하지 못하거나 마땅히 해야 할 재정적 의무를 책임감 있게 이행하지 못하는 등의 지속적인 무책임성
7. 다른 사람을 해치거나 학대하거나 다른 사람의 것을 훔치는 것에 대해 아무렇지 않게 느끼거나 합리화하는 등 양심의 가책이 결여되어 있다.

B. 최소한 18세 이상이어야 한다.

C. 15세 이전에 품행장애가 시작된 증거가 있다.

(2) 원인 및 치료

반사회적 성격장애는 유전적 요인 및 환경적 요인과 관련된다. 일반인에 비하여 대뇌 전두엽 피질의 부피가 감소되는 등 전두엽의 이상도 드러나 있으며, 세로토닌의 분비가 적은 등의 생물적 요인이 있는 것으로 보인다. 생물적 요인을 가진 사람이 환경의 영향을 받으면 반사회성 성격이 형성되는 것으로 여겨진다.

가정에서의 영향도 있다. 부모가 자녀에게 올바른 모델링이 되지 못하고 반사회적 행동이나 폭력, 중독의 행동을 보이거나 부부 갈등이나 이혼 등 부부 문제도 자녀에게 영향을 미친다. 또한 부모와의 관계에서 기본적 신뢰감이나 안정감이 형성되지 못하거나 가정에서 타인의 입장을 공감하는 것을 학습하지 못한 것과도 관계된다.

반사회성 성격을 가진 사람은 치료 동기가 부족하고, 권위에 대해 불신하고, 자신의 감정을 행동적으로 발산하는 경향이 있기 때문에 치료 성공률이 떨어진다. 주로 법적인 요구에 의해, 혹은 직장이나 학교에서 반강제적으로 치료에 의뢰되며, 우울증이나 알코올장애 등의 다른 심리장애가 발생하지 않는 한 자발적으로 치료를 받으려고 하지 않는다.

인지행동치료자는 이들에게 자신의 행동에 책임을 지도록 교육하고, 타인의 감정이나 욕구를 조망해 보는 능력을 길러 주려고 하지만, 그다지 효과적이지 못하다. 약물치료가 불안, 분노, 우울 등의 증상에 도움을 줄 수 있지만, 이들은 약물을 지속적으로 복용하려고 들지 않는다.

2) 경계선 성격장애

▦ 경계선 성격장애

살다 보면 누구나 어느 정도는 감정의 기복이 있고 때론 욱하는 마음이 들기도 한다. 하지만 이런 생각과 행동이 도를 넘어 지나치다면 정신건강을 체크해 보아야 한다. '경계선인격장애(Borderline Personality Disorder, BPD)'라는 질환은 '혹시 나도?'라고 공감할 수 있는 정신질환, 겉으로는 멀쩡해 보이나 늘 시한폭탄을 안고 사는 것 같은 마음의 병이다. '정서불안 성격장애'라고도 하는데 해마다 인구의 약 1~2% 정도 진단받을 정도로 진단률이 낮지만 잠재적 혹은 가능성 범주에 속할 수 있으므로 미리 점검해 보는 것이 필요하다. 대학생 K모 씨(22, 여)는 "저는 단톡방(카톡) 탈퇴를 자주하는 편이에요. 탈퇴한다고 누가 알아주거나 걱정해 주는 것도 아니지만 우울감이 치솟을 땐 순간적으로 벌이게 되요. 매사에 공허하고 술도 많이 마시게 되고 쇼핑에 미쳐서 물건을 잔뜩 구매하고 뜯지 않고 방치하는 경우도 많아요." 직장인 B모 씨(27, 여)는 "남자친구와 같이 있어도 행복하지 않아요. 사이가 좋다가도 언제가 나를 떠날 수 있다는 생각에 늘 불안하고, 나를 버릴지도 모른다는 생각에 빠져 일방적으로 변하게 되요. 버림받을까 걱정되어 자꾸 집착하게 되니 우울함이 극에 달할 때가 많아요." 직장인 S모 씨(32, 남)는 "누군가 나에게 서운하게 대하면 친하게 지내다가도 냉소적으로 돌변하고 쉽게 단절하는 경우가 반복되요. 상대방에 대한 기분의 변화가 심하고 갑자기 화가 폭발하는 경우도 있어요. 미칠 것만 같을 때는 머리를 벽에 박는 등 자해를 하기도 합니다. 늘 불면증에 시달리고 마음속에서 분노가 치밀어 오를 때가 많아요." 경계선 인격장애가 의심되는 사례들이다. 이 질환은 불안정한 기분과 감정, 행동이 복합적으로 나타나는 심리상태가 특징이며 청소년기에서 성인이 되는 시기부터 시작되는 인격장애이다. 행동이 변덕스럽고 극단적일 때가 많아 주변 사람들이 놀라거나 당황하기도 한다. 기분이 급상승했다가 곧바로 우울해지고 분노로 이어지는 상태가 반복된다. 마치 롤러코스터를 탄 것처럼 감정이 위, 아래로 급격히 변하며 상당히 불안정한 상태가 되고 때로는 자제력이 결여되어 자해 등을 행하기도 한다. 약물, 도박, 알코올, 쇼핑, 종교 등 중독에 빠지기 쉽고 인생관, 대인관계, 사회생활뿐만 아니라 가족과 친구 등 생활 전반에 영향을 주게 되어 갈등을 겪게 된다.

(출처: 지종현, 2021. 04. 30.)

(1) 특징 및 증상

경계선 성격장애(borderline personality disorder)는 예전에는 신경증과 정신병의 경계에 해당되는 것으로 보았다. 경계선 성격장애를 가진 사람은 스트레스를 받으면 일시적으로 정신병적 삽화를 보이기도 한다.

이들은 불안정하고 충동적이며 주체성의 장애가 있다. 또한 직업이나 이성 관계에서 안정적이지 못하다. 어떤 사람이나 무엇을 극단적으로 좋아했다가 극단적으로 미워하거나 싫어하기도 한다.

경계선 성격장애를 가진 사람은 무력감이나 공허감이 심하고 우울하며, 자해나 자살을 시도하기도 한다. 이들은 외로움을 많이 타는데, 외로움을 피하기 위하여 성적으로 문란한 행동을 하거나 불안정한 마음을 해결하기 위해 여러 가지 충동적 행동을 하기도 한다. 불안이나 좌절감을 견디지 못하여 퇴행적 행동을 하고 섭식장애나 알코올 중독 등 다양한 중독에 빠지기도 한다. 아래의 표는 경계선 성격장애의 진단 기준을 보여 준다.

경계선 성격장애의 진단기준 DSM-5
대인관계, 자아상 및 정동의 불안정성, 현저한 충동성이 초기 성인기에 시작되며, 다음 중 5가지 이상을 충족한다. 1. 실제적으로 혹은 상상으로 버림받지 않기 위해 필사적으로 노력함 2. 이상화와 평가절하의 양극단을 왔다 갔다 하면서 불안정하고 격렬한 대인관계 패턴을 보임 3. 정체성 장해: 자기상 혹은 자기개념이 매우 불안정함 4. 자신을 손상할 수 있는 2가지 이상의 충동성(예: 낭비, 섹스, 물질남용, 무모한 운전, 폭식 등) 5. 반복적인 자살 행동, 자살 제스처, 자해 행동 6. 현저한 기분의 반응성 7. 만성적인 공허감 8. 부적절하고 강렬한 분노 또는 분노조절의 곤란 9. 스트레스를 받는 상황에서 일시적으로 피해 사고 혹은 해리 증상

(2) 원인 및 치료

경계선 성격장애를 가진 사람은 유난히 버림받는 것에 대한 두려움을 갖고 있는데, 이는 초기 부모-자녀 관계에서 원인을 찾을 수 있다. 정신분석가들은 경계선 성격장애가 오이디푸스 이전의 부모와의 갈등에서 비롯된다고 보고 있다. 건강하게 부모와 분리하지 못하고 분리 개별화 단계에서 실패하여 이 단계에 고착된 경우 의존성을 보이며, 분리에 대한 대응 능력이 떨어진다. 실제로 경계선 성격을 가진 사람의 부모는 이들을 제대로 돌보지 않았거나 거부하고, 언어적, 신체적, 성적으로 학대한 경우가 많다.

경계선 성격장애를 가진 사람을 위한 심리치료는 쉽지 않다. 특히 이들의 의존성과 분노를 공감하기가 어렵고, 이들의 사고방식에 도전하는 것이 어렵다. 대상관계에 문제가 있는 사람들이기 때문에 치료자와의 관계에서도 생산적인 관계를 맺기 어렵고, 환자-치료자 간의 경계를 위반하기도 한다. 환자의 충동, 분노 폭발의 조절, 거부에 대한 민감성 감소를 위해 행동치료가 필요하다. 분노, 적개심, 단기간의 정신병적 삽화가 있을 때, 항정신병 약물을 사용한다. 이들의 우울한 기분을 호전시키는 데 항우울제가 도움이 된다. 치료과정 시 자살시도에 대해 항상 주의하여야 한다.

3) 연극성 성격장애

연극성 성격장애 사례

광고회사에 근무하는 30대 독신여성인 C 씨는 요즘 자신의 성격에 문제가 있는 것은 아닐까 고민하고 있다. 자신의 의도와 달리, 주변 사람들과 자꾸 갈등에 휩쓸리고 따돌림을 당하고 있기 때문이다. 카피라이터인 C 씨는 이러한 문제 때문에 직장을 세 번이나 옮기게 되었다.

C 씨는 여러 사람이 모이는 곳에서는 항상 주인공처럼 행동하려고 했으며 다른 사람을 재미있게 하기 위해 자신의 경험을 과장하거나 극적으로 표현하곤 했다. 그러나 모임에서 자신이 관심의 초점이 되지 못하면 우울하고 화가 났으며, 특히 다른 여성이 주인공이 되는 모임은 참을 수가 없었다. 미모의 여성인 C 씨는 늘 화려한 옷을 즐겨 입었고 주변 사람들에게 과장된 친밀감을 표현함으로써 사람들의 관심과 애정을 끌려고 했으며 다른 사람의 반응에 따라 감정의 기복이 심했다. 3개월 전에 직장을 새로 옮긴 C 씨는 회사의 남자동료들과 거리낌 없이 어울렸으며 술과 유흥을 즐겨 금방 인기 있는 사람이 되었다. 그런데 C 씨의 이러한 행동패턴은 남자동료들로 하여금 오해를 하게 만드는 경우가 많았다. 즉, 남자동료 중에는 자신이 C 씨로부터 성적인 유혹을 받고 있다고 생각하는 사람이 여러 명 있었다. H부장은 현재 부인과 이혼할 생각까지 하고 C 씨에게 사랑고백을 하였으나 뜻밖에 C 씨는 그저 동료 이상의 감정은 없다고 말했다. H 부장은 이러한 C 씨에게 농락당한 느낌이 들어 분노를 느끼게 되었고 이후로는 C 씨에게 적대적으로 대하게 되었다. 그러나 C 씨는 회사 동료에게 친밀감을 표현했을 뿐인데 이런 오해를 사게 되니 오히려 억울해했다. 이러한 일로 회사 내에 소문이 쫙 퍼져 여자동료들은 수군거리며 C 씨를 따돌렸으며 남자동료들도 C 씨를 바라보는 눈길이 싸늘해졌다. C 씨는 과거에도 직장 두 군데에서 이와 비슷한 일이 벌어져 견디지 못하고 직장을 옮기게 되었던 것이다.

(출처: 권석만, 2013)

(1) 특성 및 증상

연극성 성격장애(Histrionic personality disorder)는 타인의 애정과 관심을 끌기 위한 지나친 노력과 과도한 감정표현이 주된 특징이다. 이러한 성격장애를 지닌 사람은 정서적으로 불안정하며 대인관계의 갈등을 초래하는 경향이 있어 사회적 부적응을 나타내게 된다. 연극성 성격장애를 지닌 사람들은 마치 연극을 하듯이 자신의 경험과 감정을 과장되고 극적인 형태로 표현한다. 그러나 이들은 희로애락의 감정기복이 심하며 표현된 감정이 깊이가 없고 피상적인 것으로 느껴진다. 원색적인 화려한 외모로 치장하며 이성에게 유혹적인 행동을 나타내는 경향이 있다. 예컨대, 노출이 심한 옷차림새를 보이거나 이성의 요구에 순순히 잘 응하거나 이성의 장점에 대해서 찬사를 보내는 등의 행동을 나타낸다. 이러한 모든 행동은 다른 사람의 관심을 끌기 위한 것이다. 연극성 성격장애자의 마음 깊은 곳에는 다른 사람의 관심을 끌고 그들에게 사랑과 인정을 받고 싶은 강렬한 욕구가 있다(권석만, 2013). 지속적으로 타인의 관심을 요구해서 사람들과 소원해지거나 관심을 받지 못하면 자주 우울해하거나 화를 낸다. 열정적으로 일을 시작했다가 흥미가 쉽게 떨어진다. 신체증상장애, 전환장애, 주요 우울장애가 자주 동반되며, 경계선 성격장애, 자기애성 성격장애 등의 B군 성격장애와 의존성 성격장애도 쉽게 동반된다. 다음의 표는 연극성 성격장애의 진단 기준을 보여 준다.

연극성 성격장애의 진단기준 DSM-5

지나친 감정 표현과 관심을 끌려는 행동이 성인기 초기에 시작하여 여러 상황에서 광범위하게 나타난다. 다음 중 5가지 이상의 항목을 충족시킨다.

1. 자신이 관심의 초점이 되지 못하는 상황을 불편해한다.
2. 다른 사람과의 관계에서 흔히 상황에 부적절하게 성적으로 유혹적이거나, 도발적으로 행동을 하는 특징을 보인다.
3. 감정의 변화가 급격하고 감정표현이 피상적이다.
4. 타인의 관심을 끌기 위해 항상 자신의 외모를 이용한다.
5. 지나치게 인상적으로 말하지만 내용은 없는 대화 양식을 가지고 있다.
6. 자기극화, 연극성, 과장된 감정 표현을 한다.
7. 피암시성이 높아 타인이나 상황에 의하여 쉽게 영향을 받는다.
8. 대인관계를 실제보다 더 친밀한 것으로 생각한다.

(2) 원인 및 치료

정신분석에서는 이 장애가 어린 시절의 오이디푸스 갈등을 잘 극복하지 못한 것에 기인한다고 보고 있다. 연극성 성격장애를 가진 여성의 경우, 오이디푸스 시기에 어머니에게 실망을 느끼고 아버지에게 집착하면서 아버지의 관심을 얻기 위한 유혹적이고 과장된 감정 표현 양식을 어린 시기에 습득한다는 것이다. 사랑받지 못한다는 감정과 버려지는 것에 대한 두려움을 방어하기 위해 연극적으로 행동하면서 다른 사람이 자신을 적극 도와주도록 하는 위기 상황을 만들어 내는 것을 배우게 된다.

다른 성격장애에 비해 연극성 성격장애 환자는 치료를 받으러 오는 경우가 많고, 알코올 문제, 섭식 문제, 우울증 문제가 동반되어 입원을 하기도 한다. 치료를 받으러 오면 치료자를 기쁘게 할 의도로 통찰을 얻은 것처럼 행동하고 변화할 것처럼 행동하지만 이것은 사실 그런 척하는 경우가 많고 실제 변화로 이어지지 않는다. 치료자는 유혹적이고 매력적인 연극성 성격장애를 가진 환자와 객관적이고 엄격한 치료적 경계를 유지하는 것이 어렵다. 인지치료자는 이들로 하여금 자신이 무기력하다는 역기능적 신념을 바꾸게 하고 객관적이고 명확한 사고방식을 가지고 문제를 해결할 수 있게 돕는다.

4) 자기애성 성격장애

▦ 자기애성 성격장애

지난 8월 29일 오전 8시경, 두 명을 살해한 후 전자발찌를 훼손하고 달아난 G 씨 스스로 경찰서를 찾아와 자수했다. 특히 그가 몰고 온 차량 트렁크에는 본인이 살해한 여성의 시신이 실려 있어 충격을 안겼다. 그리고 그의 자수 이후 그의 집에서 또 다른 피해 여성의 시신이 발견됐다. 강도, 강간, 상해 등 전과 14범의 G 씨는 2005년부터 14년간 수감 생활을 하다가 올해 5월에 가출소했다. 특히 그는 만 17세부터 8차례의 보호 감호 기간을 포함해 약 27년을 교도소 안에서 생활했다. 그리고 그는 출소 3개월 여만에 두 명을 살해한 것. 또한 G 씨는 검거 후 "보도나 똑바로 해. 더 많이 죽이지 못한 게 한이 된다. 사회가 X 같아서 그런 일을 했다. 사회가 X 같은데 반성을 왜 하냐"라는 태도를 보여 충격을 안겼다. 수사기관의 감독하에 있던 G 씨는 첫 번째 사건을 저지른 후 전자발찌를 끊고 달아났고, 이에 경찰은 그의 집을 찾았지만 집안 수색을 하지 못해 피해자의 시신을 찾을 수 없었다. 이후 경찰은 렌터카로 도주한 G 씨를 찾는데 집중했고, 도주 이틀째 그의 차량을 서울역 인근에서 찾아냈다. 경찰은 그가 자리를 비운 사이 도착했고, 다시 돌아온 G 씨는 경찰을 보고 급히 달아났다. 당시 경찰은 G 씨가 바로 옆에 있었음에도 알아채지 못했고, 경찰이 G 씨를 놓친 다음날 G 씨는 또 한 번의 살인을 저질렀다. 사건 5시간 후 G 씨는 제 발로 경찰서를 찾아와 자수했다. G 씨에게 살해당한 여성들은 모두 그가 노래방에서 만났던 도우미 여성들이었다.

〈중략〉

G 씨는 절단기와 칼 등을 구매한 후 첫 번째 피해자를 집으로 유인해 범행을 저질렀다. 피해자에게 돈을 요구했으나 피해자가 이를 거부하자 살해한 후 신용카드를 훔쳤다. 그리고 절단기로 전자발찌를 끊고 도주한 뒤 같은 방식으로 두 번째 살인을 저질렀다. 이에 권일용 프로파일러는 "자기가 원하는 목적을 이루기 위해서는 사람의 목숨을 도구처럼 쓸 수 있다는 관념을 갖고 있다. 그렇기에 두 번째 살인을 행하면서 첫 번째 살인의 충격이 전혀 개입되지 않고 바로 범행이 이어지는 형태로 보이는 것이다"라고 그의 행동을 분석했다. 이수정 교수는 "흉기로 위협해 여성을 강도 강간하고 금전을 갈취해서 먹고산 게 결국 직업이 된 것이다. 국가에서 공짜로 먹여 주고 재워 준 전형적인 교도소화된 인물이다"라고 말했다. 교도소에서 G 씨와 함께 지낸 이들은 그에 대해 악명이 높은 재소자였다고 했다. G 씨는 사소한 것들 하나하나 교도관들에게 항의를 하고 법무부 장관에게 편지를 써서 부조리하다고 느끼는 것을 고발하는 행동을 했다는 것. 일명 '코걸이'. 그는 전국에서 제일 유명한 코걸이였다. 그에게 교도소는 갇혀 있긴 하지만 왕국이었다. 그리고 G 씨는 출소 후 기초 수급자가 되기 위해, 그리고 원하는 집을 얻기 위해 공무원들을 괴롭혔고 이를 자랑인양 떠들었다. 이에 전문가들은 "자기애성 인격장애다. 그리고 반사회성 성격의 행동을 하고 있다"라며 "그런 행동으로 얻어 낸 권력, 지위를 맛보고 이런 것들이 그의 행동과 사고 패턴을 강화시켰을 가능성이 있다"라고 분석했다.

(출처: 김효정, 2021. 09. 26.)

(1) 특징 및 증상

자기애성 성격장애(narcissistic personality disorder)를 가진 사람은 지속적으로 자기를 매우 중요하고 대단한 사람으로 보려는 경향이 있다. 이들은 자신이 미모나 재능 등이 매우 뛰어나다고 생각하며 집착한다. 바탕에는 낮은 자존심이 깔려 있으며, 우울 증상을 보이기도 한다. 이들은 자기중심적이고 특권 의식과 우월감을 가지고 있어 항상 타인에게 대우받고자 하며, 자신은 타인을 지배하거나 이용하는 것이 당연하다 생각한다. 타인의 감정에 대한 공감능력이 부족하며 타인의 거절이나 무관심을 받게 되면 분노하고 괴로워하고 부끄러워하는 등 대인관계의 어려움이 있다. 이들은 자기 목적에 도움이 되거나 자신의 자존감을 고양시켜 줄 사람하고만 관계를 맺는다. 의사, 변호사 등 사회적으로 지위가 높은 사람들과만 어울리려 하고 최고의 기관과 관계를 맺고자 하지만, 자기를 실망시키는 사람들은 가차 없이 폄하한다.

자기애성 성격장애를 가지고 있는 사람은 자신이 다른 사람을 시샘하면서 오히려 다른 사람이 자신의 능력과 재능을 시샘한다고 느끼는 경향이 있다. 이 때문에 오만하고 건방진 행동을 자주 보이고 속물적이며, 남을 업신여기고 생색을 내는 태도를 갖고 있다. 아래의 표는 자기애성 성격장애의 진단 기준을 보여 준다(이우경, 2016).

자기애성 성격장애의 진단기준 DSM-5
과대성, 숭배 요구, 공감 결여가 광범위한 양상으로 나타나며, 초기 성인기에 시작하고, 다음의 5가지 이상을 보인다. 1. 자기중요성에 대한 과대한 느낌을 가짐 2. 무한한 성공, 권력, 명석함, 아름다움, 이상적인 사랑과 같은 공상에 몰두함 3. 특별한 자신, 특별한 사람이나 지위가 높은 사람에 의해서만 이해되고 교제해야 함 4. 과도한 숭배를 요구함 5. 특별한 자격을 가지고 있다고 느낌 6. 착취적인 대인관계 7. 공감의 결여 8. 다른 사람을 시샘하거나 다른 사람이 자신을 시샘한다고 믿음 9. 거만하고 건방진 행동이나 태도를 보임

(2) 원인 및 치료

자기애성 성격은 어린 시절 부모로부터 지나친 평가를 받은 경험이 있거나 자신의 외모와 재능 등이 다른 사람보다 뛰어나다는 칭찬을 받은 경험 등으로 강화를 받아

학습된 것으로 보인다. 정신역동적으로는 자기애성 성격장애를 가진 사람이 자신의 열등감에 대한 반작용으로 자기를 위대하게 생각하면서 타인에게서 인정을 받으려는 것이다. 자기애성 성격장애의 자존감은 방어적 자존감으로 볼 수 있다. 사회문화적 관점에서는 가족의 가치와 사회적 기준이 없어지면서 자기중심적이고 물질만능주의인 젊은 세대를 중심으로 개인주의 및 과도한 경쟁이 두드러짐에 따라 자기애적 문제를 가진 사람이 양산된다고 보고 있다. 아동기 혹은 청소년기에 욕구가 과잉 충족되었던 요즘의 젊은 성인 중에는 지나치게 이기적이고 자기중심적인 자기애성 성격장애를 가진 사람이 늘어나고 있는 추세다.

자기애성 성격장애에 대한 가장 일반적인 치료방법은 개인적 심리치료이다. 코후트(Kohut, 1968)는 치료자가 내담자와의 관계 속에서 나타나는 전이현상을 잘 활용하는 것이 중요하다고 보았다. 내담자는 과거에 실패했던 부모와의 관계를 치료자와의 관계 속에서 재현하고자 하며, 치료자에게 이러한 좌절된 욕구를 충족시켜 달라는 무언의 압력을 가하게 된다. 이때 치료자가 내담자의 욕구를 충분히 공감하고 이해해주는 것이 중요하다고 코후트는 주장한다. 내담자가 이러한 공감과 이해를 받게 되면 어린 시절에 받은 자존감의 상처를 회복할 수 있게 되므로 자기애성 성격특성이 완화된다는 것이다.

3. C군 성격장애

C군 성격장애는 크게 회피성 성격장애, 강박성 성격장애와 의존성 성격장애로 구성되어 있다. C군 성격장애의 특징은 불안해하고, 두려워하는 성격적 특징을 지니고 있다.

1) 회피성 성격장애

▦ 회피성 성격장애 사례

치열한 경쟁을 뚫고 입사에 성공한 신입사원 P 씨. 면접 후 최종 합격 소식에 그녀는 뛸 듯이 기뻤다. 매일 아침 새 옷을 단정하게 차려입고 남들처럼 일터로 출근할 생각을 하니 뿌듯하기도 하고 신기하기도 했다. 처음 주민등록증을 발급받았을 때 어른이 되었다고 생각했는데, 돌이켜 보니 그때는 아직 어린애였고 이제야 비로소 제대로 어른이 된 것 같았다. 그런데 P 씨에게는 남모를 고민이 한 가지 있었다. 낯을 많이 가리는 것이었다. 어려서부터 낯 가리는 아이라는 소리를 자주 들었다. 그래서 친구를 사귀기 힘들었다. 틈을 주지 않으니 남들이 선뜻 다가오지 못했고, 수줍음이 많아 스스로 남들에게 먼저 다가가지 못했다. 중고등학생 때도 언제나 몇몇 친구들하고만 밥을 먹었다. 방과 후에는 따로 만나는 친구가 없었다. 대학생이 되어서도 마찬가지였다. 늘 혼자 지내다 보니 속내를 털어놓을 만한 친구는 손에 꼽을 정도였다. 열심히 공부하며 성실하게 살았기에 원하는 직장에 들어갈 수 있었지만, 회사생활을 하게 되면 여러 사람과 어울리면서 팀워크를 맞춰 일해야 할텐데 자신이 잘 해낼 수 있을지 걱정이었다. 신입사원이라면 응당 선배나 상사들에게 붙임성 있게 다가가야 하고, 일 때문에 만나게 될 거래처 사람들과도 친밀하게 지내야 한다. 낯가림이 심한 그녀로서는 아무래도 자신 없는 일이었다. '사람들이랑 어울리는 거 별로 좋아하지 않는데... 더군다나 낯선 사람들하고는...' 긴장과 불안 속에 드디어 출근이 시작되었다. 업무 교육 시간에도, 부서 배치를 받을 때도, 합류한 팀에서 첫 번째 회의를 할 때도 사람들로 북적였다. 어딜 가나 낯설고 누굴 만나든 가슴이 두근거렸다. 종일 사진이 붙은 사원증을 목에 걸고 다녀야 하는 것도 쑥스러웠다. 다른 신입사원들은 인사도 잘하고 스스럼없이 선배들에게 말도 걸었다. 사교성 좋은 사람은 벌써 팀원들과 커피를 마시며 웃고 떠들기도 했다. P 씨는 회사 안에서도 자기만 혼자라는 생각이 들었다. "P 씨 뭐해요? 내일 점심 같이 먹을래요? 두루두루 할 말도 있고." 잠깐 짬을 내 자리에 앉아 있던 그녀에게 팀 직속 선배인 조 대리가 다가와 먼저 말을 붙였다. "네? 아뇨. 내일 점심 때 선약이 있어서요. 다음에 하는 게 좋을 것 같습니다." 엉겁결에 그녀는 자신의 사수인 조 대리의 제안을 거절하고 말았다.

(1) 특징 및 증상

회피성 성격장애(Avoidant personality disorder)를 가진 사람은 사회관계를 억제하고 부정적 평가를 받는 것에 대해 지나치게 예민한 증상이 청년기에 시작되어 여러 상황에서 전반적으로 나타난다. 타인의 비난과 거절, 인정받지 못하는 것을 두려워하여 중요한 대인관계, 직업 활동을 피한다. 자신을 전적으로 받아들이고 좋아한다는 확신이 들지 않으면 쉽게 관계를 맺지 않으려고 한다. 너무 억제적이고, 자신에 대해 이야기하는 것을 어려워하며, 조롱을 당하거나 수치심을 당할 것을 두려워 친밀한 관계를 맺는 것을 자제한다(권석만, 2013).

회피성 성격장애자는 낯선 상황이나 새로운 일을 두려워한다. 당혹스러움이나 불안을 피하기 위해서 늘 익숙한 환경 내에 머물려 한다. 가능하면 사회적 책임을 맡지 않으려 하고 개인적인 대면상황을 피한다. 이들은 자신이 중심적인 역할을 하지 않는 업무를 좋아하며 책임과 적극성이 요구되는 직무를 감당하지 못하기 때문에 이러한 직업적 영역에서 어려움을 겪을 수 있다. 아래의 표는 회피성 성격장애의 진단 기준을 보여 준다.

회피성 성격장애의 진단기준 DSM-5
사회적 억제, 부적절감, 부정적 평가에 대한 예민성이 광범위하게 나타나고, 초기 성인기에 시작되며, 다음의 4가지 이상을 충족한다. 1. 비판이나 거부, 인정받지 못할 것 같은 두려움 때문에 대인 접촉과 관련되는 직업 활동을 회피함 2. 자신을 좋아한다는 확신이 서지 않으면 사람들과 어울리는 것을 피함 3. 창피를 당하거나 조롱을 당할까 봐 두려워 친근한 대인관계 이내로 관계를 제한함 4. 사회적 상황에서 비난과 거절당하는 것에 대해 집착함 5. 부적절감으로 인한 새로운 대인관계 상황에서 억제되어 있음 6. 자신을 사회적으로 서투르고, 개인적으로 매력이 없고, 타인에 비해 열등한 사람으로 지각함 7. 당황스러운 일이 생길까 봐 새로운 일에 참여하거나 개인적인 위험을 감수하는 것을 몹시 꺼림

(2) 원인 및 치료

회피성 성격장애자는 기질적으로 수줍고 억제적인 경향이 있으며 위험에 대한 과도한 생리적 민감성을 지니고 있다는 주장이 있다. 미래의 위험이나 처벌 같은 부정적 결과가 예상될 때 생리적으로 교감신경계의 흥분이 유발된다. 회피성 성격장애자는 교감신경계의 생리적 민감성이 과도한 경우로서 변연계나 자율신경계의 이상에 기인할 수 있다는 주장도 있다.

또한 회피성 성격장애자는 어린 시절 부모나 친구 등으로부터 거부당한 경험이 학습되었을 수 있다. 이들은 다른 사람을 피함으로써 실망이나 실패에서 비롯된 불안감을 벗어나게 되는 등 부적 강화를 받은 것으로 볼 수 있다. 이들은 자존감이 낮기 때문에 대인관계를 회피하려고 한다.

회피성 성격장애를 가진 사람은 거부에 대한 두려움이 많기 때문에 치료자와의 신뢰적 관계 형성이 잘되어야 한다. 회피성 성격장애를 가진 사람의 부정적 사고를 수정하여 자존감을 향상하고 자기를 사랑하도록 도와주어야 한다. 적절하게 대인관계를 할 수 있도록 사회기술훈련을 가르치는 것도 도움이 된다. 치료자는 이들에게 안정되고 구조화된 직장에서 일하도록 안내하는 것도 좋다.

2) 의존성 성격장애

▦ 의존성 성격장애 사례

대학생인 L 군은 여자친구인 B 양 때문에 요즘 고민이 많다. L 군은 7개월 전 미팅을 통해 만나게 된 B 양과 서로 사랑하는 사이가 되었다. 그러나 요즘은 B 양과 만나는 것이 점점 부담스럽게 느껴지고 있다.

다른 대학의 학생인 B 양은 매우 순종적이고 착하며 L 군에게 헌신적이다. 그리고 L 군과 만나게 되면 헤어지는 것을 싫어한다. 밤이 너무 깊은 것 같아 L 군이 시계를 보면, B 양의 표정은 금방 어두워지며 헤어지기를 아쉬워한다. 내일의 학교생활을 위해 집으로 돌아가야 할 시간인데도, 조금만 더 있다가 헤어지자는 말에 조금씩 늦추다가 12시를 넘기기가 다반사였다. 처음엔 자신을 사랑하기 때문이라고 생각했으나 이런 일이 자주 있게 되자, L 군은 다음날 생활에 지장을 받는 일이 많아졌다. 부모의 불화가 심해 가정이 편안치 않은 점은 이해가 되지만, 거의 매일 이렇게 늦은 시간까지 있어야 한다는 것이 부담스러웠다.

또 B 양은 수시로 핸드폰을 통해 L 군에게 보고 싶다며 만나자고 애원하곤 했다. 옷을 사러 가는데 어떤 옷이 좋을지 골라 달라거나 영어학원에 등록하려고 하는데 어떤 학원이 좋은지 함께 돌아다니자 하거나 다음 학기에 어떤 과목을 수강해야 할지 도와달라는 등 L 군에게 여러 가지 도움을 요청하곤 했다. 만나자는 연락에 L 군이 선약이 있어 오늘 만날 수 없다고 하면 B 양은 금방 기가 팍 죽은 목소리로 늦은 저녁에도 시간을 낼 수 없느냐며 보고 싶다고 간청한다. 자신에게 의지하며 매달리는 B 양을 위해 L 군은 가능한 한 시간을 내어 함께 있어 주고 여러 가지 일을 도와주었으나 많은 시간을 투자해야 했다. 이렇게 몇 개월을 지내다 보니 학업에 소홀하게 되었을 뿐만 아니라 학과나 동아리 친구들과도 소원해지게 되었다.

L 군은 이렇게 생활해서는 안 되겠다고 생각하고 B 양과 일주일에 한 번만 만나자고 제안했다. 이러한 L 군의 제안에 B 양은 자신이 싫어진 거냐며 울먹였다. 자신은 혼자 있으면 너무 허전해서 항상 L 군이 보고 싶은데 어떡해야 하느냐며 눈물을 떨어뜨렸다. L 군은 B 양을 여전히 사랑하고 있지만 지나치게 자신에게 의존하는 B 양이 점점 부담스럽게 느껴지고 있다.

(출처: 권석만, 2013)

(1) 특징 및 증상

의존성 성격장애(Dependent personality disorder)는 스스로 독립적인 생활을 하지 못하고 다른 사람에게 과도하게 의존하거나 보호받으려는 행동을 특징적으로 나타내는 성격장애이다. 이러한 성격장애를 지닌 사람은, B 양의 경우처럼, 의존상대로부터 버림받는 것에 대한 지속적인 불안을 경험하게 되며 지나친 의존행동으로 인해 상대방을 부담스럽게 하여 인간관계를 유지하지 못하는 경우가 많다. 특히 의존상대가 착취적인 사람인 경우에는 일방적으로 이용당하며 고통스러운 삶을 살아가게 된다.

또한 일이나 계획을 세우고 추진하는 것이 어려워 일을 개시하고 끝까지 완수하는 데 불편을 겪는다. 독립적으로 일을 못하고 미숙하며 끊임없이 도움을 구해야 한다고 믿고 의지하지만 만일 누군가가 지지하고 인정해 준다는 확신이 있으면 일을 잘 해내기도 한다. 자기확신감이 부족하다 보니 무능력하게 보이고, 스스로도 능력이 생기면 타인이 자신을 버릴 수 있다고 생각하여 성취를 하거나 능력을 획득하는 것에 대한 두려움이 많다. 주변의 중요한 타인이 비합리적인 어떤 것을 원하더라도 무조건 복종하며 이런 점 때문에 관계가 왜곡되기도 한다. 아래의 표는 의존성 성격장애의 진단기준을 보여 준다.

의존성 성격장애의 진단기준 DSM-5
타인의 돌봄을 받고자 하는 과도한 욕구로 인해 복종적이고 매달리는 행동과 이별에 대한 두려움을 나타내며, 이러한 증상이 초기 성인기에 시작되어 다음 중 5가지 이상을 충족시킨다. 1. 타인의 충고나 확신 없이는 일상적인 결정을 내리는 것이 어려움 2. 자기 삶의 가장 중요한 부분들에 대해 타인이 책임을 져 줄 것을 필요로 함 3. 지지와 인정을 얻지 못할까 봐 두려워 타인과 의견이 다르다는 것을 표현하기 어려움 4. 자기 혼자 뭔가를 시작하는 것이 어려움 5. 타인의 돌봄과 지지를 얻기 위해 불쾌한 일을 자원해서 함 6. 혼자서는 자신을 돌볼 수 없다는 심한 두려움 때문에 혼자 있으면 불편해하고 무력감을 느낌 7. 친한 사람과의 관계가 끝나면 자신을 돌봐 주고 지원해 줄 다른 관계를 급하게 찾음 8. 혼자 남아 자신을 스스로 돌봐야 하는 것에 대한 두려움에 비현실적으로 집착함

(2) 원인 및 치료

의존성 성격장애는 어렸을 때 자신에 대한 신뢰감이 잘 형성되지 않고 자기의 문제를 타인이 해결해 주도록 많이 의존한 것이 학습된 것이다. 자율적으로 자기주장을 하였을 경우 거부당하거나 비난을 당하지 않을까 하는 두려움으로 아예 타인에게 의존하는 것이 낫다고 생각하는 경향도 있다. 의존적 성격장애는 어린 시절부터 부모 등 주변 사람에 대한 의존적 행동으로 보상을 받은 경험이 있었을 것으로 생각된다.

의존적 성격장애를 가진 사람은 치료자에 대하여도 의존적 경향이나 이상화를 보일 수 있어 치료자가 유의해야 한다. 의존성 성격장애자에게 주체성과 자존감을 향상해 주는 다양한 방법을 사용할 수 있다. 자신의 억압된 감정을 표현하게 하는 것도 중요하다.

의존적 성격장애자는 부정적 사고를 수정하는 인지행동치료도 도움이 된다. 자기주장을 잘하도록 자기주장 훈련을 하거나 자기 혼자서 결정하도록 하는 것을 연습하게 하는 것 등이 도움이 된다. 혼자서 결정을 내리거나 사람들 앞에서 자기주장을 할 때 칭찬과 같은 강화를 주는 것도 중요하다.

3) 강박성 성격장애

▦ 강박성 성격장애 사례

40대 남성인 D 씨는 성공한 사업가인 아버지와 고등학교 교사인 어머니로부터 엄격한 일처리와 질서정연한 모습을 보고 자랐다. 늘 하루 일과나 일주일 계획표가 책상이나 냉장고 앞에 붙어 있을 정도로 규칙적이고 질서정연한 가정에서 자란 그는 대학을 졸업하고 컴퓨터 회사에 취업하였다. 성실하고 완벽주의적인 성향이 강해 프로젝트가 있으면 밤새워 일했고 그날의 일과 내일 할 일을 꼼꼼하게 체크하여 업무 성과가 좋았다. 그러나 그는 동료들과 친하게 지내지 못했고, 늘 사소하게 일상적인 것이 엉클어지거나 하면 못 견디게 힘들어하고 긴장했다. 동료가 업무 일정이나 계획을 정확하게 따르지 않으면 긴장하고 초조한 모습을 보였고, 부하 직원에게는 그 이유를 캐묻고 다그치기까지 했다. 점차로 그의 주변에 있는 동료나 부하직원은 그의 경직되고 완고한 업무 방식에 불만을 갖게 되었다. 늘 일에 빠져 있는 D 씨는 휴가 때도 여가 활동을 갖지 않았고 늘 일에 몰두하여 지내면서 가족에게 돈을 쓰는 데도 인색하였다.

(출처: 이우경, 2016)

(1) 특징 및 증상

강박성 성격장애(Obsessive compulsive personality disorder)는 지나치게 완벽주의적이고 세부적인 사항에 집착하여 과도한 성취지향성과 인색함을 특징적으로 나타내는 성격장애를 말한다. 이러한 성격특성으로 인해 효율적으로 일을 처리하지 못할 뿐 아니라 자신과 주변 사람들을 고통스럽게 하는 경우가 대부분이다.

강박성 성격장애의 진단기준은 다음과 같다. 정리정돈, 완벽주의, 마음의 통제와 대인관계의 통제에 집착하는 행동특성이 생활전반에 나타나며 이런 특성으로 인해 융통성, 개방성, 효율성을 상실하는 대가를 치르게 된다. 이러한 특성이 성인기 초기에 시작된다.

강박성 성격장애자는 지나친 완벽주의적 성향과 세부적인 사항에 대한 집착으로 인해 오히려 비효율적인 삶을 살게 된다. 구체적인 규칙과 절차가 확실하지 않을 때는 결정을 내리지 못하여 많은 시간을 소비하며 매우 고통스러워한다. 어떤 일을 먼저 해야 하고 그 일을 하는 최선의 방법이 무엇인지를 결정하지 못해서 결국 어떤 일도 시작하지 못하는 경우가 많다. 이들은 상황을 자기 식대로 조절할 수 없게 되었을 때 직접적인 표현을 잘 하지는 않지만 불안해하거나 분노를 느낀다. 이성과 도덕을 중요시하며 제멋대로 충동적인 행동을 하는 사람을 혐오한다. 자신의 행동이 완벽하다는 확신이 들 때까지는 행동하기를 주저하며 망설이는 경향이 있다. 부드러운 감정을 잘 표현하지 못하고 칭찬이나 농담을 거의 하지 않는다. 지나치게 완고하여 융통성과 타협이 필요한 상황에서 어려움을 겪게 되면, 이러한 특성으로 인해 직업적 부적응이 초래되기도 한다. 다음의 표는 강박성 성격장애의 진단 기준을 보여 준다.

강박성 성격장애의 진단기준 DSM-5

정리정돈, 완벽함, 정신적 통제 및 대인관계 통제에 지나치게 집착하는 행동 양상이 생활 전반에 걸쳐 나타나며, 이로 인해 융통성, 개방성, 효율성이 떨어진다. 초기 성인기에 시작되며, 다음 중 4가지 이상이 나타난다.

1. 세부, 규칙, 목록, 순서, 조직화 또는 일정에 집착하여 활동의 중요한 부분을 놓침
2. 일의 완수를 방해할 정도의 완벽함을 보임
3. 여가 활동이나 친구 교제를 하지 않고 일이나 생산적인 것에 지나치게 헌신함
4. 지나치게 양심적이고 꼼꼼하며, 융통성이 없음
5. 감상적인 가치가 없는데도 낡고 가치 없는 물건을 버리지 못함
6. 자신의 일하는 방식에 정확히 복종하지 않는 한 타인에게 일을 위임하거나 타인과 일을 함께하지 않음
7. 자신과 타인에게 돈을 쓰는 데 매우 인색하고 돈을 미래의 재앙을 대비해서 모아야 하는 것으로 인식함
8. 경직성과 완고함을 보임

(2) 원인 및 치료

정신역동적 이론에서는 강박성 성격장애가 발달단계에서 생후 2~4세경의 대소변 가리기 훈련 과정에서 문제가 있다고 본다. 이들은 합리화와 고립, 주지화 등의 방어기제를 많이 사용한다.

치료자는 강박성 성격장애를 가진 사람이 자기의 감정표현을 잘 하도록 지지하고 강화해야 한다. 정신역동치료와 인지행동치료가 도움이 된다. 치료자는 내담자가 어린 시절 억압되어 있던 감정을 표현하게 하면서 자신의 부정적이고 왜곡되었던 사고를 깨닫고 수정하게 하여 자존감을 향상하도록 한다. 규칙적이고 구조화된 일에 종사하도록 안내할 수 있다.

PART

4

정신건강을 위한 치료적 접근

CHAPTER

13

중독과 치유

1. 알코올-관련장애

'알코올중독은 곧 패가망신'이라는 말처럼 알코올 중독은 가정과 사회에 악영향을 끼치며, 개인의 신체 및 정신건강에 매우 부정적인 영향을 끼친다. 참고로 국민건강보험공단에서 발표한 2016년 통계에 의하면 알코올로 인해서 발생하는 사회적 비용은 9조 4천 524억 원이다(국민건강보험공단, 2016). 알코올 관련장애는 알코올의 사용으로 인해 발생되는 다양한 심리적 장애를 말하며 크게 알코올 사용 장애와 알코올 유도성 장애로 분류된다. 알코올 유도성 장애에는 알코올 중독, 알코올 금단, 그리고 다양한 알코올 유도성 정신장애들이 포함된다.

▦ 알코올 관련장애 사례

저는 네 살 된 딸을 키우는 30대 직장인입니다. 알코올 중독 증상이 있는 남편과 별거 중인데, 아이를 위해 남편의 치료를 돕고 이 가정을 지켜야 할지 혼란스럽습니다. 남편은 매일 술을 마십니다. 640㎖ 페트병 소주 2, 3병을 365일 중 360일 정도 마셔요. 일하는 날은 퇴근 후 저녁 식사를 하면서부터 새벽 2, 3시까지, 쉬는 날은 낮부터 마십니다. 출산하고 병실에 누워 있는 제 옆에서도 술을 마셨던 사람입니다. 매일 술을 마시다 보니 지각이 잦고, 최근에는 회사에서 이 때문에 징계를 받았을 정도입니다. 알코올 중독 치료를 권하지만 완강히 거부합니다. 왜 그리 술을 마시는지 물어보면 "스트레스 풀 데가 없다"고 말해요.

〈중략〉

남편은 술을 마시면 난폭해집니다. '불쌍한 것 데려와 먹여 주고 재워 줬더니 고마운 줄 모른다'며 저를 무시하는 말을 하거나 손에 잡히는 대로 가구나 집기를 던집니다. 이런 성향은 신혼여행 때 처음 알게 됐어요. 술을 마신 후 저와 사소한 일로 다퉜는데, 갑자기 제게 선물했던 노트북을 바닥에 던졌어요. 연애를 1년 했는데 그 전에는 한 번도 본 적 없던 모습이라 그대로 얼어 버렸던 기억이 납니다. 아빠가 된 후 문제는 더 심각해졌습니다. 아이 앞에서도 술을 마시고 고성을 내며 폭언을 하고, 기물을 파손해요. "엄마는 아빠에게 양보하는데 아빠는 왜 그래요?" "아빠는 왜 맨날 화만 낼까? 아빠 나쁘다"며 아이가 말릴 정도입니다. 술 먹고 화를 내는 이유도 사소해요. 얼마 전에도 술 마시고 들어와 "에어컨을 틀자"고 하는데 제가(관리비를 아끼자는 생각에) "샤워하면 괜찮지 않을까"라고 부정적인 반응을 보였다는 이유로 가구를 던져, 저는 그 길로 집을 나왔습니다. 그날 이후 아이와 함께 두 달가량 친정집에 머물고 있습니다. 특히 남편은 제가 돈을 벌지 않는다며 걸핏하면 불만을 표시했어요. 저는 결혼할 당시 아직 학자금 대출을 갚고 있었습니다. 월 20만 원 정도 됐어요. 남편도 알고 있었고 제가 이 문제로 결혼을 좀 미루자고 하자 "함께 갚자"고 했습니다. 하지만 제가 임신, 출산을 거치며 경력 단절이 되자 말이 바뀌었어요. 남편이 저 모르게 친정아버지를 찾아가 학자금 대출을 갚아달라고 했더군요. 저희 친정이 그럴 형편이 안 되는 걸 뻔히 알면서도요. 그래서 아이가 생후 7개월쯤 됐을 때 친정어머니에게 아이를 맡기고 다시 취업했고 월 100만 원 정도를 벌어 생활비에 보태고 있습니다. 반면 남편은 자신의 편의를 위해 쓰는 돈은 아까워하지 않아요. 매일 출퇴근을 택시로 해서 한 달 택시비만 40만 원 넘게 나온 적도 있습니다. 남편은 시댁 식구와도 사이가 좋지 않습니다. 주로 아버님과 많이 부딪쳤고 결혼 전에는 연락처도 모르고 지낼 정도로 소원했다고 해요. 부모님이 늘 누나와 비교해 힘들었다고 하며 엄격한 아버지와 바쁜 어머니에게 충분한 사랑을 받지 못해 불만이 었다고 이야기합니다. 그래도 결혼하고 아이가 생기면서 다시 가까워졌고, 시부모님은 지금처럼 갈등이 심해질 때면 남편을 나무라시고 저희 부모님께도 사과하시는 등 항상 제 편에서 주십니다. 집을 나올 때는 이혼을 마음먹었지만 막상 현실적 문제를 떠올리면 막막해져요. 남편에게 위자료를 기대할 상황도 아니고, 제가 모아 놓은 돈도 없습니다. 남편의 알코올 중독 치료가 가능하다면 아이를 위해 다시 한번 노력해 보고 싶은 마음도 있어요. 아이의 아빠로, 제가 선택한 남편이 자신을 아끼고 사랑하게 할 수는 없을까요. 이 가정을 지킬 수 있는 방법이 있다면 알고 싶습니다.

(출처: 송옥진, 2021. 09. 13.)

1) 알코올 사용장애

알코올 사용장애는 과도한 알코올 사용으로 인해 발생하는 부적응적 문제를 말한다. 알코올 사용장애는 알코올 의존과 알코올 남용을 모두 통합한 것이다. 그동안 여러 연구에서 알코올 의존과 알코올 남용의 상관이 매우 높은 것으로 나타나서 하나의 범주로 통합될 필요성이 제기되어 왔다. 알코올 의존은 잦은 음주로 인하여 알코올에 대한 내성이 생겨 알코올의 섭취량이나 빈도가 증가하고 술을 마시지 않으면 여러 가지 고통스러운 금단현상이 생겨 술을 반복하여 마시게 되는 경우를 말한다. 알코올에 대한 내성이 생기게 되면, 술에 잘 취하지 않게 되므로 점점 더 많은 양의 술을 마시게 된다. 또한, 마시지 않으면 다양한 금단현상이 나타나며 술을 다시 마시면 이러한 증상이 사라지므로 계속 술을 마시게 된다. 알코올 의존으로 인한 여러 가지 부적응적 문제가 발생하므로 술을 끊겠다고 굳게 다짐하지만, 이러한 알코올 금단증상이 매우 불쾌하고 강력하기 때문에 이를 피하거나 없애기 위해 지속해서 알코올을 마시게 된다. 아울러 간 질환을 비롯한 신체적 건강문제가 생겨날 뿐 아니라 우울증, 기억상실, 가정파탄, 경제적 곤란 등의 심리 · 사회적 문제가 초래되기 때문에 생활 전반에서 심각한 부적응 상태에 빠져들게 된다.

알코올 남용은 잦은 과음으로 인하여 직장, 학교, 가정에서 자신의 역할을 제대로 수행하지 못하거나 법적인 문제를 반복하여 유발하는 경우를 말한다. 알코올 남용은, 알코올에 대한 내성이나 금단증상이 나타나지는 않지만, 자주 폭음을 하여 직장에 결근하거나 업무수행을 제대로 하지 못하고 가족이나 타인을 폭행하여 구속되는 일 등이 반복되는 경우를 뜻한다. 알코올 남용자는 주의를 필요로 하는 작업을 해야 하는 상황에서도 술을 마셔 매우 위험한 상황을 초래하여 손가락 절단 사건이나 다수의 음주운전 경력 등을 나타내게 된다. 또는 과음을 하면 직장동료나 지나가는 사람에게 폭언해 대고 주먹을 휘둘러 구속되거나 음주운전을 하여 체포되는 등의 법적인 문제가 반복하여 발생하게 된다. 따라서 직장생활에 적응하기 어려울 뿐 아니라 대인관계나 가정생활에도 심한 부적응적 문제가 나타나게 된다. 다음의 표는 알코올 사용장애의 진단기준을 보여 준다.

알코올 사용장애의 진단기준(DSM-5)
A. 문제성 알코올 사용이 임상적으로 현저한 손상이나 고통을 일으키고 지난 1개월 동안 다음 중 최소한 2가지 이상이 나타난다. 1. 종종 의도했던 것보다 알코올을 오랜 기간, 많은 양을 사용함 2. 알코올 사용을 줄이고 조절하려는 욕구가 지속해서 있거나 사용을 줄이거나 조절하려고 노력해도 실패함 3. 알코올을 구하거나, 사용하거나 그 효과에서 벗어나려는 활동에 많은 시간을 보냄 4. 알코올에 대한 갈망, 강한 바람 혹은 욕구를 지님 5. 알코올을 반복적으로 사용하여 직장이나 학교 혹은 가정에서의 주요한 역할수행에 실패함 6. 알코올의 영향으로 지속적 혹은 반복적으로 사회적인 문제 및 대인관계 문제가 발생하거나 악화됨에도 불구하고 알코올 사용을 지속함 7. 알코올 사용으로 인해 중요한 사회적, 직업적 혹은 여가활동을 못하거나 포기함 8. 신체적으로 해로운 상황에서도 반복적으로 알코올을 사용함 9. 알코올 사용으로 인해 지속적 혹은 반복적으로 신체적 혹은 심리적 문제가 발생되거나 악화될 가능성이 높아도 계속 알코올을 사용함 10. 내성 11. 금단증상 ※ 다음의 경우 명시할 것 • 경도: 2~3개의 증상에 해당할 경우 • 중등도: 4~5개 증상에 해당할 경우 • 고도: 6개 이상 증상에 해당할 경우

2) 알코올 유도성 장애

알코올 유도성 장애에는 알코올의 섭취나 사용으로 인해 나타나는 부적응적인 후유증을 말한다. 알코올 중독은 과도하게 알코올을 섭취하여 심하게 취한 상태에서 부적응적 행동이 나타나는 경우를 말한다. 알코올 금단(Alcohol withdrawal)은 지속적으로 사용하던 알코올을 중단했을 때 여러 가지 신체 생리적 또는 심리적 증상이 나타나는 상태를 말한다. 이러한 금단증상은 알코올 사용이 중단되거나 감소된 후에 알코올의 혈중 농도가 급속히 떨어지는 4~12시간 이내에 시작되는 경우가 대부분이지만 며칠 후에 나타나는 경우도 있다. 알코올 금단증상은 금주 후 이틀째에 그 강도가 절정을 이루고 4~5일째에는 현저하게 개선된다. 그러나 급성 금단증상기가 지난 후에도 불안, 불면 자율신경계의 기능 저하가 미약한 형태로 3~6개월 동안 지속될 수도 있다. 이러한 금단증상은 보통 알코올 투여나 다른 뇌 억제제에 의해 완화되며 반복적인 알코올 사용의 주된 원인이 된다. 다음의 표는 알코올 중독과 알코올 금단증상의 진단기준을 보여 준다.

알코올 중독의 진단기준(DSM-5)	
A. 최근의 알코올 섭취가 있다.	
B. 알코올을 섭취하는 동안 또는 그 직후에 임상적으로 심각한 부적응적인 행동 변화 및 심리적인 변화가 발생한다.	
C. 알코올 사용 중 또는 그 직후에 다음 항목 가운데 한 가지 이상이 나타난다.	
1. 불분명한 언어	2. 운동 조정 장해
3. 불안정한 보행	4. 안구진탕
5. 집중력 및 기억력 손상	6. 혼미 또는 혼수

알코올 금단증상의 진단기준(DSM-5)
A. 심하게 장기적으로 알코올을 사용하다가 중단한다.
B. 알코올을 사용하다가 중단하면, 몇 시간 또는 며칠 이내에 다음 항목 가운데 2가지 이상이 나타난다. 1. 자율신경계 기능 항진 2. 손떨림 증가 3. 불면증 4. 오심 및 구토 5. 일시적인 환시, 환청, 환촉 6. 정신운동성 초조증 7. 불안 8. 대발작
C. 진단 기준 B의 징후 및 증상이 사회적, 직업적 또는 다른 중요한 기능 영역에서 임상적으로 유의한 고통이나 손상을 초래한다.

3) 알코올 관련장애의 치료

알코올중독은 치료하기 어려운 장애인데, 그 이유는 바닥을 칠 때까지 자신이 문제가 있다는 것을 잘 인정하지 않기 때문이다. 알코올중독 치료를 위해서는 다학제 간 팀 접근이 필요하다. 정신건강의학과 의사는 주로 약물을 처방하고, 사회복지사와 간호사는 입원한 알코올중독자를 관리하고 알코올 관련 교육을 시키며, 임상심리전문가는 인지행동치료와 같은 심리치료 프로그램을 실행한다. 알코올중독자를 회복시키기 위해서 가장 많이 사용하는 심리치료 방법은 인지행동치료다. 인지행동 전략에는 사회학습 이론, 행동 모델링이 결합된 것으로 알코올중독자를 위한 인지행동 대처기술 훈련 등이 있다. 인지행동치료에서는 알코올 중독의 원인이 인지 왜곡이라고 보고 내적 혹은 외적 요인을 탐색하여 그 요인을 인식시키고 알코올에 대한 대처 능력을 훈련시킨다. 특히 인지행동치료는 나이가 많은 만성 알코올 중독자보다는 젊은 문제성 음주자에게 더욱 효과적이다. 심각한 음주 행동을 보일 가능성이 높은 젊은 알코올 중독자에게 알코올의 부정적인 효과에 대한 지식을 가르치고, 고위험 상황에서 대처 기술을 발달시키고, 술을 마시는 상황과 관련된 인지적 기대를 바꾸고, 스트레스 관리 기술을 가르쳐서 술 이외의 대안적 행동을 학습하게 도와준다.

동기 면담과 같은 자기통제 훈련 기법은 반드시 술을 끊지 않고도 알코올 충동이나 욕구를 조절하게 하는 방법으로, 어떤 음주자에겐 도움이 된다. 술을 평생 먹지 않게 하는 금주는 많은 알코올중독자에게 치료 동기를 떨어뜨리는 요인 중의 하나다. 그래서 심각한 음주 행동을 보이기 전에 조절해서 술을 마실 수 있도록 청소년이나 초기 성인에게 동기 면담이나 기법을 가르칠 필요가 있다(Macgowan & Engle, 2010).

가족의 역할이 중요하기 때문에 가족교육이나 가족치료를 병행하는 것이 좋다. 가족이 엄격한 태도를 일관성 있게 유지하는 것이 매우 중요하고 알코올 중독자가 나머지 가족이 겪고 있는 스트레스와 정서적 고통을 알게 하여야 한다. 알코올중독자는 도피 방어기제를 많이 사용하기 때문에 무책임하고 자신의 행동을 합리화시키는 경향이 강하다. 따라서 스스로 자기 행동에 책임을 지게 하는 것이 매우 중요하다. 그리고 가족은 자기 인생에 대해서 즐길 수 있어야 하고, 자신 때문에 가족이 알코올중독자가 되었다고 믿으면서 자기 비난과 지나친 죄책감을 갖는 것은 문제해결에 도움이 되지 않는다. 우리나라의 경우 아직도 알코올중독이 병이 아니라고 생각하는 가족이 많다. 알코올중독이 가족병이라는 사실을 직시하고 어린 자녀가 있을 경우 이들도 부정적인 영향을 받을 수 있다는 것을 인식하여 지역사회 알코올 치료 기관에서 알코올중독자 본인뿐만 아니라 자녀를 위한 치료적 개입을 받아야 한다. 또한 알코올중독을 가진 가족이 모이는 자조모임인 알아넌 모임에 나가면 유용한 정보를 얻을 수 있다.

그동안 인지행동치료와 동기강화치료가 효과적으로 보고되고 있지만, 치료적 프로그램이 끝나면 알코올 중독자가 재발의 위기에 다시 노출되는 한계가 있다. 이런 단점을 보완할 수 있는 접근이 12단계 촉진치료다. 이 치료는 장기적인 모델로서 이러한 한계를 극복할 수 있게 하고, 만성적으로 재발하는 알코올 의존에 적용하는 데 적합한 치료적 접근이다. 12단계 촉진치료는 1935년 전문가의 지원 없이 물질사용장애가 있는 사람들 사이에서 자조 운동으로 시작되었다. 이 중 가장 활발한 것이 익명의 알코올중독자 모임(AA)이다. 이들은 모임을 정기적으로 갖고 서로 도움을 준다. AA의 생활 지침은 정상적인 삶을 살기 위해서는 '내가 알코올 앞에 무력했다.'는 것을 시인하는 것을 시작으로 음주를 완전히 그만두어야 한다는 사실을 받아들이고 이를 실천하는 것이다.

2. 도박장애

우리 주변에는 얼마 전까지만 해도 화투나 카드 게임을 비롯하여 경마, 경륜, 슬롯머신과 같은 게임이 성행했었다. 하지만, 최근에는 소셜미디어를 통한 불법 도박이 판을 치고 있으며 어떤 경우에는 도박성 게임이 오락의 한 형태로 많은 사람에 의해서 행해지고 있다. 그러나 자칫 이러한 도박성 게임에 빠져 들게 되면 경제적 파산으로 인하여 개인 및 가정 파탄을 초래하는 비참한 실태로 전락하게 된다. 도박장애를 지닌 사람들은 도박에 손을 대기 시작하는 초기에 돈을 따는 경험을 하게 된다고 한다. 그래서 지속적으로 도박을 하게 되지만 결국에는 돈을 잃게 되고 이때부터는 잃은 돈을 회복하기 위해 도박에 빠져들게 된다. 그러나 점점 더 많은 액수의 돈을 잃게 되어 도박에서 헤어나지 못하게 된다. 도박장애는 갑자기 발병하지는 않으며, 대개 몇 년 동안 사교적 도박을 해 오다가 발병한다.

도박장애 사례

도내 중 · 고교생 8명 중 1명이 도박 등 돈 내기 게임을 한 경험이 있는 것으로 나타났다는 실태 조사는 다소 충격적이다. 상당한 비율의 청소년들이 벌써 도박에 손을 댔다는 것이니 문제가 결코 가볍지 않다고 할 것이다. 경남교육청이 경상국립대 산학협력단에 위탁해 지난 9월 24일부터 11월 5일까지 도내 중 · 고교생 2만 1265명을 대상으로 실시한 이번 조사에서 최근 3개월 동안 '돈 내기 게임을 해 본 경험이 있다'는 응답이 12.5%에 달했다. 이 중 카드나 화투를 이용한 게임을 한 경우도 14.7%에 달하고 돈 내기 게임에 쓴 돈도 평균 2만 4876원이었다. 도박이 심각한 수준으로 분류되는 '문제군'의 3개월 사용 평균 도박 금액이 26만 9089원으로, '비문제군'의 1만 849원과 큰 차이를 보였다. 도박 위험 집단으로 분류된 비율을 도내 전체 학생 수로 환산하면 '위험군'이 1980명, '문제군'이 900명에 이른다. 도박의 위험성을 경고하고자 하는 것은 심한 중독성 때문이다. 잠시의 호기심이나 시간 보내기를 위해 시작한 도박이 일반적인 중독성 약물이나 기호품과 같이 끊기 힘든 중독증세로 이어질 개연성이 높기 때문이다. 특히 정서 발달이 진행되는 청소년기에 시작한 도박이 성인으로까지 이어져 심각한 사회문제로 비화하는 사례가 많다는 점을 인식해야 한다. '바늘도둑이 소 도둑 된다'는 속담이 그저 있는 말이 아니다. 잦은 도박이 습관이 되고 그 습관이 운명을 바꿀 수도 있다고 하면 과언인가. 경남교육청이 이 같은 실태 조사를 한 것은 청소년들의 도박이 상당히 번져 있다는 인식에 기인한 것이라 판단한다. 2022년도 학생 도박 예방 및 치유 정책을 마련하는 데 참고할 것이라고 하니 그 싹을 자를 수 있는 효율적인 정책을 개발하기 바란다. 사행성 게임 등에 노출되지 않도록 사전 예방 교육을 강화하고 전문 기관들과 연계한 개별 치유 서비스도 더욱 확대할 필요가 있다. 지극히 개인적인 일이라 교육 효과가 쉬 날 것 같지는 않지만, 청소년들이 도박이 아닌 건전한 경제관을 가질 수 있도록 교육기관이나 가정에서 이 문제에 더 많은 관심을 가져야 한다.

(출처: 경남신문, 2021. 12. 22.)

1) 도박장애의 특징 및 증상

도박장애를 가진 사람들은 모험을 즐기고 도박이 흥미, 활동, 생각의 대부분을 차지하며 자신이 돈을 딸 것이라는 낙관주의로 가득 차 있고 자신이 실패할 가능성을 계산하지 못한다. 이들은 돈을 따고 있을 때 적당한 시점에서 도박을 그만두지 못하고, 돈을 계속 따면 나중에는 그 돈을 한꺼번에 몽땅 걸며, 도박을 하는 동안에 즐거운 긴장감과 스릴을 만끽한다. 이들은 경쟁적이고 독립적이며 자만심이 강하여 권위적인 사람의 간섭을 싫어하고 대부분 다른 사람에 의해 강제로 치료기관에 끌려온다.

도박장애를 지닌 사람들은 도박을 하면서 엄청난 스트레스를 받기 때문에 스트레스로 인한 고혈압이나 소화성 궤양, 편두통과 같은 질병을 나타내기도 한다. 이들 중에는 기분장애, 알코올 남용이나 마약 남용, 반사회성 성격장애, 자기애성 성격장애, 경계선 성격장애의 비율이 높다. 도박장애로 인해 치료를 받는 사람들 중 20% 정도가 자살을 시도한 적이 있다는 보고가 있다. 도박장애의 진단기준은 다음의 표와 같다.

도박장애의 진단기준(DSM-5)
A. 지속적이고 반복적인 문제성 도박 행동이 임상적으로 현저한 손상이나 고통을 일으키고, 지난 12개월 동안 다음 중 4가지 이상이 나타난다. 1. 바라는 흥분을 얻기 위해 액수를 늘리면서 도박하려는 욕구 2. 도박을 줄이거나 중지시키려고 하면 안절부절 못하거나 과민해짐 3. 도박을 조절하거나 줄이거나 중지시키려는 노력이 계속 실패함 4. 종종 도박에 집착함 5. 괴로움을 느낄 때 도박함 6. 도박으로 돈을 잃은 다음에 만회하기 위해 다음 날 도박판에 되돌아감 7. 도박을 했다는 것을 숨기기 위해 가족, 치료자 또는 타인에게 거짓말을 함 8. 도박으로 인해 중요한 관계가 위태로워지거나 일자리, 교육적 혹은 직업적 기회를 상실하거나 스스로를 위험에 빠뜨림 9. 도박으로 야기된 절망적인 재정 상태에서 벗어나기 위해 돈 조달을 남에게 의존함

2) 도박장애의 치료

현재 흔히 사용되고 있는 인지행동치료는 인지교정, 문제 해결 기술 훈련, 사회기술 훈련, 재발 방지 등으로 구성되어 있다. 이 중 인지교정은 중독자가 흔히 가지고 있는 도박에 대한 오해와 잘못된 신념을 바로잡아 주는 과정이다. 도박은 종류에 따라서는 기술이 필요한 경우도 있지만 일종의 확률일 뿐인데, 중독자는 자신의 능력이나 기술로 이 확률을 조절할 수 있다는 잘못된 믿음을 갖고 있는 경우가 많다. 돈을 잃으면 운이 나쁘다거나 재수가 없다고 생각하고 이길 경우 자신의 능력을 과대평가하는 경향이 있다. 또한 머릿속에는 과거의 승리만을 기억하고 있기 때문에 발걸음이 늘 도박장으로 향하는 것이다. 또한 이들은 미신적인 생각을 갖고 있고 좋은 꿈을 꾸었을 때 복권을 사는 행동과 같이 특정한 상황이나 행동, 생각이 승패에 영향을 미친다고 믿고 집착하는 경향이 있다. 도박자가 갖고 있는 잘못된 생각과 믿음을 체계적으로 교정하여 도박 갈망과 충동을 조절할 수 있게 하는 것이 인지행동치료의 핵심이며, 이와 더불어 도박 갈망과 충동을 부추기는 상황을 피할 수 있는 기술, 스트레스나 감정 관리, 가정 및 사회 적응 훈련 등을 통해 재발을 방지하는 작업 등이 포함된다.

알코올 중독과 마찬가지로 도박중독을 가진 사람은 대부분 치료 의지와 동기가 부족해서 자발적으로 병원을 찾지 않고 법적인 어려움과 경제적인 문제가 생겼을 때 반강제적으로 가족에 의해 병원에 오는 경우가 많다. 도박중독이 병이라는 인식을 심어 주고 치료 동기를 고취시키는 것은 쉽지 않지만, 이때 중요한 것은 치료자가 도박자의 도박 행위에 대해 비판적인 태도를 취하지 말아야 한다는 것이다. 도박중독자는 이미 가족이나 주변사람의 비판에 익숙해져 있고, 자기 문제를 부인하거나 은폐 또는 축소하면서 방어하는 경향이 강하다. 따라서 치료적 관계를 형성하려면 가치판단이나 비난하는 태도를 보여서는 안 된다.

치료의 궁극적인 목표는 도박중독자 스스로 내적 통제력을 회복하고, 도박충동을 조절하고, 더 나은 삶을 살게 하는 것이지만 이는 쉽지 않다. 따라서 초기에는 반드시 도박을 할 수 없는 상황이 되도록 환경을 조성하는 것이 필요하다. 환자의 동의를 얻어 지갑에 돈과 신용카드가 어느 정도 있는지 확인하고, 필요한 경우는 가족으로 하여금 환자가 은행 등에서 대출을 받거나 신용카드를 사용하지 못하도록 조치해야 한다. 가족이 도박자에게 돈을 대 주거나 빚을 해결해 주는 것을 못하게끔 가족교육을 통해 가르칠 필요가 있다.

알코올중독과 마찬가지로, 치료가 어느 정도 진행되어 일정 기간 도박을 끊게 되더라도 재발하는 경우가 많다. 치료자는 환자의 통제 능력을 인정하고 격려하되, 동시에 고위험 상황을 계속 피하도록 격려하고 언제든지 재발 위험성이 있다는 사실을 주지시켜야 하며, 완치라는 것은 없으며 회복 과정이 평생에 걸쳐 일어남을 강조하는 것이 좋다.

3. 기타 물질-관련장애

1) 카페인

카페인 중독 사례

직장인 A 씨(35)는 아침에 눈 뜨자마자 모닝커피를 마신다. 그리고 출근 후 한 잔, 회의하며 한 잔, 식사 후 한 잔, 오후 미팅 때 한 잔, 평일 하루 평균 5잔 이상 커피를 마신다. 평소보다 커피를 덜 마시는 주말이면 온종일 두통에 시달리거나, 피로가 한꺼번에 몰려온다. 이로 인해 평일에는 쌩쌩하다가 주말만 되면 컨디션이 크게 떨어지는 리듬이 반복됐다.

A 씨는 카페인 중독 상태다. 노원 을지대병원 가정의학과 권길영 교수는 "하루 카페인을 500mg 이상 섭취하면 카페인 중독증상과 때로는 금단증상이 나타날 수 있다"고 말했다. 한국인 카페인 일일섭취 기준량은 체중 1kg당 소아청소년은 2.5mg 이하, 임산부는 300mg 이하, 성인은 400mg 이하다.

(출처: 헬스조선, 이해나)

카페인 물질은 커피, 차, 카페인이 함유된 소다음료, '에너지' 음료, 일반 의약품 계열의 진통제와 감기약, 에너지 보강제, 체중감량 보조제, 초콜릿 등 다양하다. 카페인 중독의 임상적 특징은 최근 카페인을 사용하였고, 카페인 사용 동안 혹은 그 직후에 다음 증상 중에서 5가지 이상이 나타난다. 증상은 안절부절, 신경과민, 흥분, 불면, 안면홍조, 이뇨, 위장관장애, 근육연축, 사고와 언어의 두서없는 흐름, 빈맥 혹은 심부정맥, 지칠 줄 모르는 기간, 정신운동 초조 등으로 나타난다. 내성이 생기면 고용량의 카페인을 섭취해도 중독이 나타나지 않는다. 징후와 증상은 사회적 혹은 직업적 또는 다른 주요 기능 영역에서 임상적으로 뚜렷한 고통이나 손상이 나타나는 것이다.

고용량의 카페인 섭취 시 경미한 감각 장애가 발생할 수 있다. 카페인의 반감기는 4~6시간이기 때문에 대부분의 중독 증상은 카페인 섭취 첫날에 없어진다. 하지만 매우 고용량의 카페인을 섭취하면 치명적일 수 있다. 나이가 들면 강한 카페인 반응이 늘어나고, 수면이나 감각과 각성에 따른 불편감이 늘어난다. 젊은 사람의 경우 고용량 카페인 제품이나 에너지 음료를 복용한 뒤 카페인 중독 증상이 관찰된다.

카페인 금단은 갑작스럽게 카페인을 끊거나 줄일 경우 두통, 피로, 졸림, 불쾌하고 우울한 기분, 과민성, 집중력 저하, 독감과 비슷한 증상으로 나타난다. 금단증상은 마지막 카페인 섭취 후 12~24시간이 지나서 발생하고, 그로부터 1~2일 후에 절정에 달한다. 이러한 금단증상은 일주일 이상 지속되기도 하고, 두통은 더 오래 갈 수 있다.

2) 칸나비스

칸나비스(cannabis)는 식물 대마로부터 추출된 물질로서 한국어 용어로는 대마계 제제라고 한다. 대마의 잎과 줄기를 건조시켜 담배로 만든 것이 대마초, 즉 마리화나이다. 하시시는 대마 잎의 하단부와 상단부에서 스며 나온 진액을 건조한 것으로서 마리화나보다 훨씬 강력한 효과를 나타낸다. 대마계 제제 관련장애는 이러한 대마계 물질이나 이와 화학적으로 유사한 합성물질에 대한 의존과 중독 현상을 말한다.

칸나비스 중독은 대마계 제제의 사용으로 인하여 심각한 부적응적 행동 변화나 심리적 변화(운동조정장애, 앙양된 기분, 불안, 시간이 느리게 지나가는 느낌, 판단력 장애, 사회적 위축)가 나타나는 경우를 말하며 흔히 결막 충혈, 식욕 증가, 빈맥 등의 증상이 수반된다. 대마계 중독은 전형적으로 '기분고조상태'의 느낌으로 시작되고 부적절한 웃음, 자신만만한 태도와 더불어 고양된 기분이 뒤따르고 몸떨림, 수면발작, 단기기억 장애, 고등 정신기능 장애, 판단력 장애, 왜곡된 감각적 지각, 운동수행의 손상, 시간이 느리게 가는 느낌 등을 경험한다. 때로는 심각한 수준의 불안, 우울 또는 사회적 위축이 나타나기도 한다. 대마계 제제를 흡연하는 경우 중독은 몇 분 이내에 나타나지만, 경구 복용을 하는 경우는 몇 시간이 지나야 나타나기도 한다. 그 효과는 보통 3~4시간 지속된다.

3) 환각제

환각제 관련장애를 유발하는 대표적인 환각제로서 펜시클리딘 혹은 펜시클리딘 유사물질은 1950년 해리성 마취약으로 개발되었고, 1960년대에 길거리 마약이 되었다.

낮은 용량을 사용하면 몸과 마음으로부터 분리되는 해리 느낌을 일으키고, 높은 용량은 혼미, 혼수를 일으킨다. 주로 흡연을 하거나 경구로 복용하지만 코로 흡입하거나 정맥주사로 맞기도 한다. 취약한 사람의 경우 환각 효과가 나타나기도 하고, 조현병과 비슷한 지속성 정신병적 삽화를 일으킬 수 있다.

펜시클리딘 외에도 LSD, 메스칼린, 실로시빈, 암페타민류, 항콜린성 물질 등이 있다. 환각제 사용장애는 환각제 사용으로 인한 내성과 금단현상으로 인해 반복적으로 환각제를 사용하는 경우를 말한다. 환각제는 다행감과 환각효과에 대해서 내성이 빨리 발전하는 반면에 동공산대, 과잉반사, 혈압 상승과 같은 자율신경효과에 대해서는 내성이 생기지 않는다. 대부분의 환각제는 반감기가 길고 작용시간이 광범위하기 때문에 환각제 의존이 있는 사람들은 약의 효과를 얻고 회복하는 데 며칠 동안의 시간을 보내야 한다. 환각제의 중독 상태에서는 기억력 장애나 공황장애로 나타나는 '지옥여행' 경험을 하게 되며 이러한 유해성을 잘 알면서도 계속 환각제를 사용하게 된다. 일부 환각제는 사용한 다음 날 불면증, 피곤함, 졸림, 균형 상실, 두통 등의 후유증을 초래한다. 또한 환각제 중독 상태에서 판단력이 상실되어 자신이 날 수 있다는 믿음을 갖고 창문 밖으로 뛰어내리는 위험한 행동을 하기도 한다.

4) 흡입제

흡입제는 환각을 유발할 수 있는 휘발성 물질을 의미하며, 본드, 부탄가스, 가솔린, 페인트, 니스 제거제 등이 포함된다. 흡입되는 대부분의 화학물은 정신활성 효과가 있는 여러 물질을 섞은 것이기 때문에 장애가 정확하게 어떤 물질로 인한 것인지 구분하기 어려운 경우가 많다. 청소년은 접착제, 구두약, 톨루엔, 휘발유, 라이터가스, 스프레이 페인트를 주로 사용한다.

흡입제에 중독되면 현기증, 안구진탕, 운동실조, 불분명한 언어, 불안정한 보행, 졸음, 반사 감소, 정신운동 지연, 떨림, 근육 약화, 흐린 시야, 혼미나 혼수, 다행감 등의 증상이 생긴다.

5) 아편류

아편은 양귀비라는 식물에서 채취되는 진통효과를 지닌 물질로서 의존과 중독 현상을 나타내는 대표적인 마약이다. 이러한 아편과 유사한 화학적 성분이나 효과를 나타내는 물질들을 아편류라고 하는데, 천연 아편류, 반합성 아편류, 모르핀과 유사 작용을 하는 합성 아편류를 포함한다. 아편류 사용장애에는 아편류 의존과 남용이 포함된다. 아편류는 매우 강한 의존성을 초래할 수 있어서 아편류 의존이 있는 사람들은 매우 강한 내성을 지니며 아편류 사용을 중단할 경우 매우 심한 금단증상을 경험한다. 아편류에 의존된 사람들의 일상생활은 아편물질을 얻고 투약하는 일로 이루어지는 경우가 대부분이다. 아편류 의존을 나타내는 사람들은 아편물질을 보통 불법적으로 비밀거래선을 통해 구하거나 자신의 신체적 문제를 조작하거나 과장하여 의사로부터 구입하기도 한다. 건강관리 직종에 종사하는 사람들에게 아편류 의존이 나타나는 경우가 있는데, 스스로 아편류 처방전을 발행하거나 다른 환자에게 처방된 아편류를 빼돌리거나 제약공급자들로부터 약물을 구하기도 한다.

아편류 중독은 아편류 사용 도중 또는 직후에 발생되는 심각한 부적응적 행동 변화나 심리적 변화가 나타나는 경우를 말한다. 아편류 사용 도중 또는 직후에 나타나는 동공축소와 함께 졸림 또는 혼수, 불분명한 발음, 집중력 장애와 기억력 장애 중 한 가지 이상의 증상이 나타나면 아편류 중독으로 진단될 수 있다.

아편류 금단은 지속적으로 사용하던 아편류의 중단 후에 특징적인 금단증후군이 나타나는 경우를 말한다. 아편류 중단 이후 몇 분에서 며칠 이내에 불쾌한 기분, 오심 또는 구토, 근육통, 눈물을 흘리거나 콧물을 흘림, 동공산대, 입모 또는 발한, 설사, 하품, 발열, 불면증과 같은 증상들이 발현된다. 헤로인과 같은 단기반응성 약물에 의존된 사람들은 6~12시간 이내에 금단증상이 발생하고 보통 1~4일에 절정을 이루며 5~7일에 걸쳐 점차적으로 완화된다.

프로이트는 아편 의존을 성적 만족의 추구과정으로 보았다. 부적절한 심리 성적 발달로 인하여 자아 및 초자아 기능이 미성숙하여 충족되지 못한 성적 욕구와 관련된 불안이나 우울 등의 부정적 감정에 대처하지 못하고 부적응적 대처양식으로 아편에 의존하게 된다는 것이다.

6) 진정제, 수면제, 또는 항불안제 관련장애

진정제, 수면제 또는 항불안제 관련장애를 유발하는 물질에는 벤조디아제핀, 벤조디아제핀 유사약물, 카바메이트, 바비튜레이트 그리고 바비튜레이트 유사 수면제가 있다. 이 물질들은 처방 가능한 수면제와 거의 모든 항불안제를 포함한다.

알코올과 마찬가지로 이 약물들은 뇌 억제제로서 고용량을 사용할 경우 치명적일 수 있다. 중독이 되면 심각한 부적응적 행동 및 심리 변화가 발생한다. 불분명한 언어, 운동실조, 불안전한 보행, 안구진탕, 인지 기능 손상, 혼미, 혼수 등이 나타난다.

또한 알코올성 일시적 기억상실과 유사한 선행성 기억상실이 나타난다.

금단증상으로는 자율신경계 항진, 손떨림, 불면 오심 또는 구토, 일시적인 시각적 혹은 촉각적 혹은 청각적 환각 또는 착각, 정신운동 초조, 불안, 대발작이 있다.

7) 담배 관련장애

타바코는 중독성 물질인 니코틴을 함유하는 여러 종류의 담배를 포함하고 있다. 담배는 미국 인디언이 처음 사용하였으며, 콜럼버스가 신세계로부터 담배를 유럽으로 가져간 이후 유럽을 비롯하여 전 세계로 급속히 확산되었다. 20세기 중반부터 흡연이 폐질환을 유발할 수 있다는 것이 알려지면서 주요한 건강문제로 부각되었으며, 오늘날에는 흡연의 직접 또는 간접적인 영향으로 사망하는 사람이 세계적으로 연간 250만 명에 이르고 이에 따르는 경제적인 손실이 엄청난 것으로 보고되고 있다. 흡연은 흡연 당사자는 물론 주위에 있는 사람에게까지 건강상의 손상을 끼칠 수 있는 것으로 다른 물질사용보다 더 문제가 된다.

담배 관련장애는 담배의 사용으로 인해 발생되는 다양한 심리적 장애를 말하며 크게 담배 사용장애와 담배 금단을 분류된다. 담배 사용장애는 과도한 담배 사용으로 인해 발생하는 부적응적 문제를 말한다. 담배 사용장애는 장기간의 니코틴 섭취로 인해 니코틴에 대한 내성과 금단현상을 비롯한 여러 가지 문제가 발생하여 일상생활에 부적응을 나타내는 경우를 말한다. 담배를 처음 피우면 기침, 구토, 어지러움 등을 유발하지만 담배에 내성이 생기면 이러한 증상이 사라지고 적당한 각성효과를 얻기 위해서는 더 많은 담배를 피워야 한다. 아울러 오랫동안 피워 오던 담배를 끊으면 불쾌감, 우울감, 불면, 과민성, 불안, 집중력 저하 등의 금단증상이 나타난다. 건강,

청결, 타인에 대한 배려 등의 이유로 금연을 하려고 노력하지만 실패하게 된다. 담배는 합법적으로 판매되고 있기 때문에 담배를 구하기 위해 많은 시간을 허비하지는 않지만, 특히 줄담배를 피우는 사람은 적지 않은 시간을 흡연으로 허비한다. 담배로 인해 현저한 사회적 부적응을 나타내는 경우는 드물지만 최근에는 관공서, 병원, 학교, 회사를 비롯하여 사회의 많은 곳에서 금연을 의무화하고 있기 때문에 담배를 피우는 사람들은 이러한 곳에서 활동하는 데에 어려움을 겪게 된다. 장기간의 흡연은 여러 가지 신체적 질병이 발생할 위험성을 증대시키며, 특히 신체적 질병으로 인해 담배를 끊어야 함에도 불구하고 계속 담배를 피우는 사람의 경우 심각한 건강문제가 발생할 수 있다.

CHAPTER 14

자살과 치유

오늘날 사회적 문제 중에서 가장 심각한 것 중 하나는 자살이라고 할 수 있다. 자살은 인간으로서 가장 무책임한 행동이며, 자살로 인해서 가족 및 주변 사람들에게 정신적인 커다란 고통을 안겨 주고 있다. 정부차원에서도 자살예방을 위한 다각적인 노력을 기울이고 엄청난 예산을 쏟아 붓고 있지만 여전히 자살률은 감소되지 않는 현실은 매우 안타까운 일이라고 할 수 있다. 이러한 자살은 대부분 정신적인 부분과 연결되어 있기 때문에 평소 건강한 정신을 유지하는 것이 얼마나 중요한가를 새삼 느낄 수 있다. 자살은 더 크게는 사회적 환경에서 발생하기 때문에 문화권 혹은 국가마다 자살률을 비교하는 것은 의미가 있다. 우리나라, 일본, 러시아, 헝가리, 독일, 오스트리아, 핀란드, 덴마크, 중국은 자살률이 매우 높다고 알려져 있다. 종교적 차이도 자살률의 차이를 가져오는데, 대부분의 국민이 가톨릭이거나 유대인 또는 회교도인 국가의 자살률이 낮다. 그러나 예외적으로 국민 대다수가 로마 가톨릭교도인 오스트리아는 세계에서 자살률이 매우 높은 국가 중 하나다.

우리나라의 자살률은 1990년대 초까지는 인구 10만 명당 10명 이하였으나 2010년에는 33.5명이 증가하였고, 이어서 2020년에는 조금 줄어들어 24.6명이지만 여전히 우리나라가 OECD 국가 중 1위를 차지하고 있어 자살공화국이라는 오명에서 벗어나지 못하고 있다. 자살은 여러 가지 심리장애 중 우울증과 관련이 높아 우울증 환자 3명 중 2명꼴로 자살을 생각하며, 상당수의 우울증 환자가 결국 자살을 시도한다(한국생명존중재단, 2019).

수백 명의 목숨을 지킨 노래 한 곡

미국 래퍼 로직(Logic)의 대표곡 '1-800-273-8255'이 수백 명의 목숨을 살렸다는 연구 결과가 나왔다. 14일 『워싱턴 포스트』는 최근 「영국의학저널」이 발표한 연구 결과를 인용하며, '1-800-273-8255'가 자살률을 낮추는 데 영향을 미쳤다고 보도했다.

지난 2017년 발매된 로직의 정규 3집 'Everybody'에 수록된 '1-800-273-8255'은 자살을 생각하는 이들의 심정을 생각하며 만든 곡으로, 제목은 '미국 자살예방센터'의 전화번호를 따서 지은 이름이다. 해당 곡은 발매 이후 10억 회 이상 스트리밍되며 지금까지 로직의 가장 인기 있는 곡 중 하나로 알려져 있다.

이번 연구 저자들은 2017년 4월부터 2018년 4월까지 '1-800-273-8255'과 관련된 트위터 활동을 측정했고, 그 결과 해당 곡이 가장 많은 관심을 받았던 34일 동안 미국의 전국 자살예방 라이프라인의 통화량은 6.9% 증가한 것으로 조사됐다. 또한 연구진은 해당 기간 동안 자살률은 5.5% 감소하여 약 2백 45명으로 추정되는 인원이 목숨을 지켰다는 것을 발견했다.

로직은 최근 'CNN'과의 인터뷰에서 "내 음악이 사람들의 삶에 영향을 미친다는 것을 알게 됐고, 그 계기로 이 노래를 만들게 됐다"라고 설명했다. 또한 그는 "우리는 사람들을 돕기 위해 따뜻한 마음으로 이 노래를 만들었다"라며 "그리고 실제로 그랬다는 사실이 내 마음을 감동시킨다"라고 전했다.

(출처: Hypebeast)

1. 자살의 원인

자살의 원인에 대해서 사회학자 에밀 뒤르켐(Durkheim, 1951)은 다음의 4가지로 자살을 분류하였다. 첫째, 공식화된 자살은 고대 일본의 관습인 하라키리와 같이 자신이나 가족에게 불명예를 가져온 사람을 칼로 자결하게 만드는 것이다. 뒤르켐은 이것을 이타적인 자살이라고 불렀다. 이타적인 자살은 개인이 사회나 집단에 과도하게 통합되어 결속력이 너무 강하고 개인적인 가치보다 사회나 집단의 가치를 더 중요하게 여기는 문화권에서 많이 발생한다. 둘째, 이기적인 자살은 사회적 통합 정도가 낮고 개인이 속한 집단에 대한 결속이 약하거나 깨져서 고립될 때 나타난다. 예컨대, 노인이 가족이나 친척과 접촉이 끊어진 후 스스로 목숨을 끊는 것과 같은 자살을 말한다. 셋째, 아노미적 자살은 사회적 규제가 부족하고 사회의 급격한 변화와 불안정으로 인해 혼란과 무규범 상태로 빠져드는 상황, 즉 아노미적 상황에서 발생하는 자살을 말한다. 아노미적 자살은 우리나라에서 1990년대 후반 IMF 같은 사태를 겪으며 높은 사회적 혹은 경제적 지위에 있던 사람이 하루아침에 사업체나 직장을 잃고 나서 혼란감을 느끼며 무너지는 예에서 찾아볼 수 있다. 넷째, 숙명론적 자살은 개인이 사회로부터 과도하게 규제나 통제를 받을 때 자신의 운명에 대한 통제력을 상실함으로써 발생한다. 개인에 대한 억압이나 통제는 운명 혹은 사회 앞에서 무력감을 느끼게 만들기 때문이다.

자살의 위험 요인을 개념화한 심리학자인 슈나이드먼(Shneidman)은 '심리부검'이라는 용어를 처음 사용하였다. 심리부검은 죽은 사람이 죽기 전에 무슨 생각을 했는지 사망 전에 알고 지내던 사람들과 인터뷰하여 그의 삶의 방식을 재구성하는 방식을 통해 자살한 사람의 특성을 파악하는 것을 말한다. 이런 심리적 부검을 통해 밝혀진 자살 위험 요인은 여러 가지가 있다. 우선, 가족력이 중요하다. 만약 가족 중 누군가 자살을 했다면 나머지 가족도 자살을 할 가능성이 높다(Nock et al., 2011). 한 연구에서도 우울한 사람들 중에서 자살 사고가 높은 사람의 경우 가족 중에 자살한 사람이 있는 경우가 많았다. 이들이 자살을 더 많이 하는 것은 이전에 자살한 가족과 같은 익숙한 문제해결 방식을 단순히 채택하는 것일 수도 있고 충동성과 같은 성격 요인이 유전되어서 그럴 수도 있다.

심리장애 역시 자살행동을 예측해 준다. 자살을 시도한 사람들의 약 80%는 우울장애, 물질장애, 충동통제장애 등과 같은 심리장애를 경험한다(Nock et al., 2010). 이 중 가장 관련이 높은 것이 우울증이다. 그러나 기분장애를 가진 모든 사람이 자살 시도를 하는 것은 아니고, 자살 시도를 하는 사람들의 전부가 기분장애를 가지고 있는 것도 아니다. 우울장애와 자살의 관계를 살펴보면 우울증의 한 요소인 절망감이 자살을 가장 잘 설명해 주는 것으로 밝혀졌다. 우울증 진단을 받지 않아도 절망감을 가진 사람은 자살 가능성이 높다.

자살에 관한 대인 이론에 따르면 타인에게 자신이 짐이 된다고 지각하는 것과 소속감의 약화가 절망에 따른 자살을 강력하게 예측해 준다. 특히 노인의 경우 알츠하이머 신경인지장애나 파킨슨 병 같은 진단을 받은 후 가족에게 짐이 되고 싶지 않아 자살을 하기도 한다.

스트레스 생활사건 역시 자살의 주요 원인이다. 자살을 유발하는 즉각적인 스트레스 사건에는 사랑하는 사람의 사망, 이혼이나 별거 등의 상실 경험, 실직, 자연재해 등이 있다. 큰 생활 사건도 자살에 취약하게 만드는 스트레스이지만, 작은 스트레스가 누적될 경우에도 장기간의 스트레스에 대한 반응으로 자살 시도가 많이 발생한다.

사회적 고립 역시 자살을 불러일으키는데, 사회적 지지가 없는 사람은 자살 사고와 행동에 취약하다. 인간은 사회적 동물이라 사람들과 어울리면서 소속감을 느끼며 살아가야 하는데, 혼자 사는 사람, 다른 사람과 지속적인 갈등을 겪고 있는 사람은 소외감으로 인해 자살할 가능성이 높다.

2. 자살의 예방과 개입

자살을 예방하기 위해서는 자살을 시도할 가능성이 있는 사람을 찾아내어 살아갈 희망을 가질 수 있도록 도움을 주어야 한다. 자살을 하려는 사람은 죽음만이 자기의 문제나 고통을 해결할 수 있다고 생각하는 경향이 있다. 그러므로 지금 죽는 것보다는 살아가는 것이 더 좋다는 것을 깨달을 수 있도록 상담을 하거나 환경의 변화와 같은 여러 개입이 필요하다.

자살에 대한 동기가 있을 때 그것을 말로 표현하게 하고 환자의 어려움과 고통을 공감하며 지지해 주면서 세상을 살아갈 수 있는 희망을 가지게 하면 자살을 시도할 가능성이 줄어든다. 자살을 생각하는 사람이 삶과 죽음의 양가 감정 중에 삶을 선택할 수 있도록 해야 하는데, 사는 것이 더 좋다는 것을 느끼게 하고, 살아야 할 의미를 찾게 해 주고, 희망을 가지게 해야 한다. 자살의 위험성이 높을 경우에는 입원을 하도록 하고 24시간 내내 주의 깊게 행동을 관찰해야 한다.

자살 예방을 위해서는 자살을 초래할 수 있는 위험한 환경이 있는지 알아보고 환경을 잘 정리하여 위험성을 줄여야 한다. 자살을 시도하는 우울한 사람은 대인관계 기술이 부족한데, 자살 위험성을 가진 사람에게 대인관계를 잘할 수 있도록 필요한 사회기술을 가르치는 것도 자살 예방에 도움이 된다. 취약한 계층이나 소외받는 사람을 찾아서 사회적 지지체계를 잘 활용할 수 있도록 하여 자살의 가능성이 줄어들 수 있도록 해야 한다.

자살의 예방 프로그램으로는 크게 3가지 방향이 있다. 첫째, 기존에 갖고 있는 정신장애를 치료하는 것이다. 우울증이 심한 경우 약물을 먹게 하거나, 조울증의 경우 리튬 같은 것을 사용해서 기분을 가라앉히는 것이 도움이 된다. 인지행동치료도 자살 시도를 한 사람에게 매우 효과적이며, 1년 반 이후 추적하였을 때 자살 시도율이 50% 감소하였다(Brown et al,. 2005).

둘째, 위기 개입으로, 자살 시도를 한 사람에게 현재의 심리적 위기로 인해 상황을 객관적으로 바라보고 있지 않다는 것을 강조하며 문제를 다루는 더 좋은 방법이 있음을 보게 한다. 위기 개입의 예로 미국에서는 자살 핫라인이 가동되고 있고, 우리나라에서도 서울시 자살 예방센터 홈페이지와 24시간 운영되는 블루터치 핫라인이 개설되어 있다.

셋째, 고위험 집단에 대해 자살 예방 프로그램을 실시하는 것이다. 사회경제적 취약 계층, 왕따 청소년, 노인 등이 목표 집단이 될 수 있다. 특히 노인인구가 늘어나면서 우리나라에서도 경제적 혹은 정서적으로 취약한 노인의 자살이 해마다 증가하고 있는 실정이다. 자살을 예방하기 위한 게이트키퍼 프로그램도 도움이 된다. 게이트키퍼가 하는 일은 자살 위험 대상자를 조기에 발견해서 전문 상담 기관에서 상담 및 치료를 받을 수 있도록 연계해 주고, 위기 상황에서 자살 고위험군의 자살 시도를 방지하기 위해 관리하고 지원하는 프로그램이다. 게이트키퍼는 주로 자살 위험이 있는 사람과 접촉할 확률이 높은 사람을 말한다. 게이트키퍼가 필요한 이유는 자살 고위험군에 속한 사람은 스스로 도움을 요청하지 않기 때문이다.

자살 위험군에게 생명을 살릴 수 있는 개입을 하려면 자살을 불러일으키는 생각과 감정을 누군가와 솔직하게 이야기하도록 해야 한다. 자살 예방에서 고려해야 할 사항은 연령이 증가하면서 자살 위험성이 증가하기 때문에 노년층 내담자와 작업할 때도 특별히 자살의 언어에 민감해야 한다는 것이다. 노인의 경우 자살 생각과 감정에 대해 잘 이야기하지 않고 계획 자살을 하는 경향이 있기 때문에 노인 자살 위험군과 상담할 때는 보다 직접적으로 개입해야 한다. 또한 자살을 구체적으로 언급하지 않더라도 극심한 정서적 고통을 경험하고 있는 사람이라면 이들이 자살을 최선의 방법으로 생각할 수 있다는 점을 감안해야 한다.

자살과 관련된 위기개입은 대상자가 안전한 환경에서 희망과 해결대안들을 인식하며, 지지적인 자원들을 활용할 수 있도록 하는 것이 목표이다. 자살과 관련한 위기개입의 상담에서는 다음과 같은 절차에 따라서 개입하는 것이 중요하다,

① 직접적 질문을 통해 자살에 대한 생각과 경험, 구체적인 자살계획과 방법을 자세히 물어야 한다. 이러한 주제로 질문하는 것을 주저하거나 미안해하는 것보다는 명확하고 담담하게 질문을 할 필요가 있다.
② 자살과 관련된 그간의 생각과 경험을 경청하면서 위험도를 평가한다. 상대방의 말을 경청하면서 자살의 위험도를 평가하기 위한 추가질문(자살의 의도, 방법, 준비, 시도계획 등)을 해 나가면 자살의 위험 정도를 평가할 수 있다. 위험도를 평가하는 방법으로 fact를 활용하면 유용하다. 이는 대상자의 감정상태를 살피고, 선행사건이나 행동특성을 파악한 다음, 최근의 변화들을 알아보고, 자살과

관련된 직접적인 표현과 위협들을 파악함으로써 자살의 위험 정도를 사정하는 것이다.

③ 위의 방법들을 사용하면서 도움을 제공할 수 있다는 의지를 적극적으로 표현함으로써 대상자가 편안하고 안전하다는 느낌을 받을 수 있도록 하는 것이 중요하다. 즉, 더 이상 혼자가 아니며 문제 해결에 도움을 주고 싶다는 것을 말로 표현하는 것이다.

④ 안전한 환경을 확보하기 위해 대상자 주변의 위험한 물건과 상황을 제거해야 한다. 약물이나 칼 등과 같은 소지품을 없애고 위험한 장소에 있다면 빨리 안전한 장소로 옮기는 것이 좋다. 만약 대상자가 이에 동의하지 않아 위험한 환경에 노출된다면 정신과적 입원을 통해 보호조치를 하는 것이 필요하다.

⑤ 클라이언트의 표현을 격려하여 자살을 통해 문제해결이 되지 않음을 알도록 한다. 표현을 격려하기 위해서는 대상자의 표현에 주의를 기울이기, 자살에 대해 일상적인 이야기처럼 개방적으로 이야기하기, 자살에 대해 비난이나 긍정을 하지 않기, 지나친 상투적 공감 표현을 하지 않기 등의 상담기술이 필요하다.

⑥ 예방적 차원에서의 안전망을 형성하도록 한다. 이를 위해, 자살의 위험과 관련한 정보를 좀 더 얻고 전문가의 자문과 가족의 도움을 구하도록 한다. 또한 삶과 죽음의 대차대조표를 작성하는 것도 유용하다. 대상자는 삶의 부정적 요인은 과대평가하고 긍정적 요인은 무시하는 경향이 있는데 대차대조표를 통해서 우선 살아서 얻는 이익을 열거하고 죽어서 초래되는 이득과 손해를 열거하도록 한다. 이 과정을 통해 대상자는 자신의 삶을 객관적으로 평가할 수 있게 된다.

⑦ 생존계획을 수립하도록 한다. 안정성을 확보하고, 전화연락처를 확보한다. 또한, 상황의 악화 시 위기대처법 등을 자세하게 마련하는 것이 중요하다.

CHAPTER 15

트라우마 및 외상후 스트레스 장애와 치유

1. 트라우마

1) 트라우마의 정의

우리의 삶은 크고 작은 생활사건의 연속으로 이루어진다. 그러한 사건에 대처하며 적응하는 과정이 우리의 인생이다. 특히 부정적인 사건을 겪게 되면 우리는 일시적으로 고통을 경험하지만 대부분의 사람은 곧 일상적인 생활로 되돌아간다. 그런데 어떤 사람에게는 특정 사건들은 너무 강력하고 충격적이어서 그들의 마음에 극심한 고통과 혼란을 유발할 뿐만 아니라 오랜 세월이 지난 후에도 고통스러운 심리적 상처를 남기기도 한다. 이처럼 외부로부터 주어진 충격적인 사건에 의해서 입은 심리적 상처가 바로 외상, 즉 트라우마(trauma)이다.

인간은 회복 능력이 굉장히 우수한 생물이다. 아득한 옛날부터, 인류는 무자비한 전쟁과 무수한 재앙을 겪고 삶에서 폭력과 배신을 경험한 후에도 매번 제자리로 돌아왔다. 그러나 정신적 외상 경험은 흔적을 남긴다. 그 흔적은 범위가 아주 방대할 수도 있고, 가족에게 밀접한 영향을 끼칠 수도 있으며, 어두운 비밀로 존속해 여러 세대를 거쳐 알게 모르게 전해지기도 한다. 그러한 경험들은 마음과 감정에도 흔적을 남기고, 즐거움과 친밀감을 느끼는 능력에도 영향을 주며, 심지어 생물학적인 특성과 면역 체계에도 자국을 남긴다.

트라우마는 그 일에 직접적으로 노출된 사람뿐만 아니라 주변 사람에게도 영향을 미친다. 전투를 마치고 돌아온 군인은 급격한 분노와 정서적 무감각으로 가족들을 깜짝 놀라게 만들 수 있다. 어릴 때 가족 안에서 폭력에 노출된 사람은 성인이 되어도 타인과 서로 신뢰하는 안정적인 관계를 잘 맺지 못하는 경우가 많다.

누구나 트라우마를 이겨 내고 싶어 하지만, 뇌에서 우리의 생존을 담당하는 부분은 사실을 부인하는 능력이 그리 뛰어나지 않다. 정신적 외상을 입은 경험은 아주 오랜 시간이 흐른 뒤에도 위험을 암시하는 실낱 같은 단서만 주어지면 다시 활성화되고, 뇌 회로를 뒤흔들며 방대한 양의 스트레스 호르몬을 분비시킨다. 이로 인한 불쾌한 감정은 신체 감각을 극도로 예민하게 만들고 충동적이고 공격적인 행동을 촉발시킨다. 이처럼 외상후 스트레스 장애 반응은 이해할 수 없고 이겨 낼 수도 없는 일로 여겨진다. 트라우마를 경험한 많은 생존자가 통제력을 잃은 기분을 느끼고, 자신을 구성하는 가장 중요한 부분이 망가져서 더 이상 구제받지 못할지도 모른다는 두려움을 느낀다.

2) 트라우마의 종류 및 요인

군인이 되어 전투를 벌이거나 시리아, 콩고 같은 나라의 난민 수용소를 눈으로 봐야만 트라우마를 경험하는 건 아니다. 트라우마는 자신과 친구, 가족, 이웃으로 인해 생길 수도 있다. 미국 질병 통제 센터의 조사에 따르면 미국인 5명 중 1명은 어린 시절 성추행을 당한 경험이 있고, 4명 중 1명은 부모에게 몸에 자국이 남을 정도로 맞은 적이 있으며, 커플 3쌍 중 1쌍은 상대의 신체 폭력에 시달리는 것으로 나타났다. 미국 전체 인구의 4분의 1은 알코올에 중독된 친인척의 손에서 크고, 8명 중 1명은 엄마가 맞거나 공격받는 모습을 직접 목격한다.

우선 일회적 외상(single-blow trauma)은 단 한 번의 경험으로 인해서 심각한 심리적 상처를 유발할 뿐만 아니라 오랫동안 상처를 지속시킬 수 있다. 이러한 일회적 외상의 가장 대표적인 유형은 지진, 해일, 산사태, 화산폭발과 같이 드물게 일어나는 자연재해(natural disaster)이다. 두 번째 유형은 기술적 재해(technological disaster)로서 댐이나 건물붕괴, 비행기 추락, 화학 물질 유출, 원자로 파괴 등과 같이 기술적인 오류가 관여한 재해로서 책임소재를 가리는 일이 중요해진다. 세 번째 유형은 폭력적 범죄(violent crime)로서 살인, 폭행, 강간, 강도, 유괴, 납치 등이 이에 해당한다. 마지막으로, 사랑하는 사람을 잃는 관계상실도 일회적 외상에 속한다. 가족이 갑작스럽게 사망하거나 사랑하는 사람이 폭력을 당해 처참한 모습으로 죽는 것을 목격하는 일은 슬픔, 공포, 분노와 같은 강렬한 감정반응을 야기하게 된다.

반복적 외상(repeated trauma)은 부모나 친인척으로부터 주기적으로 당한 학대의 경우처럼 반복적으로 주어진 충격으로 인한 심리적 상처를 뜻한다. 아동학대나 성폭행의 경우처럼 가까운 주변사람들에 의해서 상습적으로 가해진 신체적 혹은 정서적 성적학대가 이에 해당한다. 또는 전쟁터, 강제수용소에서 장기간에 걸쳐 다양한 무서운 사건을 경험하는 경우도 반복적 외상에 속한다.

또한 외상은 대인관계 관여도에 따라 인간 외적인 외상, 대인관계적 외상, 애착외상으로 구분된다(Allen, 2005). 대인관계 요소가 관련되는 정도에 따라서 외상의 성격과 결과가 크게 달라질 수 있다. 누가 어떤 의도로 어떤 피해를 주었느냐에 따라 피해자의 심리적 충격은 크게 달라질 수 있기 때문이다. 인간 외적인 외상(impersonal trauma)은 지진, 태풍, 산사태, 홍수, 화산폭발과 같이 인간이 개입되지 않은 자연재해를 의미하며 자연의 작용에 의해서 우발적으로 일어난다. 대인 관계적 외상(interpersonal trauma)은 타인의 고의적 행동에 의해 입은 상처와 피해를 뜻한다. 전쟁, 테러, 살인, 폭력, 강간, 고문 등은 이러한 인간 간 외상에 속한다. 부주의에 의한 화재나 음주운전자가 낸 자동차 사고는 인간과 무관한 외상과 인간 간 외상의 경계에 속하는 외상사건이라고 할 수 있다. 애착 외상(attachment trauma)은 부모나 양육자와 같이 정서적으로 매우 긴밀하고 의존도가 높은 관계에서 입은 심리적 상처를 의미한다. 애착외상은 크게 학대와 방임으로 구분 될 수 있으며 가정 내의 가까운 사람에 의해 이루어지는 신체적 학대, 가정폭력, 정서적 학대나 방임, 성폭행과 성적 학대 등이 해당된다. 특히 어린 시절에 입은 애착 외상은 다른 사람과의 신뢰 관계를 형성할 수 있는 능력을 훼손하여 지속적으로 영향을 미치게 된다.

2. 외상후 스트레스 장애(PTSD)

▦ 외상후 스트레스 장애 사례

작은 사업을 하고 있는 D 씨는 요즘 잠을 잘 이루지 못하고 있다. 7개월 전에 두 명의 친구와 함께 밤낚시를 하러 갔다가 교통사고를 당했는데, 그때 운전을 하던 친구 한 명이 죽었기 때문이다. D 씨도 갈비뼈가 부러지는 중상을 입었으나 지금은 정상적인 생활이 가능한 상태이다. 그러나 교통사고 이후로 D 씨는 심한 정신적 고통 속에서 헤어나지 못하고 있다. 우선 두려움 때문에 자동차 운전을 할 수가 없을 뿐 아니라 다른 사람이 운전하는 승용차도 타기가 힘들다. 평소에도 신경이 매우 예민하여 자동차 지나가는 소리나 경적소리에 깜짝깜짝 놀라며 교통사고 당시 피투성이였던 친구의 모습이 떠오르곤 한다. 요즘은 죽은 친구가 나타나는 꿈을 자주 꾸게 되어 제대로 잠을 이루지 못하고 있다. 사망한 친구가 낚시를 가자고 제안했고 운전도 직접 했기 때문에 D 씨가 친구의 죽음에 죄책감을 느낄 필요는 없었으나, 꿈속에 친구가 나타나면 매우 마음이 무겁고 우울하다. 그러나 함께 낚시를 갔던 다른 친구는 D 씨와 달리 심리적 안정을 찾고 사업을 잘해 나가고 있다.

(출처: 권석만, 2013)

1) 외상후 스트레스 장애의 특징 및 증상

외상후 스트레스 장애란 외상후 스트레스 장애(Posttraumatic stress disorder)의 영어표기에서 앞머리 글자만 따서 쓰는 말이다. 영어의 'trauma'를 외상으로 번역하기 때문에 신체적으로 외상을 입은 사람들에게 나타나는 병으로 오인하는 경우가 있다. 그러나 여기에서는 신체적 외상보다는 정신적 충격을 의미한다. 따라서 '외상후 스트레스 장애'가 아니라 '충격후 스트레스 장애'로 부르는 것이 옳다는 의견도 있다.

외상후 스트레스 장애란 충격적인 사건을 경험했거나 그 사건을 목격한 다음에 나타나는 불안장애이다. 여러 가지 트라우마 요인으로부터 기인되어 극심한 두려움, 무력감 또는 공포가 일어난다. 그리고 극심한 외상에 노출된 후 그 사건을 지속적으로 재경험하고 그 사건과 관련되는 자극을 지속적으로 회피하며 일반적으로 반응이 마비되고, 각성상태가 증가되는 지속적인 증상 등이 나타난다. 다음의 표는 외상후 스트레스 장애의 진단기준을 보여 준다.

외상후 스트레스 장애의 진단기준(DSM-5)

A. 실제적이거나 위협적인 죽음이나 심각한 상해 또는 성폭력에의 노출 경험이 다음 중 한 가지 이상에서 나타난다.
   1. 외상 사건을 직접 경험함
   2. 다른 사람에게 일어나는 외상 사건을 직접 목격함
   3. 외상 사건이 친한 가족이나 친한 친구에게 일어났다는 것을 알게 됨
   4. 외상 사건의 혐오스러운 세부 내용에 반복적으로 혹은 심하게 노출됨

B. 외상사건과 관련된 침습적 증상이 한 가지 이상 존재한다.
   1. 외상 사건이 반복적 혹은 불수의적 혹은 침습적으로 떠오르는 고통스러운 기억들
   2. 꿈의 내용과 외상 사건과 관련되어 반복적으로 나타나는 고통스러운 꿈
   3. 외상성 사건이 재생되고 있는 것처럼 느끼고 행동하게 하는 해리반응(플래시백)을 보임
   4. 외상 사건과 유사하거나 외상 사건을 상징하는 내적 혹은 외적 단서에 노출되면 뚜렷한 생리적 반응을 보임

C. 외상과 관련된 자극을 회피한다(다음 중 한 가지 이상).
   1. 외상 사건과 관련되는 고통스러운 생각, 감정, 대화를 회피함

2. 외상 사건과 관련되는 고통스러운 기억, 생각, 감정을 불러일으키는 외부 단서를 회피하거나 회피하려는 노력을 함

D. 외상 사건과 관련된 인지 및 기분의 부정적인 변화가 있다(다음 중 2가지 이상)
1. 외상 사건의 중요한 부분을 회상할 수 없음
2. 자기, 타인, 세상에 대한 지속적이고 과장된 부정적인 신념이나 기대를 지님
3. 외상 사건의 원인이나 결과에 대해 지속적으로 왜곡된 인지를 가짐
4. 지속적인 부정적인 정서 상태
5. 주요한 활동에 대해 관심이 줄고 참여하는 것이 현저하게 줄어듦
6. 다른 사람으로부터 동떨어진 느낌과 소원한 느낌
7. 긍정 정서를 경험하지 못함

E. 외상 사건과 관련된 각성, 활동 수준이 현격하게 변화된다(다음 중 2가지 이상).
1. 자극이 거의 없거나 아예 없는데도 사람 또는 사물에 대해 언어적 혹은 신체적 공격성을 보이는 과민한 행동과 분노 폭발
2. 무모하고 자기 파괴적인 행동
3. 과잉 각성
4. 과도한 놀람 반응
5. 집중의 어려움
6. 수면 장해

F. 장애의 지속 기간이 1개월 이상이어야 한다.

G. 장애가 사회적 혹은 직업적 또는 다른 중요한 기능 영역에서 임상적으로 유의한 고통과 손상을 초래한다.

※ 다음의 경우 명시할 것
- 해리 증상 동반: 증상이 외상후 스트레스 장애 기준에 해당되고, 또한 스트레스에 반응하며 다음에 해당하는 증상을 지속적 혹은 반복적으로 경험한다.
  1. 이인증
  2. 비현실감

2) 외상후 스트레스 장애의 원인

외상후 스트레스 장애는 외상 사건이라는 분명한 촉발요인이 존재하기 때문에 연구의 초점이 이러한 장애에 취약한 사람들의 특성을 밝히는 데에 모아지고 있다. 동일한 외상 사건을 경험했더라도 어떤 사람들은 잘 이겨 내고 적응하는 반면, 어떤 사람들은 외상후 스트레스 장애를 나타내기 때문이다. 데이비드슨과 포아(Davidson & Foa, 1991)는 외상후 스트레스 장애를 유발할 수 있는 위험요인을 외상 사건의 전, 중, 후의 세 요인으로 나누어 제시하고 있다.

외상 전 요인(pretraumatic factor)으로는 정신장애에 대한 가족력과 아동기의 다른 외상 경험, 의존성이나 정서적 불안정성과 같은 성격 특성, 자신의 운명이 외부요인에 의해 결정된다는 통제소재의 외부성 등이 있다. 외상 중 요인(peritraumatic factors)은 외상 경험자체의 특성을 의미한다. 외상 사건의 강도가 심하고 외상 사건에 자주 노출되었을수록 외상후 스트레스 장애가 나타날 가능성이 높다. 또한 외상 사건이 타인의 악의에 의한 것일 때, 그리고 외상 사건이 가까운 사람에게 일어났을 때, 외상후 스트레스 장애의 증상은 더 심하고 오래 지속된다. 외상 후 요인(posttraumatic factors)으로는 사회적 지지체계나 친밀한 관계의 부족, 추가적인 생활 스트레스, 결혼과 직장생활의 불안정, 심한 음주와 도박 등이 있다. 이러한 외상후 요인들은 외상 경험자의 심리적 적응을 저해함으로써 외상후 스트레스 장애를 유발하거나 악화시키게 된다.

최근에는 외상후 스트레스 장애를 유발하고 지속하게 만드는 심리적 과정을 이해하기 위한 많은 연구가 진행되고 있다. 호로비츠(Horowitz, 1976, 1986)는 외상 정보가 어떤 과정을 통해 인지적으로 처리되어 기존의 사고체계에 통합되는지를 설명하는 스트레스 반응 이론(stress response theory)을 제시했다. 그에 따르면, 외상사건을 경험한 사람은 일반적으로 5단계의 과정을 나타낸다. 그 첫째는 절규(outcry)의 단계로서 외상 피해자는 심한 충격 속에서 극심한 고통과 스트레스를 느낀다. 이러한 고통 속에서 외상 피해자는 자신에게 일어난 외상 사건을 기존의 기억체계에 통합하려고 시도한다. 그러나 외상 사건은 피해자에게 엄청나게 많은 양의 내적, 외적 정보를 던져 줄 뿐만 아니라 이러한 정보의 대부분은 일상적인 경험과 너무 동떨어진 것이기 때문에 개인의 인지체계에 의해 잘 수용되지 않는다. 피해자는 정보 과부하에 시달릴 뿐만 아니라 수용할 수 없는 외상 경험으로 인해 심한 고통과 불안을 겪게 되면서 방어기제를 통해서 자신의 외상 경험을 부인하거나 억압하게 된다. 이러한 과정이 두 번째 회피의 단계로서 외상 경험을 떠올리는 모든 자극을 회피하려 할 뿐만 아니라 외상 사건을 잘 기억하지 못한다. 그러나 새로운 사건의 경험을 기존의 사고체계에 통합하려는 인지적 경향성으로 인해서 외상기억이 수시로 의식에 침투하게 된다. 플래시백이나 악몽과 같은 침투 증상은 인지적으로 처리되지 못한 외상 경험이 원래의 형태로 활성화된 채 의식에 침투하는 것이다. 이처럼 외상 정보가 기존의 인지체계에 통합되지 못한 채 회피 증상과 침투 증상이 함께 나타나는 고통스러운 과정이 동요의 단계이다. 이러한 장애를 극복하기 위해 개인적인 노력을 기울이거나 심리치료를 받게 되면, 외상 정보가 조금씩 인지적으로 처리되면서 기존 신념체계와의 통합으로 진행되는 전이의 단계가 나타난다. 마지막으로 통합의 단계에서는 외상 경험의 의미가 충분히 탐색되어 기존의 신념체계에 통합된다. 그 결과로서 비교적 담담하게 외상 경험을 회상할 수 있을 뿐만 아니라 기존의 신념체계가 더욱 확대되고 정교화됨으로써 자신과 세상을 바라보는 확장된 안목을 갖게 된다.

3. 치료

외상후 스트레스 장애의 치료에는 다양한 방법이 적용되고 있다. 외상후 스트레스 장애에 대한 정신역동적 치료에서는 방어기제에 초점을 맞추어 카타르시스를 통해 외상 사건을 재구성하여 외상 경험으로부터 발생하는 심리 내적 갈등을 해소시켜 주는 것을 목적으로 한다. 환자와의 지지적인 관계를 통해 외상 사건을 생생하게 이야기하고 정화시켜야 한다. 이 과정에서 외상 경험이 개인의 성격 구조에 어떤 변화를 일으켰는지 탐색하고, 해결되지 못한 무의식적 갈등을 풀어 버리고 좀 더 건강한 자아의 기능을 회복하며 혼란스러운 자아 정체감으로부터 벗어나도록 도와주는 것이다. 약물치료에서는 환자의 증상에 따라 약이 처방되긴 하지만 약물만으로는 절대 트라우마를 치료할 수 없다.

1) 지속적 노출법

지속적 노출법(Prolonged exposure)은 특히 강간 피해자의 치료를 위해서 포아와 릭스(Foa & Riggs, 1993)가 제시한 방법이다. 이 치료의 원리는 외상 사건을 단계적으로 떠올리게 하여 불안한 기억에 반복적으로 노출시킴으로써 궁극적으로 외상 사건을 큰 불안 없이 직면할 수 있도록 유도하는 것이다. 외상 경험의 반복적 노출을 통해서 외상과 관련된 공포가 둔감화되고 그에 따라 외상 기억을 회피하려는 시도가 감소하게 된다. 뿐만 아니라 안전한 이완 상태에서 외상 자극에 반복적으로 노출하는 것은 공포 기억구조를 활성화시키되 그와 불일치하는 정보를 제공함으로써 공포기억구조가 수정되고 기존의 인지체계와 통합되는 것을 촉진하게 된다. 지속적 노출법의 첫 단계에서는 외상에 대한 일반적인 반응에 관한 교육을 실시한 후에 긴장이완이나 호흡 훈련을 통해 안정화된 심리상태를 유도한다. 이러한 상태에서 외상 경험과 관련된 자극이나 상황에 점진적으로 노출시킨다. 이상 사건에 대한 노출은 실제적 노출과 더불어 심상에 의한 상상적 노출을 통해서 이루어질 수 있다. 이러한 노출 상황에 상당 기간 머물게 함으로써 공포를 느꼈던 외상 기억에 대한 둔감화가 일어날 뿐만 아니라 이러한 기억이 외상 사건 자체와 동일하지 않음을 인식하게 되어 불안 없이 수용할 수 있게 된다.

2) 인지처리치료

인지처리치료 역시 외상후 스트레스 장애에 효과적인 치료법으로 알려져 있다. 레식과 슈니드케(Resick & Schnidke, 1993)가 제시한 인지처리치료는 인지행동치료의 한 형태로서 외상 사건의 원인과 결과에 대한 잘못된 생각이 강한 부정 정서를 유발하고 외상기억에 대한 인지적 처리를 방해함으로써 외상으로부터의 자연스러운 회복을 저해한다는 가정에 근거하고 있다. 인지처리치료에서는 외상 사건을 좀 더 상세하고 정교하게 재평가하여 외상 사건에 부여한 부정적 의미를 수정하고 외상 기억에 대한 회피를 줄임으로써 외상으로부터의 회복 과정을 촉진한다. 인지처리치료는 12회 내외의 치료회기를 통해 시행되며 개인치료나 집단치료의 형식으로 진행될 수 있다. 치료자는 외상후 스트레스 장애에 대한 교육과 더불어 치료의 원리와 목표를 설명한다. 그 후에 외상 경험의 인지적 처리를 돕기 위해 환자로 하여금 외상 경험을 상세하게 기록하도록 격려한다. 그런 후에 기록 내용을 읽게 한다. 외상 기억에 대한 회피를 이겨 내고 그와 관련된 강렬한 감정을 극복하는 것이 회복에 필수적 과정이기 때문이다. 아울러 이상 경험에 대해 논의하면서 외상 사건에 대한 잘못된 신념을 탐색하여 수정한다. 특히 자책과 죄의식을 유발하는 부정적 신념을 변화시킴으로써 외상 경험을 수용하도록 유도한다.

3) 안구운동 둔감화 및 재처리 치료

안구운동 둔감화 및 재처리 치료가 외상후 스트레스 장애에 효과적이라는 보고도 제시되고 있다. 이 치료법은 샤피로(Shapiro, 1989)에 의해 제기된 치료법으로서 환자로 하여금 외상 기억의 괴로운 내용을 떠올리게 하는 동시에 치료자의 손가락 움직임을 눈으로 따라가게 하는 방법이다. 이러한 안구운동을 통해서 외상 기억과 관련된 부정적 사고, 감정, 심상이 점차 약화되는 동시에 외상 기억의 정보처리가 촉진된다는 가정에 근거하고 있다. 이러한 치료방법은 아직 치료적 기제가 잘 입증되지는 않았지만 외상후 스트레스 장애의 증상을 완화하는 데 효과적이라고 보고되고 있다.

PART

5

정신건강의 전망과 과제

Chapter 16 정신건강 문제의 정책과 대안

CHAPTER 16

정신건강 문제의 정책과 대안

2020년 보건복지부는 정신질환 관련 정책의 문제점을 파악하고 아직까지 미흡한 우리나라의 정신건강보건의 실태를 조사하며 그에 따른 알맞은 정책방향과 정책과제를 제시하였다. 우리나라 정신건강 정책의 문제점은 정신질환자 개인의 인권보장 문제부터 정신질환자와 지역사회와의 연결방식, 정신질환자의 삶의 질 향상을 위한 사회적 인프라 구축까지 광범위하다. 여기서는 이러한 우리나라의 정신건강보건의 문제점들과 그에 적합한 정책대안에 대하여 제시하였다.

1. 정신질환으로 인한 높은 사회적 비용

현재 우리나라는 정신질환에 대한 편견이나 지역사회 정신건강 인프라(시설 및 인력) 부족으로 조기발견의 실패, 치료중단, 만성화의 악순환이 이어져 이로 인하여 막대한 사회경제적 비용이 소비되고 있는 실정이다. 정신 질환 총 진료비는 14년도에 3.8조 원에서 17년도에 4.8조 원까지 계속해서 증가하는 추세이며, 정신질환 사회경제적 비용도 또한 12년도에 9.3조 원에서 15년도에 11.3조 원으로 무서운 속도로 증가하고 있는 경향을 보여 준다. 또한 생산성 손실까지 고려하면 정신질환의 사회경제적 비용손실은 23조 원에 달하며, 이들의 연령이 아직 낮고, 질환이 만성화될수록 손실비용이 증가됨에 따라 향후 GDP의 4%를 상회할 것으로 예상된다(OECD, 2014).

2. 조기개입 및 조기대응의 미흡

영국의 연구에 따르면 정신질환자에 대한 조기발견 및 조기치료는 정신질환자의 재입원률을 낮춤으로써 3년간 35%의 비용을 절감하였고 이를 재화로 치환하였을 때, 조기개입에 투입되는 1파운드는 결과적으로 18파운드를 절감하는 효과를 보였다고 한다. 우리나라는 현재 질환별 환자 1인당 보건예산이 OECD 평균과 비교해 3분의 1 수준에도 못 미치는 수준으로 나타나는 것을 보았을 때, 정신질환자의 조기발견과 조기치료에 대한 예산투입이 더 적극적으로 이루어져야 한다. 또한 초기 정신질환은 대부분 가족에 의해 발견되며, 사회적 편견과 차별로 인하여 발병 초기에 집중적인 치료를 받지 못하는 상황이 많이 발생한다. 우리나라의 조현병 발병 후 치료받기까지의 기간은 약 56주에 이른다는 통계의 결과로 보았을 때, WHO가 권고하는 12주보다 매우 긴 수준이라고 사료된다. 이는 우리나라의 정신질환자 조기발견의 매우 미흡한 실태로 사료되며, 중증정신질환자 상담, 사례관리, 정신건강 서비스 지원들이 정신건강복지센터에만 의존하고 만성화된 환자 관리에 치우쳐져 있는 것에 대하여 지역사회에서 중증정신질환을 조기 발견하여 의료기관으로 연계하는 체계가 활발하게 작동할 필요가 있다고 본다.

3. 정신응급상황의 대응체계의 미흡

2019년 4월 이후 환자 이송과정에서 경찰의 개입이 증가하면서 가족의 요청이나 경찰 혹은 구급대원의 판단에 따라 환자를 호송하는 경우가 증가하는 추세이다. 이러한 실태 속에 정신응급환자에 대한 현장대응 및 이송에 대한 관련기관(경찰, 소방, 정신건강복지센터)의 상호 간 이해 부족으로 입원 연계 시 갈등상황이 빈번하게 발생하고 있다. 또한 각 시, 도별로 정신응급상황에서의 대응주체와의 협조문제, 물리적(이동거리 등) 환경에 따른 여건 및 지역 내 의료기관 부족 등으로 인해 응급출동 가능여부에 대한 지자체의 여건이 모두 상이한 것 또한 적시개입을 위한 대응체계에 영향을 끼친다. 더 나아가 응급상황에서 24시간 정신 건강의학과 진료가 가능한 응급의료기관이 부족하고, 전문의 및 인력 부족, 병실부족, 외상 등 동반 신체질환 치료곤란 등의 사유로 응급상황 시 환자를 이송할 적정 병원을 찾지 못하는 사례가 빈번하게 발생한다. 전국 415개 응급의료기관 중 정신응급의료기관은 210곳으로 전체의 50.6%에 그치고 있으며, 응급의료시설을 갖춘 의료기관 115개 중 정신응급의료기관은 10곳에 불과하다(보건복지부, 2020). 퇴원 후 치료가 단절된 사람들에게서 발생할 수 있는 응급상황의 빈도 또한 많아지고 있으나, 정신응급상황 시 입원 가능한 병상은 줄어들고 있는 실정이다. 이러한 문제점들을 해결하기 위해서는 정신건강 의학과 진료를 제공할 수 없는 응급실과 정신병원 간 진료연계를 통해 지역 내 정신응급 환자 대응체계 마련이 필수적이라고 볼 수 있다.

4. 정신의료기관 환경개선 필요성

우리나라의 2016년 기준 조현병, 분열형 및 망상장애 환자의 평균 재원기간은 196.4일로 OECD 국가 중 1위를 차지했다. 또한 정신의료기관 유형별 평균 재원기간은 정신병원이 156.3일로 가장 높은 재원 기간을 기록하였다. 이러한 장기입원은 정신질환자의 사회복귀를 어렵게 하며 장기입원 정신질환자를 향한 사회적 편견이 강화되며 지역사회통합을 저해한다. 따라서 정신건강전달체계에서 환자의 치료 및 간호 요구도에 따라 정신의료기관 유형에 따른 역할과 기능을 고려하여 장기입원 체계

개편을 위한 정책전략 수립이 필요하다. 또한 초발 및 급성기 환자의 적극적 치료를 통해 만성화를 방지하고, 장기입원 중인 만성환자는 적극적인 재활치료를 통해 사회복귀를 돕고, 퇴원이 어려운 난치성 중증 정신질환자의 치료 및 보호를 위한 정신의료기관의 치료 환경개선이 필요하다(보건복지부, 2020).

현행 정신병동은 시설 및 인력기준의 차이가 없고 같은 병동 내에 급성기 환자, 회복기 환자, 중증난치성 환자 등이 구분되지 않고 운영되어 환자 요구도에 맞는 정신의료 서비스를 제공하기가 힘든 실정이다. 따라서 환자의 중증도 및 간호요구도 등을 반영하지 못하는 정신의료기관 시설 및 인력기준은 적극적인 치료 제공의 한계를 초래하기 때문에, 이에 따라 적극적인 치료를 위해 환자의 중증도 및 간호요구도에 기반을 두어 종사자 수의 확보와 이를 위한 수가 반영이 필요하다.

5. 정신건강 복지 서비스 간 연계 강화의 필요성

현재 정신질환자 들이 퇴원 시 지역사회 연계는 정신의료기관 인증 기준에도 포함되어 지역사회 서비스 연계 활성화를 도모하고자 하지만 정신질환자들의 사회복귀를 도와줄 정도로 활성화가 되어 있지는 않은 실정이다. 따라서 퇴원 시 정신질환자들에게 퇴원교육 및 지역사회 연계를 강화하기 위한 전략이 필요하며 퇴원 환자에게 정신보건수첩 등 각종 정보를 안내하고 자료를 제공하도록 의무화와 병원기반 사례관리 사업에 퇴원계획수립 수가 도입을 함으로써 퇴원환자의 지역사회 연계 강화가 필요하다.

또한 장기입원 환자는 사회적 입원으로 장기간 입원하고 있는 환자와 중증난치성으로 지역사회로 복귀가 어려운 정신질환자로 나뉠 수 있으나 환자군의 분류는 이루어지지 않고 있다. 따라서 장기입원 환자 분류에 따른 사회적 입원환자의 탈원화 전략이나 중증난치성 정신질환자는 적절한 치료 및 삶의 질 향상을 위해 관리 전략 수립 병행이 이루어져야 한다.

6. 정신질환자의 자립생활 및 주거시설

국가 인권위원회(2018)에서 정신병원 입원환자들의 퇴원하지 않는 가장 큰 이유를 조사한 결과 퇴원 후 살 곳 부재가(24.1%)로 가장 많은 응답을 보였으며, 혼자 일상유지 어려움이(22%)로 두 번째로 많은 응답을 보였다. 또한 정신질환자의 주거서비스 희망자 중 14.9%만이 주거서비스 혜택을 받고 있어 주거 서비스에 관한 사회적 수요와 공급의 불균형 문제가 심각하다. 불안정한 주거 환경은 정신과적 증상을 더욱 악화시키며, 치료에 대한 접근, 극복과 사회적 참여의 기회를 방해하는 요인이다. 따라서 정신질환자를 위한 주거 시설의 수를 늘리고 정신질환자들이 사회로 안전한 복귀를 할 수 있도록 하는 정책의 방향성이 필요하다.

7. 정신질환자 권익 및 인권보장

2017년「정신건강복지법」개정으로 비자의 입원 절차 강화로, 비자의 입원 비중은 감소하였지만, 독일(17%), 영국(13.5%), 이탈리아(12%)에 비교하여 한국은 아직 33.5%로 매우 높은편이다. 신체적 자유가 구속되는 환자에게 의견 진술의 기회를 부여하고, 입원의 사유를 고지하여 절차적 정당성 확보에 목적을 둔 입원 적합성 심사는 정신의료기관이 강제 입원절차에서 법령을 준수하였는지를 심사하는 것에 그치기 때문에 형식적 조사에 그친다는 비판과 환자의 절차적 권리보장을 위해 입원적합성 심사의 조사원 대면조사 확대가 필요하다는 의견이 많이 나오고 있다.

또한 정신질환자에 대한 사회적 편견과 차별이 있고, 당사자와 가족에 대한 국가의 지원정책은 미흡한 상황이다. 정신질환자를 기능과 능력이 아닌 병력만으로 차별하거나 본인의 의사가 배제되기도 하고 자격취득이나 취업에도 어려움을 겪고 있다. 우리나라는 UN 장애인 권리협약에 따라 장애인의 인권과 법적 평등권을 보장할 국가적 책무가 있기 때문에 정신질환자를 한 명의 사회 구성원으로서의 인권보장과 권익옹호를 위한 국가와 지역사회의 노력이 많이 요망된다.

부록

각 지역별 정신건강증진센터

1) 광역정신건강증진센터

시 · 도명	센터명	주소	전화번호
서울	서울시정신건강복지센터	서울특별시 종로구 동숭3길 40 3-4층	02-3444-9934
부산	부산광역정신건강복지센터	부산광역시 남구 수영로 299 루미너스타워 12층	051-242-2575
대구	대구광역정신건강복지센터	대구광역시 남구 두류공원로 17길 33, 대구가톨릭대학교병원 라파엘관 5층	053-256-0199

시 · 도명	센터명	주소	전화번호
인천	인천광역정신건강복지센터	인천광역시 남동구 남동대로 774번길 24	032-468-9911
광주	광주광역정신건강복지센터	광주광역시 동구 제봉로 27, 한일빌딩 5층	062-600-1930
대전	대전광역정신건강복지센터	대전광역시 중구 대종로 488번길 9 (은행동)	042-486-0005
울산	울산광역정신건강복지센터	울산광역시 남구 화합로 105(달동), 2층	052-716-7199
경기	경기도정신건강복지센터	경기도 수원시 장안구 수성로 245번길 69(정자동) 경기도의료원 2층	031-212-0435
강원	강원도광역정신건강복지센터	강원도 춘천시 춘천로 306-5	033-251-1970
충북	충청북도광역정신건강복지센터	충청북도 청주시 서원구 1순환로 771	043-217-0597
충남	충청남도광역정신건강복지센터	충청남도 홍성군 홍북읍 충남대로 21, 충남도청 별관 301호	041-633-9183
전북	전라북도정신건강복지센터	전라북도 전주시 완산구 홍산북로 57 아이원빌딩4층	063-251-0650
전남	전라남도광역정신건강복지센터	전라남도 나주시 세남로 1328-31	061-350-1700
경북	경상북도정신건강복지센터	경상북도 경주시 동대로 87, 복지동 3층	054-748-6400
경남	경상남도광역정신건강복지센터	경상남도 창원시 의창구 동읍 동읍로 457번길 48	055-239-1400
제주	제주특별자치도 광역정신건강복지센터	제주특별자치도 제주시 아란 13길 15 제주대학교병원 내 별관	064-717-3000

2) 중독관리 센터

시 · 도명	센터명	주소	전화번호
서울	강북구중독관리통합지원센터	서울특별시 강북구 상양로 19길 1547, 2층	02-989-9223~4
서울	노원구중독관리통합지원센터	서울특별시 노원구 노원로 16길 15, 중계주공 9단지 아파트 912동 1층	02-6941-3677
서울	도봉중독관리통합지원센터	서울특별시 도봉구 방학로 53 백윤빌딩 2층	02-989-9223~4
부산	부산중독관리통합지원센터	부산 서구 구덕로 179, 융합의학연구동 2층	051-246-7574
부산	사상구중독관리통합지원센터	부산광역시 사상구 가야대로 196번길 51, 3층(학장동, 다누림센터)	051-988-1191
부산	해운대중독관리통합지원센터	부산광역시 해운대구 반송로 853	051-545-1172
대구	대구동부중독관리통합지원센터	대구광역시 동구 아양로 246-1(3층)	053-957-8817~8
대구	대구서부중독관리통합지원센터	대구광역시 달서구 학산로 50	053-638-3778
인천	계양구중독관리통합지원센터	인천광역시 계양구 계양대로 126	032-555-8765
인천	부평구중독관리통합지원센터	인천광역시 부평구 마장로 410번길 5, 청천 2동 178-44	032-507-3404
인천	인천동구중독관리통합지원센터	인천광역시 동구 인중로 377 2층	032-764-1183
인천	인천동구중독관리통합지원센터	인천광역시 연수구 앵고개로 183 남동부수도사업소2층	032-236-9477~8
인천	인천동구중독관리통합지원센터	인천 남동구 간석동 169-1, 5층	032-468-6412

시 · 도명	센터명	주소	전화번호
광주	광주서구중독관리통합지원센터	광주광역시 서구 회재로 897-1(금호동 852-1) 2층	062-654-3802
광주	광주북구중독관리통합지원센터	광주광역시 북구 중가로 26, 4층	062-525-1195
광주	광주동구중독관리통합지원센터	광주광역시 동구 구성로 190(흥국생명빌딩 2층)	062-222-1195
광주	광주남구중독관리통합지원센터	광주광역시 남구 독립로 25-1	062-413-1195
광주	광주광산구중독관리통합지원센터	광주광역시 광산구 상무대로 239-1	062-714-1233
대전	대덕구중독관리통합지원센터	대전광역시 서구 갈마로 40 3층	042-635-8275~6
대전	대전서구중독관리통합지원센터	대전광역시 서구 갈마로 40 3층	042-527-9125
대전	대전동구중독관리통합지원센터	대전광역시 동구 동대전로 333, 3층	042-286-8275
울산	울산남구중독관리통합지원센터	울산광역시 남구 화합로 105(달동, 로하스빌딩 5층)	052-275-1117
울산	울산중구중독관리통합지원센터	울산광역시 중구 학성로 84-1 3층	052-245-9007
경기	고양시중독관리통합지원센터	경기도 고양시 일산동구 일산로 86(백석동) 1층	031-932-7071
경기	성남시중독관리통합지원센터	성남시 수정로218 수정구보건소 5층	031-751-2768~9
경기	수원시중독관리통합지원센터	경기도 수원시 팔달구 매산로 89, 2층	031-256-9478
경기	안산시중독관리통합지원센터	안산시 단원구 고잔동 515 구단원보건소 2층	031-411-8445
경기	안양시중독관리통합지원센터	경기도 안양시 만안구 안양로 119 계양빌딩 7층	031-464-0175~6

시 · 도명	센터명	주소	전화번호
경기	파주시중독관리통합지원센터	경기도 파주시 조리읍 봉천로 68, 2층	031-948-8004
경기	화성시중독관리통합지원센터	본소: 경기도 화성시 서봉로 998 정남면보건지소 1층 분소: 경기도 화성시 노작로 226-9 동탄보건지소 2층	031-354-6614
경기	의정부시중독관리통합지원센터	경기도 의정부시 둔야로 33번길 8, 광희빌딩 5층	031-829-5001
강원	강릉시중독관리통합지원센터	강원도 강릉시 경강로 2279 강맥빌딩 A동 2층	033-653-9667~8
강원	원주시중독관리통합지원센터	강원도 원주시 원일로 139 원주건강문화센터 지하 1층	033-653-9667~8
강원	춘천시중독관리통합지원센터	강원도 춘천시 삭주로 84 수인빌딩 3층	033-255-3482
충북	청주시중독관리통합지원센터	충북 청주시 상당구 대성로 172번길 21, 3층	043-272-0067
충남	아산시중독관리통합지원센터	충남 아산시 번영로 216번길 18, 아산시보건소 별관 1층	041-537-3453
충남	천안시중독관리통합지원센터	충남 천안시 동남구 버들로 40, 1층	041-577-8097~8
전북	군산시중독관리통합지원센터	전북 군산시 대야면 백마길 16	063-464-0061~3
전북	전주시중독관리통합지원센터	전주시 덕진구 가리내로 10, 2층	063-223-4567~8
전남	목포시중독관리통합지원센터	전남 목포시 석현로 48 3층	061-284-9694
전남	여수시중독관리통합지원센터	전남 여수시 시청서 4길 47	061-284-9694
경북	구미중독관리통합지원센터	경북 구미시 검성로 115-1	054-474-9791~2

시 · 도명	센터명	주소	전화번호
경북	포항중독관리통합지원센터	경북 포항시 북구 삼흥로 98, 북구보건소 별관 2층	054-270-4147~9
경남	김해중독관리통합지원센터	경상남도 김해시 주촌면 주선로 29-1, 건강생활지원센터(김해 중독관리통합지원센터 1층)	055-314-0317
경남	마산중독관리통합지원센터	창원시 마산합포구 합포로 2, 3층	055-247-6994
경남	양산시중독관리통합지원센터	경상남도 양산중앙로 7-32 양산시 보건복지센터 5층	055-367-9072
경남	진주중독관리통합지원센터	경상남도 진주시 진주대로 816번길 20, 2층	055-758-7801
경남	창원중독관리통합지원센터	경상남도 창원시 의창구 중앙대로 162번길 9 창원보건소 4층	055-261-5011
제주	제주중독관리통합지원센터	제주특별자치도 제주시 서광로 175 아세아빌딩 5층	064-759-0911
제주	제주서귀포중독관리통합지원센터	제주도 서귀포시 중앙로 101번길 52, 서귀포보건소 2층	064-760-6552

3) 기초정신건강증진센터

시군명	센터명	전화번호	주소
가평군	가평군정신건강복지센터	031-581-8881	경기도 가평군 가평읍 읍내리 624-3번지
고양시	고양시아동청소년정신건강복지센터	031-908-3567	경기도 고양시 일산동구 마두동 1010번지
과천시	과천시정신건강복지센터	02-504-4440	경기도 고양시 덕양구 주교동 602-1번지

시군명	센터명	전화번호	주소
광명시	광명시정신건강복지센터	02-897-7787	경기도 광명시 하안동 230번지
광주시	광주시정신건강복지센터	031-762-8728	경기도 광주시 경안동 115번지
구리시	구리시정신건강복지센터	031-550-2007	경기도 구리시 인창동 674-3번지
군포시	군포시정신건강복지센터	031-461-1771	경기도 군포시 부곡동 770-1번지
김포시	김포시정신건강복지센터	031-998-4005	경기도 김포시 사우동 869번지
남양주시	남양주시정신건강복지센터	031-592-5891	경기도 남양주시 금곡동 185-10번지
동두천시	동두천시정신건강복지센터	031-863-3632	경기도 동두천시 생연동 714-9번지
부천시	부천시아동청소년정신건강복지센터	032-654-4024	경기도 부천시 소사본동 64번지
부천시	부천시정신건강복지센터	032-654-4024	경기도 부천시 중동 1119번지
성남시	성남시정신건강복지센터	031-754-3220	경기도 성남시 수정구 신흥동 3435번지
수원시	수원시아동청소년정신건강복지센터	031-228-5903	경기도 성남시 중원구 여수동 200번지
수원시	수원시노인정신건강복지센터	031-273-8511	경기도 수원시 장안구 조원동 888번지
수원시	수원시행복정신건강복지센터	031-214-7942	경기도 수원시 장안구 조원동 888번지
수원시	수원시성인정신건강복지센터	031-247-0888	경기도 수원시 팔달구 매산로 3가 43-1번지
시흥시	시흥시정신건강복지센터	031-316-6661	경기도 시흥시 대야동 484-5번지
안산시	안산시정신건강복지센터	031-411-7573	경기도 안산시 단원구 고잔동 515번지
안성시	안성시정신건강복지센터	031-678-5361	경기도 안성시 도기동 67-21번지
안양시	안양시정신건강복지센터	031-469-2989	경기도 안양시 만안구 안양동 532-1번지
양주시	양주시정신건강복지센터	031-840-7320	경기도 양주시 삼숭동 315번지

시군명	센터명	전화번호	주소
양평군	양평군정신건강복지센터	031-770-3526	경기도 양평군 양평읍 양근리 533-1번지
여주시	여주시정신건강복지센터	031-886-3435	경기도 여주시 교동 454-4번지
연천군	연천군정신건강복지센터	031-832-8106	경기도 연천군 전곡읍 은대리 577-36번지
오산시	오산시정신건강복지센터	031-374-8680	경기도 오산시 오산동 25번지
용인시	용인시정신건강복지센터	031-286-0949	경기도 용인시 기흥구 신갈동 60-3번지
의왕시	의왕시정신건강복지센터	031-458-0682	경기도 의왕시 고천동 108번지
의정부시	의정부시정신건강복지센터	031-828-4567	경기도 의정부시 의정부동 516번지
이천시	이천시정신건강복지센터	031-637-2330	경기도 이천시 증일동 2번지
파주시	파주시정신건강복지센터	031-942-2117	경기도 파주시 조리읍 봉일천리 188-6번지
평택시	평택시정신건강복지센터	031-658-9818	경기도 평택시 비전동 850번지
포천시	포천시정신건강복지센터	031-532-1651	경기도 포천시 신읍동 164-3번지
하남시	하남시정신건강복지센터	031-790-6558	경기도 하남시 신장동 520번지
화성시	화성시정신건강복지센터	031-369-2892	경기도 화성시 향남읍 도이리 산 31-6번지

4) 자살예방센터 관련 연락처

시설명	전화번호
한국자살예방협회	02-413-0692-3
자살예방 전문상담전화	1393
생명의전화	1588-9191

시설명	전화번호
서울시자살예방센터	02-3458-1000
경기도자살예방센터	031-212-0437
인천광역시자살예방센터	032-468-9911
강원도자살예방센터	033-251-1970
충청남도자살예방센터	041-633-9185
대전광역자살예방센터	042-486-0005
광주광역자살예방센터	062-600-1930
대구광역자살예방센터	053-256-0199
부산광역자살예방센터	051-242-2575

출처: 보건복지부(2020년).

참고문헌

경남신문(2021.12.22.). 도내 청소년 도박, 생각보다 심각하다.

권석만(2013). **현대 이상심리학**(2판). 서울: 학지사.

김민주(2021.06.10.). '금쪽같은 내새끼' 초3 금쪽이가 학교에서 말하지 않는 이유는? 선택적 함구증 진단. 서울경제.

김예랑(2021.07.22.). "눈만 뜨면 야동보는 남편, 죽고 싶어요"…암투병 아내의 호소. 한경사회.

김은정(1999). 사회공포증의 사회적 자기처리 및 안전행동. 서울대학교 박사학위 청구논문.

김효정(2021.09.26.). [스브스夜] '그알' 강윤성, '자기애성 인격장애'…전자감독 재범 막을 수 없던 이유는?. SBS연예뉴스.

노경민(2021.12.22.). 코로나 우울증에 46년간 키운 장애인 딸 살해한 엄마…징역 4년. 뉴스1.

문세영(2021.08.12.). 전화벨 울리면 불안…사회불안장애일까?. 코메디닷컴.

박상규(2014). **정신건강론**. 서울: 학지사.

보건복지부(2020). 주요 정신건강복지 정책 비전 및 추진방향 연구.

송옥진(2021.09.13.). 알코올 중독 남편, 치료해 가정 지키고 싶어요. 한국일보.

송지영(2009). **정신증상: 기술과 이해**. 경기: 집문당.

신아영, 김정호, 김미리혜(2010). 정서 마음챙김이 여자 대학생의 정서인식의 명확성, 인지적 정서 조절과 스트레스 및 웰빙에 미치는 효과. **한국심리학회지: 건강, 15**(4), 635-652.

이금숙(2015.03.11.). "엄마와 떨어지기 싫어"…4주 넘으면 치료 필요. 헬스조선.

이선혜, 고정은(2009). 노인의 우울증상 식별력에 영향을 미치는 요인. **한국노년학, 29**(2), 529-546.

이순민(2014). **정신건강론**. 서울: 학지사.

이우경(2016). **DSM-5에 의한 최신 이상 심리학**. 서울: 학지사.

이정은, 이현수(2009). 공황장애 환자와 비공황 불안장애 환자의 심리적 특성비교: MMPI와 로르샤하반응 특성을 중심으로. **한국심리학회지: 임상, 28**(2), 437-458.

이지현(2021.12.07.). '산후우울증' 겪다 5개월 된 아기 살해한 美 엄마…이웃들 충격. 머니투데이.

이희윤, 박정윤(2011). 기혼중년남성의 가족탄력성이 스트레스 대처행동에 미치는 영향. **한국가족관계학회지, 16**(2), 169-203.

임승권(1990). **정신위생**. 서울: 양서원.

전현진(2021.12.09.). "내 몸 지배한다" 망상에 마을 이장 살해한 60대 징역 13년 확정. 경향신문.

정성훈(2007.05.10.). 양극성 장애-5. 후생신보.

조대경, 이관용, 김기중(1994). **정신위생.** 서울: 중앙적성출판사.

조성호(2000). **분열성 성격장애와 분열형 성격장애.** 서울: 학지사.

조장원(2021.04.11.). 수치심을 느끼지 않으려 일부러 관계를 피한다-회피성 성격. 정신의학신문.

지종현(2021.04.30.). '저 사람 왜 저래' 경계선인격장애. 헬스인뉴스.

American Psychiatric Association (2013). *Diagnostic and statistical manual of mental disorders(DSM-5).* (5th ed.). Arlington, VA: American Psychiatric Publishing.

Balint, M. (1979). *The Basic fault: Therapeutic aspects of regression.* New York: Brunner/Mazel.

Basteson, G., Jackson, D. D., Haley, J. & Weakland, J. (1956). Toward a theory of schizophrenia. *Behavioral Science, 1,* 251-264.

Beck, A. T. & Freeman, A. (1990). *Cognitive therapy of personality disorders.* New York: Guilford.

Cameron, N. (1963). *Personality development and psychopathology.* Boston: Mifflin Company.

Chang, S. W., Piacentina, J., & Walkup, J. T. (2007). Behavioral treatment of Tourete syndrome. *Clinical Psychology and Science Practice, 14*, 268-273.

Christophersen, E. R., & Purvis, P. C. (2001). Toileting problems in children. In C. E. Walker & M.C. Roberts (Eds.), *Handbook of clinical child psychopathology* (3rd ed., pp. 453-469). New York: Wiley.

Davidson, J. R. T., & Foa, E. B. (1991). Refining criteria for posttraumatic stress disorder. *Hospital and Community Psychiatry, 42*, 259- 261.

Dikerson, F. B. (2004). Update on cognitive behavioral psychotherapy for schizophrenia: Review of recent studies. *Journal of Cognitive Psychotherapy, 18*(3), 189-205.

Dixon, L., Adams, C. & Lucksted, A. (2000). Update on family psychoeducation for schizophrenia. *Schizophrenia Bulletin, 26*(1), 5-20

Escalante, P. R., Minshew, N. J., & Sweeney, J. A. (2003). Abnormal brain lateralization in high-functioning autism. *Journal of Autism Developmental Disorders, 33*, 539-543.

Hollander, E., Berlin, H. A., & Stein, D. J. (2009). Impulse control disorders not elsewhere classified. In J. A. Bourgeois, R. E. Hales, J. S. Young & S. C. Yudofsky (Eds.), *The American Psychiatric Publishing Board review guide for psychiatry* (pp. 469-482). Arlington, VA: American Psychiatric.

Houts, A. C. (2003). Behavioral treatment for enuresis. In A. E. Kazdin & J. R. Weisz (Eds.),

Evidence-based psychotherapies for children and adolescents. New York: Guilford.

Kluft, R. P. (1991). Hypnosis in childhood trauma. In W. C. Wester & D. J. O' Grady (Eds.), *Clinical hypnosis with children*(pp. 53-68). New York: Brunner/Mazel.

Kohut, H. (1968). the psychoanalytic treatment of narcissistic personality disorder. *Psychoanalytic Study of the Child, 23*, 86-113.

Kopelowicz, A., Liberman, R. P., & Zarate, R. (2006). Recent advances in social skills training for schizophrenia. *Schizophrenia bulletin, 32*, 12-23.

Laing, R. D. (1967). *The politics of experience.* New York: Pantheon.

Lopez, A. D., & Murray, C. J. L. (1998). the global burden of disease, 1990-2020. *Nature Medicine, 4*, 1241-1243.

Macgowan, M., & Engle, B. (2010). Evidence for optimism: behavior therapies and motivational interviewing in adolescent substance abuse treatment. *Child and Adolescence Psychiatry Clinic North America, 19*(3), 527-545.

Marshall, T., Jones, D. P. H., Ramchandani, P. G., Stein, A., & Bass, C. (2007). Intergenerational transmission of health benefits in somatoform disorders. *British Journal of Psychiatry, 191*(4), 449-450.

Nock, M. K., Cha, C. B., & Dour, H. J. (2011). Disorders of impulse control and self-harm. In D. H. Barlow(Ed.), *Oxford handbook of clinical psychology* (pp. 504-529). New York: Oxford University Press.

Nock, M. K., Hwang, I., Sampson, N. A., & Kessler, R. C. (2010). Mental disorders, comorbidity and suicidal behavior: Results from the national comorbidity survey replication. *Molecular Psychiatry, 15*, 868-876.

Resick, P. A., & Schnicke, M. K. (1993). *Cognitive processing therapy for rape victims: A treatment manual.* Newbury Park, CA: Sage.

Seligman, M. E. P. (1971). Phovias and preparedness. *Behavior Therapy, 2*, 307-320.

Szasz, T. S. (1961). *The myth of mental illness.* New York: Hoeber-Harper.

Tsuang, M. T., & Vandermy, R. (1980). *Genes and the mind.* Oxford: Oxford University Press.

U. S. Department of Health and Human Services (1999). Mental Health: A Report of the Surgeon General. U.S. Department of Health and Human Services.

Vahia, I., & Cohen, C. I. (2008). Psychopathology. In K. T. Mueser & D. V. Jeste (Eds.), *Clinical handbook of schizophrenia* (pp.82-90). New York: Guilford.

Weiten, W. (1996). **생활적응을 위한 심리학.** [Psychology applied to modern life] (김시업 역). 서울: 문음사(원저출판: 1983).

World Health Organization (2013). Mental Health. Retrieved on September 4th, 2013 from http://www.who.int/topics/mental_health/en/

찾아보기

저자 소개

- **한신애**

온석대학원대학교 사회복지학박사(Ph. D.)
전) 경기대학교 정치전문대학원 외래교수
협성대학교 사회복지학과 외래교수
현) 온석대학원 사회복지학과장 부교수
세한대학교 사회복지상담학과 겸임교수
새소망복지센터 대표
〈저서〉 인간행동과사회환경, 사회복지행정론, 가족정책론, 건강가정론, 심리학, 정신건강론 등

- **최신애**

호서대학교 벤처전문대학원 복지상담학박사(Ph. D.)
전) 경기대학교 정치전문대학원 외래교수
협성대학교 사회복지학과 외래교수
현) 세한대학교 사회복지상담학과 겸임교수
나사렛대학교 평생교육원, 사회복지학과 외래교수
화성의집 대표
수원성은지역아동센터 대표
〈저서〉 인성자람터, 인성자람터 워크북 등

- **리해근**

호서대학원 벤처전문대학원 복지상담학박사(Ph. D.)
전) 협성대학교(교양학부, 상담대학원) 교수
현) 서울사이버 에듀(사회복지학) 전임교수
사회적협동조합 좋은울타리 이사장
해오름심리상담센터 소장
〈저서〉 국가안보론, 지역사회복지론, 인성자람터, 인성자람터 워크북 등

- **한춘남**

한양대학교행정대학원 석사
온석대학원대학교 사회복지학박사(Ph. D.)
전) 경찰병원 간호부서장(서기관)
경복대학교 의료복지과 겸임교수
현) 온석대학원대학교 사회복지학과 외래교수
2동탄 요양보호사교육원 전임교수

- **박정숙**

온석대학원대학교 사회복지학박사(ph. D.)
전) 남서울대학교 대학원 사회복지학과 외래교수
현) 온석대학원대학교 사회복지학과 외래교수
(사)K-뷰티산업협회 전임교수

정신건강론

1판 1쇄 인쇄 — 2022년 8월 2일
1판 1쇄 발행 — 2022년 8월 5일

저　　자 - 한신애 최신애 리해근 한춘남 박정숙
발 행 인 - 강철원
발 행 처 - 양성원
주　　소 - 경기도 파주시 검산로 173번길 29-20
전　　화 - 031-946-3861(代)
팩　　스 - 031-946-3864
이 메 일 - tnwpub@naver.com
홈페이지 - tnwpub.co.kr
출판등록 - 2015년 8월 31일 제 2015-000211 호

ISBN 979-11-6126-470-7

정가 24,000원